三三医书

裘庆元 辑

妇科秘本三种

评注产科心法

女科折衷纂要

沈氏女科辑要笺疏

中国中医药出版社

·北京·

图书在版编目（CIP）数据

妇科秘本三种/裘庆元辑．—北京：中国中医药出版社，2019.5（2020.5重印）

（三三医书）

ISBN 978－7－5132－4454－1

Ⅰ．①妇…　Ⅱ．①裘…　Ⅲ．①中医妇科学　Ⅳ．①R271.1

中国版本图书馆 CIP 数据核字（2017）第 236993 号

中国中医药出版社出版

北京经济技术开发区科创十三街 31 号院二区 8 号楼

邮政编码　100176

传真　010－64405750

河北新华第二印刷有限责任公司印刷

各地新华书店经销

开本 880×1230　1/32　印张 12.75　字数 191 千字

2019 年 5 月第 1 版　2020 年 5 月第 2 次印刷

书号　ISBN 978－7－5132－4454－1

定价　65.00 元

网址　www.cptcm.com

社 长 热 线　010－64405720

购 书 热 线　010－89535836

维 权 打 假　010－64405753

微信服务号　zgzyycbs

微商城网址　https://kdt.im/LIdUGr

官 方 微 博　http://e.weibo.com/cptcm

天猫旗舰店网址　https://zgzyycbs.tmall.com

如有印装质量问题请与本社出版部联系（010－64405510）

出版说明

近代著名医家裘庆元先生编辑的《三三医书》（又名《秘本医学丛书》），不仅保存了大量珍贵的中医孤本秘籍，而且所选书目多为家传秘本，疗效独特，简练实用，自1924年刊印以来，深受中医读者欢迎，对推动中医的发展起到了积极的作用。1998年中国中医药出版社组织有关专家、学者对此书重新进行了整理出版，使此书得以更广泛的传播，影响日增。

然而，美中不足的是，原著三大卷，洋洋近五百万字，卷帙浩繁，所收的99种书籍又都随意编排，没有分类，给读者阅读、研究带来极大不便。有鉴于此，我们又对原著重新进行了整理编排：

1. 根据原著所收99本书每本书的基本内容，按中医学科重新进行分类编排，分为《医经秘本四种》《伤寒秘本三种》《诊法秘本五种》《本草秘本三种》《方书秘本八种》《临证综合秘本五种》《温病秘本十四种》《内科秘本六种》《外伤科、皮科秘本九种》《妇科秘本三种》《儿科秘本二种》《咽喉口齿科秘本四种》《针灸、养生秘本三种》《医案秘本十五种》《医话医论秘本十五种》，共15册，改为大32开简装本，分别刊印，以满足更广大读者的需求。

2. 全书改为现代简体横排。每本书的整理仍以上海书店影印本为底本，以现存最早刻本、影印本或近期出版的铅印本为参校本。除系底本明显由刊刻、抄写等导致的错误，经核实确认后径改（不出注），以及因版式改动，某些方位词如“左”“右”相应改为“上”“下”外，目录根据套书内容做相应调整，其余基本忠实原著。原书刊印时为填补版面而增加的“补白”“告白”之类也予以保留。

限于水平，加之时间仓促，整理编排难免有错漏，欢迎读者批评指正。挖掘整理出版优秀的中医古籍是我们的重要任务之一，我们将一如既往，继续努力，为传播、弘扬中医药文化、知识做出更大贡献。

中国中医药出版社

2018 年 3 月

内容提要

《三三医书·妇科秘本三种》包括《评注产科心法》《女科折衷纂要》《沈氏女科辑要笺疏》等三部著作，主要阐述了妇科疾病的临床证治。

《评注产科心法》列种子、胎前、临产、产后四门，分别论述了种子与胎前诸病的治则方药和临产、产后诸疾的病因证治。《女科折衷纂要》分调经、虚劳、胎前、临产、杂症及产后六门，概述了妇女经带胎产诸疾及其证治方药。《沈氏女科辑要笺疏》引用历代医家的有关学术见解，对妇女经带胎产之生理、病理及常见病证做了详细的论述，并附方剂。后世医家王孟英为之参注，张山雷为之笺正。

本书以经带胎产为基础，从不同角度论述了女子临床常见病证，是临床妇科医生的手头必备书籍。

作者简介

裘庆元（1873—1948），浙江绍兴人，近代著名医家。16岁时进钱庄当学徒，因患肺病，遂发奋专攻中医学，并广收医籍秘本，造诣日深。后渐为人治病，每获良效，名声大振。

逢国内时局动荡，遇事远走东北，得识日本医界名士，获睹大量祖国珍本医籍，深慨祖国医籍散佚之多，乃有志于搜求。民国初年返绍，易名吉生，遂以医为业，以济世活人为己任。当时受外来文化影响，民族虚无主义思潮泛滥，中医药事业处于危急存亡之秋，先生毅然以复兴中医为己任，主持绍兴医药联合会，与何廉臣、曹炳章等创办《绍兴医药学报》，兼编《国医百家丛书》，并任绍郡医药研究社副社长。1929年废止中医事起，先生赴南京请愿，积极参加反对废止中医药的斗争。1923年迁居杭州，成立三三医社，出《三三医报》。先生深慨罕世之珍本秘籍，人多自秘，衡世之书，人难得见，叹曰："医书乃活人之书，何忍令其湮没，又何可令其秘而不传。"于是，或刊广告，或询社友，征救全国收藏之秘籍，得书千余种。乃精加选辑，于1924年刊《三三医书》，共3集，每集各33种，每书各撰提要，使读者一览而知全书概况。

后先生又精选珍贵孤本90种，于1935年复与世界书局商定，刊行《珍本医书集成》第一集。其第二、三集编目虽已确定，但因抗战爆发，被迫中止。

妇科秘本三种

医三书三

医三书三 总目录

评注产科心法 / 1

女科折衷纂要 / 89

沈氏女科辑要笺疏 / 169

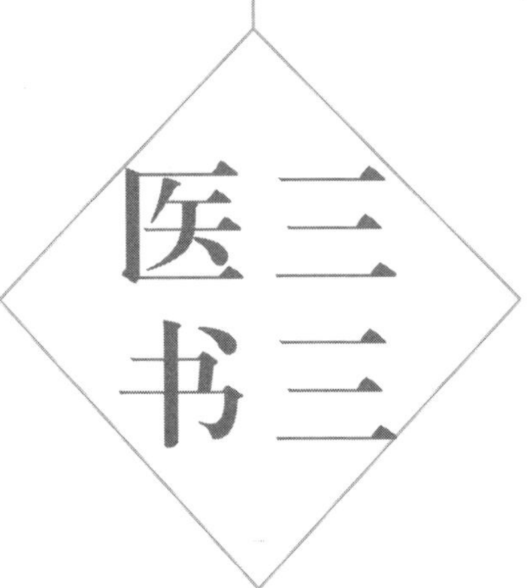

评注产科心法

清·汪喆 编
清·徐名南 评

提要

《评注产科心法》二卷，前清休宁汪朴斋先生著。上卷分种子门，胎前产后门。下卷分临产门，产后门。其书素为慈善家印送，以致爱阅者反少购处。社友徐伯英君鉴其证论方药简而赅，约而括，为吾医必备之书，特加评注，寄社付刊，以广流传。盖胎产为最危最急之证，家庭之间平时不先涉猎，略备常识，临危必手足无措。至吾医家，尤当早有成竹，方得临证裕如，救人急难。

小引

庚申岁，友人携慈善家印送《产科心法》见赠。其书于胎前产后证治，靡不备具，且简而赅，约而括，诚临证之导师，治疗之绳墨。浏览已久，思以公诸于世，乃倩越友三三医报社主任裘吉生先生刊印流通，饷我同人，未必无小补云尔。

民国十二年夏六月邗江漱石生徐召南
伯英识于拯黎

续印《产科心法》之缘起

清光绪己丑孟冬，拙荆产后五日，面赤气喘，医者目为外邪，用麻杏甘膏、大青龙汤治之。服后大汗数日，竟成不治。阅二年辛卯，偶在亲戚家获睹《种子产科心法》一书。其于胎前产后按症立方，颇为简要，且悉麻黄为产后禁忌之药，因借录之。自后家内凡遇胎产见症，照方服药，无不获效如神，诚胎产之金针，医家之宝筏也。近缘刻本罕见，借阅抄本者日多，硕果仅存，殊堪为虑。用是付印以利己而利人，其庶几汪朴斋先生一片救世婆心，得以垂诸久远云。

民国七年三月鹤城成荣泽谨识

李序

汪朴斋先生《产科心法》一书，向只有钞本，予与弟侄捐资刻之以公诸世。自胎前临产以及产后一切调治之法，无不曲折精到，犁然毕具。而开卷一门，则为种子方法。夫有万物然后有男女，有男女然后有夫妇，有夫妇然后有父子，生育一事，乃天地自然之理，而必求种子方法，不几涉于人为乎？不知此盖为艰于子嗣者言也。顾艰于子嗣者，或因祖宗德泽衰微，或因夫妇命宫克制，或因本身体薄精虚，虽理数难知，大率不离乎此三者近是。是则求种子者，道有存乎其先者矣。其一宜积德。古来劝善之书甚夥，予独爱汉昭烈帝勿以小善而不为，勿以恶小而为之二语。夫小善必为，则大者可知矣。然善之大者，必有大经济、大力量，而尤必有大机缘，遇者盖少。至于小善，则人生一日之间，自朝至暮，一出一入，一言一动，罔不有善之可积。所谓德，无论阴不阴，只遇着善端，便勿错过是也。善必自伦纪之地积起，乃为有本。推而至于济人，又推而至于利物。积者，积也。日积月累，以小成大，而善量于是乎充矣。为善必先去恶。恶之大者，人皆知其伤天理、损阴陷，固不为也。至于小者，人每忽之。不知恶无论大小，一念之微，一事之细，苟有伤天地之和，即宜戒之慎之。大要总在去刻薄，从忠厚，务使方寸之内慈爱恻怛，无非一团生生之机，行之久久，自可扶祖宗之德泽，挽命宫之克制，而承先启后之道在是矣。其一在节欲。夫外遇之邪淫，正人所不为，至妻妾之间，亦宜有节。节者，制也。不知节，而以有限之精神，供不已之淫欲。譬如激川之流而水必涸，荡家之产而用必穷。《延嗣经》云：元精耗竭，欲炽神疲，若此类者，欲求其种子，焉可得乎？惟能节欲，则精神充足，志气清明，生子必然康强寿考，聪明端秀。语云：寡欲者多男，贪淫者无后，是欲之不可不节也明矣。予观朴斋先生是书，于种子一门特揭明云，其法先宜积德存阴骘，可见积德为种子之本。至精薄体虚之人，则有五子种玉丹一方，以补填精髓。然与其精既竭而藉药饵以补填之，何如节之而使不竭之为得乎？即或禀受怯弱，本质虚羸，然惟能节欲，而后药力之滋补乃有效耳。予故因刻是书，而复为申论之如上。或有谓予曰：子之论是矣，而尚未得嗣何也？予曰：古人所谓行年五十，而知四十九年之非者是也。

嘉庆九年岁在甲子季秋上浣二日

石门李超恒识

原序

盖医之一道,为司命之司,原非容易,但能存心济人,博考群书,临症体察,以人性命为重,虽未能有圣贤之学,而虚实寒热、表里阴阳辨释明白,用药得当,自不致于误人。而产科一症,尤宜谨慎守法,略一错误,则胎不保,甚至产母亦伤,能无怨乎?至于产后,总属气血空虚,丹溪先生云:虽有他症,以末治之。此诚千古格言,自当遵前贤制方选用,断不可以杜撰误人。如无忧散、佛手散、生化汤之类,千古不磨,毋庸苟且。每见今人,医产全不合法,一味杜撰好奇,名为生化,实非生化之意。设遇体厚者,侥幸得愈。体薄者,祸必立至。至于产后汗出,须防元阳外越;泄泻,即防中气下脱;喘急,更防恶露上逆。此皆产后极忌之处。而产后发热,常有之也。缘下元空虚,阴虚生内热,只须四物汤加童便,热即退也。间有瘀血不行者,有经风者,有停滞者,有蒸乳者,各审其因而药之。风感者用归、芎,补血之中加黑荆芥一味足矣。盖产时体虚,百节开张,腠理不固,易入易出,若表其汗,则元阳外越,未有不死者也。其停滞者,只于理脾之药加谷芽、陈皮可矣。盖脾虚则不运化,宜用阳药以助脾温胃,即运化矣。须知产后有邪,总宜补中兼消,未有消而不补之理。有等初学无传之辈,放胆竟用柴、芩、羌、防、山楂、神曲之剂,以治伤寒之病,忘却产后之身,至轻者变重,重者即死,误人不浅,真可畏怕也。况中风症乃血虚者多,《内经》谓治风先治血,血行风自灭。张景岳先生师其意,发有非风之论,此皆医平人而言,尚谨慎如此,而况产后肝血空虚,虚生内风,更可知矣。夫天地有好生之德,吾侪宁不慎重于斯,而以人性命为儿戏哉?予每见而怜焉。因《产科心法》纂选成书,此吾数十年来用之效验,悟于心而应于手,且简而不繁。俾产家观之为准绳,则性命得以安痊。医家一有准绳,则举手无错误矣。噫!圆通之士,始可与言斯道耶。

乾隆四十五年岁次庚子仲春月

休宁朴斋汪喆纂并序

蔡序

天地之大德曰生，而胎产一事，则天地以其生生之德寄之于人，于以繁生齿而广絪缊之化者也。顾其间或多难产，以致莫救。是生也，而杀之，岂天地生生本意哉？亦由调摄、医治、人事失其宜耳矣。新安汪朴斋先生，以岐黄名家，凡经诊治者，虽垂毙亦多能救之，大江南北，推为卢扁。复出所著《产科心法》一书，别为四：曰种子，曰胎前，曰临产，曰产后。条分缕析，提要钩元。其中依症附方，率皆中正和平，削去峻猛之品。观其自序云云，盖竭数十年研究之力用之取效，悟于心而应于手者，非剽取方书掇拾成说者可比信乎救世之婆心，而产科家之宝筏也。予友周君芾庭，得是书于山左，携至京师，朋好转相钞录，邮寄梓里。甲子孟夏李君固莽见而喜之，谓其精要详明，可补《产科机要》《救产全书》《达生篇》诸书所未备，是宜公之于世，爰率其本宗弟侄捐资付之剞劂氏。予惟是书成于乾隆庚子岁，顾止有钞本，流传未广，历今二十有五年，始得诸君子刊而行之，而朴斋先生救世之婆心，乃以广布于天下。从此家有其书，举所谓调摄医治之方，灿然具在，上者融会而贯通之，固可以窥产科之精蕴；次者按症取方，墨守其说而用之，亦不致入于歧误。将见子有螽斯之庆，母无拆副之灾，而天地生生之心，因以快然无憾焉。然则作者、刊者，厥功均伟矣哉。

嘉庆甲子仲秋月上浣二日

石门蔡德淳序并书告

目录

评注产科心法　上集 / 15
　种子门 / 15
　　种子方法 / 15
　　种子歌 / 16
　胎前门 / 22
　　胎产医法总论 / 22
　　诊孕脉心法 / 23
　　诊脉定男女心法 / 24
　　验胎之法 / 24
　　孕妇忌食 / 25
　　药忌 / 26
　　歌曰 / 26
　　恶阻 / 27
　　胎动不安 / 27
　　漏胎 / 29
　　半产 / 31
　　子烦 / 32
　　子悬 / 33
　　子眩 / 33
　　子痫 / 34
　　子肿 / 35
　　子呛 / 36
　　子鸣 / 37
　　子喑 / 37
　　子淋 / 37
　　小便不通 / 38
　　孕悲 / 39
　　尿血 / 40
　　乳泣 / 41
　　胎不长 / 41
　　热病防损胎 / 42
　　娠妊伤寒 / 43
　　疟疾 / 43
　　泄泻 / 43
　　痢疾 / 44
　　鬼胎 / 45
　　吐血 / 46
　　便血 / 47
　　大便燥结 / 47
　　孤浆 / 47

误服伤胎之药 / 48
心痛 / 48
胸腹痛 / 49
腰痛 / 49
痰臌似胎案 / 50
评注产科心法　下集 / 52
临产门 / 52
临产事宜方论 / 52
倒生 / 56
横生 / 56
盘肠生 / 56
附：难产案 / 58
产后门 / 59
胞衣不下 / 60
玉门不闭 / 61
心慌自汗 / 62
血晕 / 63
恶露不下 / 64
产后血崩 / 64
子宫不收 / 65
肠中痒 / 66
产后不语 / 66
产后发热 / 67
乍寒乍热 / 68
蒸乳 / 69
乳少 / 69
乳痈 / 69
产后心腹诸痛 / 70
腹内痛 / 72
呃逆 / 74
产后身痛 / 74
产后腰痛 / 75
产后惊悸 / 76
产后发痉 / 77
产后颠狂 / 77
蓐劳 / 79
喘促 / 80
鼻中起黑煤 / 81
产后舌黑舌枯 / 82
产后咳嗽治法 / 82
朴斋治验案 / 83
附：种子方 / 86

评注产科心法　上集

休宁汪喆朴斋纂
邗江徐召南伯英评阅
绍兴裘庆元吉生校刊

种子门

种子方法

圣书云：不孝有三，无后为大。盖为人子者，以宗祧为大事。大凡年轻之人，精力强壮，原不难于生子。独恐其不安静，常多随受随落。至于男女体薄，而艰于子嗣者，延至四十之外，尚未得子，宁不心慌？其五六旬者，更不待言也。如欲得子，试听吾言，依法行事，生男生女，其权原在自手，颇有应验，岂可视为戏谈，而至自误无后耶？

其法先宜积德存阴骘，再自量男人本体如何。大凡难得子者，病有四件。其一气不足。临事必不能远射，不射则精不入子宫，精不入子宫，孕从何来？且气旺则能生精，气虚则精必少。其二精薄。血虚则精必薄，薄而不凝结，何能成孕？其三不恋场。设遇房事，未及入门，精已泄，或既入门，未战数合即出矣。子宫尚未启门迎接，女兴方起，男兴已尽，将何物以结胎？其四精寒。精既寒冷，投入必不凝结。盖阴阳交合，必阳精热，阴户暖，二人相火并旺，性志合于一处，一交一受，自能成胎。如春暖则万物发生，冬冷则万物消索，此天地阴阳自然之理也。人有前四者之病，故艰于子嗣矣。然四者之病，吾惟一方加减，自可尽其妙用，不比他书多方繁衍。久服吾药，病自去而子必得也。又如女人惟以经期月准，无不受孕，只恐体薄血不旺，乃可娶妾以生，为老阳得配少阴之象。或者服药却其病，病去经调，纵不叶吉，吾亦以一方加减而尽其妙。天下娶妇不生子者，皆男人之体不足，非妇人之罪也。男女既无病矣，何不即生，自是不知种法。今总发于后，请细玩之，定当生多子。

种子歌

三十时辰两日半，二十八九君须算，落红满地是佳期，金水过时空霍乱。空霍乱兮枉施工，树头树底觅残红，要知落花先结果，何愁桂子不成丛。此诗古书皆有，但未详解，予特为之发明。盖三十时辰本是两日半，但从经行之时记之，在三十个时辰之外，即可端正行事。三十时辰之内，切勿乱动，动则妇人作病，故曰二十八九君须算，言尚未过三十时辰，不宜行房事耳。落红满地是佳期，言已过三十之外，不必待其红尽，即当种子矣。则四十时亦可。人每待其红尽而后交合，则子宫已闭，或未闭而受孕者，定是女胎。故下文明言曰金水过时空霍乱，空霍乱兮枉施工，树头树底觅残红。此发明必带残红未尽时，精入尚有残红，包裹而成孕，红尽则子宫空虚，多难停流。只惟年壮血旺妇女，或者新血立至，然必是女胎，何也？予曰：此即血冲精，精被冲开，血反入内，合成离卦之象也。人之成胎，不过精血二物，一刻间而凝结。交至极乐之候，精泄之时，已成胎、未成胎，男女自有知觉之妙，俱在心神精气共到之候。若耳听别处，则不成胎矣。何也？以其心神不到之故也。诗之后联云，要知落花先结子，何愁桂子不成丛，亦言不必待尽之意。试看荷花、凤仙、石榴，一切结果之花，花瓣未尽落而中心先已结子矣。然其诀仍宜于半夜后交子时，阳分种子定是男儿。且夫妇睡至半夜，均得温暖，气血和匀，斯时交合，隐得麟儿。若再过妇人行经，在月半前更妙。予常以种法传人，多得子矣。应验如神。

予得子甚迟，因遍搜经书，穷究其理。医多济人，贫者助以药资，买物放生，掩埋暴露骸骨。虽未能为阴功，或者亦可小补，因而依法连生三子，此皆天之所佑，然亦事在人为，莫谓五十无儿，以置之度外。至于胎前产后，均性命之相关，每遇诊视之时，无不潜心细察，所有悟得之秘，惟愿同人共知。将见无子者有子，产难者不难，则吾一片婆心，概有补于世矣。

男服补天五子种玉丹

男人之精，即血化补。天者乾也，乾为天，天一生水，补血添精之义。体不足而有四者之病，可统治之。加减于后，药无间断。

大原生地八两，清水洗刷净，入瓦罐中水煮一昼夜，再蒸晒九次，焙干　山萸肉四两，酒拌炒　怀山药四两，乳拌蒸晒　丹皮三两，酒炒　块云苓三两，乳拌蒸晒　泽泻三两，盐水炒　当归身四两，酒炒　怀牛膝二两，炒　杜仲二两，盐水炒　川续断二两，盐水炒　枸杞子四两，酒拌蒸炒　五味子二两，炒　女贞子三两，盐水蒸炒　车前子二两，炒覆盆子三两，盐水洗，晒，炒　外用　紫河车一具，甘草煎水浸洗净，挑去血筋，煮烂打，或焙干，炒磨

以上共为末，炼蜜为丸。每晨淡盐汤服四五钱，久服自能生精益肾。如有别故，照后加入，自必得子。

——如气不足精不射者，加蜜炙黄芪十两，熬膏（如有力之家，加人参一两更妙）。

——如精薄或精少，加大米鱼肚四两，用蛤粉炒，鹿角胶二三两，蛤粉炒，猪脊筋十条（取出汁来，拌入茯苓内，蒸晒焙干）。

——临事易泄者，加鹿角霜三两，生研和入，钗石斛三两，炒，人参一两，焙，麦冬二两，炒。

——如体热，加地骨皮二两，莲须二两，牡蛎粉二两，金樱子熬膏代蜜。

——如精冷体寒之人，加桂肉一两，去皮研入，巴戟天二两，炒，鹿角胶四两，蛤粉炒，破故纸四两，盐水炒，或加用鹿茸一对制。

——劳心之人，心血耗散，常至临事不举，此心亏血少，非肾火亏也。本方加桂圆肉四两，蒸，枣仁四两，炒，茯神四两，炒，人参、当归、柏子仁、益智仁等一派补心之药，均可加入。自然君火生旺，君火一动，相火必随之，未有心不动而肾举事者也。世人每谓相火不旺而阳痿，服附子、鹿茸、海狗肾、硫黄、鹿鞭，一派大热之药，甚有靠此热药以纵欲，不知热性猛烈，反消耗其精血，即太极之谓阳生阴死，火旺水枯，日后必生异毒，血海易于枯槁，莫可制也。富贵之人，往往如此，慎之慎之。

女服益母胜金丹

妇人以调经为主，其外肝经之病最多。肝气郁结，每多胃脘痛、肋胀，甚至癥瘕腹痛，则经为之阻，或受孕而易于小产。另有女科方法，和肝养血为先。他症一去，再服此丸，待经络调畅，即可受胎。或用此丸，照后加减，亦多效验。

大生地四两，水煮半熟，加酒一大碗再煮，收干，蒸晒打入　当归四两，酒拌，晒干，炒　白芍药三两，酒炒　怀牛膝二两，炒　川芎一两五钱，酒炒　茺蔚子三两，炒　杜仲三两，盐水炒　白术四两，土炒　丹参四两，酒炒　香附米四两，醋、酒、姜汁、盐水各拌一两，饭上蒸，再晒干炒

以上共为末，和匀，另用益母草八两，水熬成膏一碗，加炼蜜为丸，桐子大。每晨开水吞四五钱，空心服，或两料合一料，以便接济。如有他故，照后加减。

——如素有腹胀，妨碍饮食，或以生地易熟地，或以制首乌易去熟地。

——经未及期而行或色紫，血热也。加丹皮、生地、条芩。

——经过期而后行或色淡，血寒也。加肉桂、紫石英。

——临期腹痛，名曰痛经，乃血中之气滞不调。加延胡索、广陈皮。

——或肝气不和，或多怒，加广木香、白豆蔻。

——脾胃不足，体本虚弱，加人参、茯苓、山药，血去多亦然。

——素来多白带者，加白扁豆、苡仁米、阿胶，加人参、茯苓亦可。然带有五色，宜细辨之。大概只知为白带，而白中略有青色，即为青带，宜加木香，或少加柴胡。略有黄色，则加茯苓、陈皮、姜、枣。略有淡红色，则为赤带，方中加赤苓、丹皮、生地，略有黑色，加车前子、胡芦巴以温肾。

此皆发于五脏，所以随各脏之色，而总归于带脉而出，是以谓之带。有从湿热而化，有从寒湿而化。大抵体实者带少，虽云妇人十个九带，究竟有一脏之不足，或思伤脾，怒伤肝，欲伤肾，或气郁则湿热生，而清浊相混，以致带脉不清，任脉不畅，故带下也。若白物下多，亦令人成劳成损，不可不早治，补益脾肾之气血。又有一种白淫，与男人之白浊同，乃出自骨髓，令人面黄无力，骨软少神，皆房欲劳伤，妄想梦交，而得心旌摇动而来多者，名曰淋。轻则六味地黄汤可治，重者阵阵如水之来，必用人参黑归脾汤加牡蛎粉、金樱子兜涩之药治之，不然必经水断而成损症也。有腹中硬块，有时疼痛，此瘕气也，宜调肝为主。又有阴疝，宜加川楝子、荔枝核。

济坤大造丸

此朱丹溪先生之方，治气血本弱，不能摄元成孕，或频坠胎及生子不寿。成孕后，虚热自汗，食少带多，并宜服之。益气血，补子宫，种子神方。或服前方，使经期已调，随服此方一料。

紫河车一具，制如前　人参一两，切片焙干，研细和入　天冬去心　麦冬去心　当归　怀牛膝　山药各一两　熟地四两　杜仲姜汁同盐炒　黄柏　五味子各五钱

如虚弱多汗，加黄芪二两，蜜炙，地骨皮、知母，各一两。

如脾胃虚，常大便溏泻，加白术二两，莲子二两，俱炒。

如少睡惊悸者，血少也。加炒枣仁、桂圆肉各二两。

胎前门

胎产医法总论

是书为胎产家便览。既为胎产，必先种子，而后有孕，乃始用安胎。胎前保得十月满足，方用临产。产后诸样病情，治法用药，以保母子两全，斯作者之心事毕矣。然胎产之书，前哲注刻均行于世。而书多者太繁衍，简者缺略未备，又有托名翻刻，致失真原，久后流传，以讹传误，难保无危。如薛立斋之良方善矣，而产后发痉一症用小续命汤，此方为中风而用，其中麻黄、防风、黄芩之类，何堪与产后之人服耶？虽自陈明后续云，前方与服不已，则转用十全大补。予恐前药过喉，虽有十全，已无补于事矣。再丹溪《胎产秘书》一本，乃周衡山刻行，善事也。集中云已失作者姓氏，可知借丹溪之名。方

中用生化汤，凡一切孕妇，月月可服，此言大误苍生。盖生化汤为产后去瘀生新之意，其中黑姜、桃仁，岂可施于怀孕妇人？安得不胎热血行，立见其小产者乎？再以当归、川芎，用少则养血，用多则行血，故产后为必用之药，于理甚明。故吾知非二公之作，真伪可辨矣。外《达生篇》，临产备用善本，为产家之必要。惜乎胎前产后，俱未备载，得一缺二。今吾书于《达生》并胎产前后方药齐备，将峻险之药削除，取乎稳当，不致误事，用治胎产，无余蕴矣。然病有变化莫测，而运用之妙，存乎其人，临症消息，增减可矣。

诊孕脉心法

经曰：阴搏阳别，是为孕脉。又曰：手少阴脉动甚者，孕也。或谓流利雀啄之脉，孕数月之象也。予每诊之，亦有不然。惟见两关滑而流利，知是孕也。或问：何以现在两关？予曰：两关者，肝脾之部位。盖肝藏血，脾统血，血不流行于经，乃凝成而为孕，所以现于两关，滑而和匀，最为有准。此前人所未发之秘旨。或问：闭经之脉，亦于关乎？予曰：经闭之脉必涩滞，亦不定于两关。叶孕之脉必滑利，是一定在两关。初孕之时，常见两尺沉伏之状，此予数十年来悟得之秘，今著之于书，以为准绳。再以其人病脉不病，并与前贤论参考，则庶几临诊无错矣。

诊脉定男女心法

古人谓左寸为阳，脉浮大者为男。右寸为阴，脉沉实者为女。两寸皆大，主双男。两寸实，主双女。予常诊大而旺者多女，沉静而两手和匀，定生男儿。其两手脉，偏于左大者男，旺于右手者女，此又易于辨也。然又有其人平素之脉，本属六阳六阴，又不可以大小辨也。只在细察其情。左尺实者是男，右尺实者是女也。其双胎之脉，大抵两手均大而旺，又何独在寸脉一部而然？要知前人只以论理而不能尽形于笔端。诊者当于心领神会，体察其人之厚薄，血气之旺衰，斯得之矣。又有血旺之人未及月而孕脉现。血不足之人，二月尚未见孕脉，此亦本体之厚薄耳。

验胎之法

妇人经期不来已过四五十日，或偶见红而少，或脉不应指，疑似之间，以此验之。用川芎为细末，煎艾水调，空心服二钱。腹内觉微动则是孕，不动者非也。或以外象参看，如见食，不喜食或恶心而吐，或体倦欲卧，虽体质平常，孕脉不现，只要六脉调和，亦当是孕。此即是人病脉不病，但与养血安胎之药数剂，孕脉自现矣。

安胃定胎散

白术一钱　陈皮七分　砂仁五分　茯苓一钱　当归身八分　藿香三分　老姜一片　炒米二钱

水煎服。如恶心而吐痰者，加制半夏五分。

孕妇忌食（既受孕矣，则当慎之）

如眼前之鸡子、雄鸡、糯米、生姜等物，古书皆云宜忌。此家常食物，难以尽戒，但鸡子、糯米有补益之功，又何必戒？而鸡肉同糯米共食，令子生寸白虫。豆酱与藿香同食，主坠胎。鳝鱼同田鸡共食，生儿必哑。而田鸡、虾蟆为之倮虫，与人同形，男女皆不宜食。世间食物颇多，又何必食此虫？且男人食之，精滑少子。女人食之，生子不寿。况且杀田鸡时，其物抱头而鸣，声如孩啼，闻之可惨。卖田鸡之人，多属无后。以此观之，可戒。食骡马肉延月难产，食蟹每多横生，食兔肉儿必缺唇，食雄鸡生儿多哭，食鲤儿生疳疮，食野兽儿生怪疾，多食火炙煎炒之物，儿必多生疮毒。鸭子与桑椹同食，令儿心寒腹痛，皆有应验，切须禁忌。总之，孕妇宜清净，宜小劳，宜买物放生，不宜看戏，勿观异物，勿致动怒，勿戏谑，勿妄想。饮食只可家常菜饭，行路不宜急，下步不宜重，勿攀高拾物，勿轻狂负重。知字者常视经书，则生子自然聪明清秀而多寿。

药 忌

娠妊在腹，如怀藏宝。服药所忌，防其伤胎。医家举笔留神，不可孟浪草率。吾师程钟龄先生，同叶其蓁先生编成歌句，俾后人易于诵记。予略为之增补。此外，仍有信砒、水银、斑蝥、水蛭、蛇蜕、蜈蚣，一切毒物，虽非恒用之品，或遇生毒别故，皆宜留心避之。

歌 曰

乌头附子与天雄，牛黄巴豆并桃仁，芒硝大黄牡丹桂，牛膝藜芦茅茜根，槐角红花及皂角，三棱莪术薏苡仁，干漆茴茹瞿麦穗，半夏南星通草同，干姜大蒜马刀豆，延胡常山麝莫闻，黑丑槟榔同苏木，伤胎之药避其凶。

此中有安胎止呕，不得不用半夏者，必用开水泡洗三次，以去燥烈之性，呕止即去。有热病闭结，伤寒传经入腑而必欲大黄者，有中寒于阴，必欲姜、桂者。《内经》曰：有故无殒，亦无殒也。衰其大半而止。此即有病则病当之，乃从权也。然必不得已而用之，不可过剂。而用药中，亦必有顾胎之味。予意总之胎前有病症，重在保胎；产后有病症，重在温补。此至稳至当之理。

产后有病，重在温补，乃云至稳至当之理。试问：仲景云产后有三病，一者病痉，二者病郁冒，三者大便难，此三证乃血虚火旺，津液不足，亦可以温补治之乎？吾尝谓立言不慎，实贻害于苍生，此类是也。（徐评）

恶　阻（孕妇呕吐，名曰恶阻，非谓经阻而言）

娠妊之际，经不行。浊气凝滞，上干清道，或中脘停痰，胸膈满闷，眩晕呕吐，或倦卧无力，而不喜食，或一时觉大病之象，或过时而全无病，此所谓孕妇多怪病，实非病也，名恶阻。方用二陈汤加枳壳，炒，砂仁研，去壳，以安胃化痰。若脾气虚，用六君子汤加紫苏梗五分，枳壳五分，炒，砂仁五分，炒，香附八分，加姜、枣煎服。其半夏必用姜水泡洗三次。若与人参同用更稳。恶阻之症，虽属寻常，然呕多不食，气必上逆，逆则防冲，动心包，孕妇有碍，急宜安胎调胃。

二陈汤

制半夏一钱，泡　广陈皮七分　白茯苓一钱二分　炙甘草五分

本方加人参八分，白术一钱，即六君子汤。俱宜加姜、枣煎服。

胎动不安

胎动各有所因，或怒动肝火，或起居不慎，或跌扑闪动及

房事动扰，则胎不安。孕妇腰痛发热，不食不眠。方用安胎饮主之各有加减法。设若不安之甚，防其胎伤于内，须验其舌，与面色相配。如面赤舌青，知胎已伤。面青舌赤，母伤子存。面舌俱赤，两无妨。面舌俱青，两命亡。如产妇口吐白沫，唇口色青者，立死难保。娠妊者，切宜慎养。

安胎饮

大熟地三钱　归身一钱　白芍一钱，酒炒　炙草五分　艾叶五分　砂仁五分，研　白茯苓一钱五分　川芎三分　白术一钱，土炒　阿胶一钱

水煎服。

胎动，有因寒因热、因虚因实之分，岂可概从温补为事。（徐语）

若起居不慎，房事扰动者，加人参一钱，杜仲二钱，川断一钱，桑寄生二钱，真者为佳。如无力用参，即加蜜炙黄芪三钱。若怒动肝火，本方加柴胡三分，黑栀八分。若脾虚气滞者，除熟地，加人参五分，陈皮五分，白扁豆二钱，炒。若跌扑伤动，另用当归一钱五分，川芎五分，青木香一钱，桑寄生二三钱（此物极能安胎，最妙，惟恐不真）。若感风寒相搏，须按各经以祛之。轻者于本方除熟地加苏梗一钱，此味能宽胎气，去胀满，且安胎。或加青苎三钱。大凡子烦诸症，皆可加入。更有气虚胎下陷者，另用补中益气汤，以升举胎元则安。

大抵体弱之人，安胎饮内皆宜加人参，即合成胶艾八珍汤。

补中益气汤

炙黄芪二钱　於术一钱，土炒　陈皮五分　归身一钱　柴胡三分，蜜炙　升麻三分，蜜炙　炙草五分

加姜、枣煎服。

保胎丸

此即家讱庵先生托胎丸，予加当归配成君臣佐使四味，名保胎丸，极有效验，即名千金保孕方。

杜仲八两，用糯米粥汤拌，蒸晒干炒　山药六两，炒另磨，留粉二两，打糊为丸　川断四两，盐水炒　当归二两，酒炒

即用山药粉打糊为丸。亦有用枣肉打为丸，不拘时，开水送下四钱。凡有孕者，即合服之。服过七个足月可止，此方物省而功大，永无小产之患。且产后多乳病，贫者宜传此方与服，价廉不费。虽受外感，亦勿间断。如见有小产者，即传此方，其效如神。

漏　胎

妇人之经血，一有孕时，即畜之以养胎。至产后，则变乳以养子，此天地生人自然之妙。倘孕妇忽然见红，名曰漏胎，急宜服药保之，毋致血沥多而胎不保也。

若因风热动血者，即用四物汤，送下防风黄芩丸二钱，一

日两三服。若因怒动肝火者，用逍遥散加黑山栀一钱，条芩五分。若血虚妄走者，用四物汤加茯苓神、阿胶各一钱，艾叶五分，莲子十粒。若脾虚不能摄血者，用归脾汤加胶、艾、莲子。若气虚下陷者，亦用补中益气汤。若去血太多，即用八珍汤大补之，然必要人参，即同血脱益气一体耳。《百问》曰：胎息未实，劳力触犯，或食毒物，或房劳惊恐，令子宫虚滑，经血淋沥，败血凑心，子母难保，此急症也，速大补之。

败血凑心，多是气逆之故，宜急顺其气，速降其瘀，所谓急则治其标也。乃云速大补之。若补气乎，则气愈壅逆。补血乎，则败血。将何以处治？斯诚乱道之语，误人之言，不待辨而自明矣。（徐评）

《产集》曰：肝经有风，下非胎血，宜服防风黄芩丸。此实症也。

《千金方》曰：娠妊下血不止，名曰漏胞。胞干便死，急用生地八两，以清酒三升，煮减半，绞去滓服，此亦急症也。

有等妊娠，红漏不多，精神如故，六脉和平，此儿小血盛有余症也，医者望而知之。

四物汤

大生地三钱　当归一钱　白芍一钱二分　川芎三分

加丝绵烧灰五分，水煎服。

防风黄芩丸

青条芩一两，醋炒黑色　防风一两，炒

共二味为末，酒糊为丸，米汤下。

逍遥散

当归身一钱　白芍一钱　白术一钱五分　柴胡三分　炙甘草五分　茯神一钱五分

水煎服。

归脾汤

人参一钱　白术一钱五分，土炒　黄芪二钱，蜜炙　归身一钱五分　炙草五分　茯神二钱　枣仁一钱五分，炒　远志五分　广木香五分　桂圆肉五枚

加姜、枣，水煎。

八珍汤

人参二钱　白术三钱　茯苓二钱　甘草五分　熟地五钱　归身一钱五分　白芍一钱　川芎五分

加姜、枣煎服。

补中益气汤（见前胎动）

半　产

有孕，须防三五七月。盖孕三月，胎火初动，常令心烦闷乱。四五月，受少阴君火以养精。六七月，受少阳相火以养

气。稍有气血不足之体，则胎坠矣。巢氏曰：受胎在腹，七日一变，至三月属心，五月属脾，七月属肺，皆属五脏。脏阴亏而易坠。如初一月属肝，怒则坠。每洗下体，窍开亦坠。房事不谨，亦坠。即前文所谓随受随落也，大半皆如此，人所不觉耳。大凡胎气，腹痛者常事，而腰痛者切须防也。急宜服药，补肾安胎，不可不早言之。至红一漏，只可十保其三，宜服安胎饮，重用熟地，或加人参、桑寄生。但小产重于大产。盖大产乃瓜熟蒂落，天生自然。小产必有所由，惊动而下，乃生断其蒂。胎之胞附于带脉，带又环系于腰，是以腰痛带脱，胞胎即下矣。预服保胎丸，则无患矣。

小产后，即如大产相似治之。若去血多者，即可服人参、熟地，而当归宜重用，亦是去瘀生新之意。有虚寒之甚者，宜加附子、阿胶。

子　烦

子烦症，心烦闷乱，说不出之难过，此君相二火，翕聚以养胎，火盛内热致烦也，宜用淡竹叶汤主之。若气滞痰凝而闷者，用二陈汤加白术、黄芩、苏梗、枳壳。若脾虚胃弱，食少呕吐者，用六君子汤，或加香、砂以安之。但子烦之症，不善调摄则胎动不安，须防小产之患。又有吐久气逆，胃元大虚，不能进饮食，恐致产母气脱，故初即要降火，继即安胃进食，此一定也。

淡竹叶汤

淡竹叶十片，洗　黄芩一钱　知母一钱　麦冬一钱五分，去心　茯苓二钱

水煎服。

二陈汤（见前恶阻）

六君子汤（同见前）

如加香附一钱，砂仁五分，即香砂六君子汤。

子　悬

子悬乃胎气上逼，紧塞于胸次之间，胀满疼痛是也。有寒火之分，有肝气，有停饮，有火盛。心闷绝而死者，方用紫苏饮连进以救之。

紫苏饮

紫苏梗　归身各一钱　白芍　炙草各五分　川芎三分　人参六分　大腹皮八分，黑豆水洗　砂仁三分，去壳

以上各味外加姜一片，葱白一寸，煎服。

子　眩

子眩，为气逆晕厥，并用紫苏饮。然有脾虚夹痰，用六君子汤加天麻五分。若脾不甚虚，独顽痰闭塞者，用二陈汤加竹

沥、姜汁。虚实之间，宜察辨之。如不合法，即防胎落。大约肝经气逆者多，予常用紫苏饮加枳壳、钩藤而安。

紫苏饮（见前）

六君子汤（见前恶阻）

二陈汤（见前恶阻）

子　痫（又曰子冒）

孕妇血虚，风邪入肝，忽然昏冒不知，须臾则醒，过时复发，久则变痉。痉即口噤搐搦，背腰反张，如儿童发惊之状，方用羚羊角散定之。若怒动肝火，佐以逍遥散加人参五分。若引动胎气逆上，佐以紫苏饮。兼脾虚夹痰者，佐以六君子汤。或因中寒而发者，宜理中汤加防风、钩藤。此症宜速治，若频发无休，不但胎孕骤下，抑或血随涣散，母命难保。如胎下，急大温补气血为要，方可得保母命，迟恐难以挽回。

羚羊角散

羚羊角　独活　当归各一钱　川芎三分　人参八分　茯神一钱五分　桑寄生二钱　钩藤三钱　防风七分　甘草五分

加姜或竹沥，煎服。

理中汤

白术二钱　炙草五分　干姜一两

水煎服，或加人参更妙。

逍遥散　紫苏饮　六君子汤（俱见前）

子　肿（又名子气、子满、胎水）

娠妊妇人，常有面目腿足肿胀，故有各肿之名，其实皆由脾土不足以传化水谷之湿，而胞胎壅遏，膀胱不化，水泛横流，致肺气不降而喘息，小便淋漓不利，古方用鲤鱼汤、葵茯汤、白术散，皆有妙处。予每用五皮饮，如水肿之治，亦多验。盖一体水症也，此方简而易，不已再用鲤鱼汤，惟参、术不宜早补，补则填塞不通，总宜利湿为先。如体厚者，或轻而小便利者，亦可不必治，待生子后而自消矣。此皆以体而言，不致胀满难过。

鲤鱼汤

白术四两　生姜一两　茯苓四两　当归二两　白芍二两　鲤鱼一尾，重斤

先以水煮鲤鱼取汁，澄清，以汁煎药，分五次服。

葵茯汤

冬葵子半斤，炒　茯苓三两

共为末，每米饮汤，服三钱。

白术散

土炒白术一钱五分　茯苓一钱五分　泽泻八分　陈皮五分　姜

皮五分　大腹皮一钱二分　木香三分

原方无分两。

加味五皮饮

桑白皮一钱五分　大腹皮一钱五分，此味只可治胎肿，常见治水肿者，服之愈大，须慎用　茯苓皮一钱五分　新会皮一钱五分　紫苏梗一钱五分　车前子一钱五分　老姜皮八分　五加皮一钱五分

二三剂后再加白术、茯苓，消去大半，然后再用六君子汤，补其脾气，亦宜食淡，淡以渗利也。

子　呛（又名子嗽）

娠妊数月，胎热冲肺金，常有咳嗽者，宜用泻白散加黄芩、苏梗、川贝主之。如感风热，再加荆芥、桔梗、甘草。毋任咳嗽伤肺，至成产劳。又不可用温散之味，如羌活、麻黄、桂枝之类，反伤肺而助火，恐胎热上逼，莫可疗也。如前药之不愈，可服六味地黄汤，为至稳之法。

既感受风热，而云可服六味地黄汤，是直将外邪腻住，锢蔽不出，为后劳病基础。噫，可慨也夫？（徐评）

泻白散

桑白皮二钱　地骨皮三钱

二味煎服。

六味地黄汤

熟地三钱　萸肉一钱　茯苓一钱　山药二钱　泽泻八分　麦冬一钱五分，此味代丹皮

水煎，空心服。

子　鸣

孕妇腹内出声，乃小儿腹内啼也。此由胞中疙瘩，儿常含于口中以吮血。偶然孕妇攀高拾物，脱出儿口，因而啼鸣。急令孕妇曲腰就地片时，如拾物状，啼即止矣。或服四物汤加白术、茯神二剂，胎气安固。然必孕六七个月者有之。

子　喑

娠妊至八九月忽然不语，谓之子喑。不必惊慌，但以饮食调养，可不必服药。此胞胎系于肾，肾脉贯舌本，待分娩自能言也。如不放心，可服四物汤加茯神、远志。亦有即能言者，忘投杂药，反恐有误。

子　淋

肾开窍于二阴，与膀胱为表里。热则小便淋漓，甚者心烦闷乱，用子淋散主之。如肾虚热，不能司化，用六味汤加车前子，或加知、柏治之。又有安乐散、葵子汤，皆可选用。

子淋散

茯苓　麦冬　木通　甘草　大腹皮　淡竹叶

水煎服。

安乐散

人参　麦冬　归身　甘草　通草　滑石　细辛　灯心各五分

水煎服。

葵子汤

冬葵子　滑石　木通各等分

加葱白七寸，水煎服。

小便不通（又名转胞）

此症不比淋，淋乃频数，为子淋。不通则点点滴滴，甚至点滴不能下，症重于子淋矣。此胎坠于下胞系被压，故名转胞。其祸最速，如不急治，即浊污上逆，上吐清水，如关格者，可不危乎。升举胎气，朱丹溪先生用补中益气汤，服下随探吐之，大有义理。吾师钟龄先生用茯苓升麻汤，每效如神。古方有用四物汤加黄芩、泽泻，此治轻者而用也。又张仲景先生治转胞，方用八味汤。乃下焦偶感虚寒，胎气阴冷，密水断流，得暖则阳气宣通矣。又有一症，为孤阳无阴，不能化气者，宜补其阴，古方滋肾丸是也。吾师用六味汤加车前、牛膝，亦多收功。斯二症一阴一阳，水火之分，极宜深究，不可错误。当诊其脉之迟数，察其人喜冷喜热，合而辨之，庶不误人。

补中益气汤（见前）　**四物汤**（见前）**六味汤**（见前）

茯苓升麻汤

白茯苓五钱　赤茯苓五钱　升麻一钱五分　当归二钱　川芎一钱　苎根三钱

急流水煎服。

八味汤（即六味汤加桂、附）

熟地三钱　萸肉一钱　山药一钱五分　茯苓一钱　泽泻八分　麦冬一钱，代丹皮　肉桂三分　制附子三分，此二味胎中慎用

水煎凉服。

滋肾丸

黄柏一两，炒　知母一两，蒸炒　肉桂一钱，去净皮研

蜜丸，开水下五钱。

孕悲

孕妇无故悲泣，为脏躁也。用大枣汤或竹茹汤治之，自愈。

大枣汤

小麦三两　甘草三两　大黑枣十枚

水六碗，煎三碗，分三四次服。

淡竹茹汤

人参一钱　茯苓一钱　半夏五分，泡　麦冬五钱　甘草五分　竹茹一钱五分

加枣、姜，煎服。（此方心虚、虚烦、惊悸皆可治）

尿　血（加味逍遥散，见下集乳痈门）

孕妇血尿，不必惊慌，方用续断汤或胶地汤。如怒动肝火，用加味逍遥散。若食火炙热物，用加味清胃散。有血热流滞于脬，即为血淋，用葵子一升，研细，水煮二升，分三次服。

清胃散

黄连　生地　连翘　升麻　麦冬

续断汤

川续断五钱　赤芍药五钱　生地一钱　当归五钱

共为末，每空心，葱白煎汤调服二钱。

胶地丸

阿胶二两，蛤粉炒为末　大生地二两，酒蒸熟杵膏

二味为丸如桐子大，每服七十丸，空心米饮下。此方极稳且补血，如急时，每样二钱，水煎服。

乳泣

有孕在腹，乳自出，名曰乳泣。泣多，恐生子难养，缘内血不足以养胎也。乃气血虚弱，不能统摄，多服八珍汤以助其血，子遂能育，所谓医有赞育之功。

八珍汤（见前胎漏）

胎不长

妇人月经不行，已六七个月，从前月事准，今又无病，腹不见大，脉见微滑，但不甚旺，此胎不长也。是以常有十二三个月而生者，此产母血气不旺，法当助其血气，补其脾胃，即胎长腹大而生。补脾用五味异功散，培血用八珍汤。如有别疾，随症加减。《集验方》用鲤鱼尺许，煮食其汁，胎能长。《指掌方》用黄芪汤、白术丸，皆能长胎，均助脾胃、补冲任之法。

五味异功散（即六君子除半夏）

人参　白术　茯苓　甘草　陈皮

加姜、枣煎服。（此方除陈皮加四物汤，即八珍汤）

黄芪汤

黄芪　白术　茯苓　麦冬　人参　陈皮　甘草

姜、枣煎服。

白术丸

白术　当归　阿胶　地黄　川芎　牡蛎　川椒

蜜为丸。

热病防损胎（解毒汤：黄芩、黄连、黄柏、栀子）

孕妇或感伤寒，或染时令火症，烧热昏昏不退，急用凉药清解，以保其胎，如三黄、解毒、芩、连、羚羊，惟犀角伤胎之物，不宜用。如不解，至胎损腹中，不得下，孕妇昏愦，斯时极难著手，须验产母之舌。如面赤舌青，其子已损，急用平胃散加朴硝，服下立出。但死胎不得不下，下之又恐气随下脱，不下又难保产母。倘面青舌赤及面舌俱青而口吐白沫者皆两命难存，不可为也。设遇胎下面转赤，尚有一息之存，随即以参、芪归地救之，间可活十中一二。

热入血分，不用犀角。经曰：有故无殒，亦无殒也。第不可过剂耳。

平胃散

苍术二钱　厚朴一钱五分　陈皮一钱五分　甘草八分

加朴硝五钱煎服。又方：独用朴硝三四钱，童便一盅和热酒调服，即下。但下后即如产后温补，若仍作热症医，即错矣。

热病伤胎，下后即用温补，是促其母死耳。（徐评）

娠妊伤寒

凡遇伤寒必保胎，莫与寻常一样猜，最稳只宜香苏饮，分经加味变通来。

香苏饮

香附　紫苏　陈皮　甘草　砂仁

如太阳经加防风、荆芥、秦艽，阳明经加葛根、知母，少阳经加柴胡、黄芩、人参。

疟　疾（即是少阳症，邪在半表半里之间）

此症乍寒乍热，过时神清。有一日一发者，有隔日一发者，始则亦宜香苏饮表之。如待寒热分明，始用小柴胡汤和解之，切勿早用柴胡。若汗多宜加人参，如热盛寒少而有汗，可加石膏、知母以凉散退热，勿致热伤胎气，早为留意。

小柴胡汤

柴胡　人参　茯苓　陈皮　甘草

泄　泻

感寒湿者水泻，食生冷而不化者溏泻，皆用神术散以治之。

神术散

制苍术一钱五分　厚朴八分，炒　陈皮八分　甘草五分　藿香一钱　砂仁五分

加姜一片煎服（或加茯苓、大腹皮）。

痢　疾

泻轻而痢重，痢则里急后重，下痢红白，稠粘臭秽，此积物与热结聚肠胃，气闭不通，宿滞不去。不愈，初宜葛芍汤，次用消积，再用香连丸。总以能食者轻，食减者重，绝食噤口者死。

葛芍汤

葛根二钱　赤芍药三钱　广皮一钱五分　苦参一钱　陈茶叶二钱

煎服。不已，再加山楂三钱，炒，神曲一钱，炒，或槟榔五分。

香连丸

广木香一两，焙　川黄连五钱，焙

神曲和为丸，每服二钱，米饮汤下。止后随服生地四物汤，以调血分。

鬼　胎

人之脏腑安和，心正无思，精神健旺，气血充实，安得有妖魅之邪乘之？惟体本柔弱，精神或乱，或独居静室而多惊疑，则邪气交侵而受，或梦与鬼交，而成经闭腹大，正如怀子一般。但其妇必面色青黄不泽，脉细涩，或大或小，两手两样。变更无定，或作寒热之状，攒眉不乐之形，此由肝脾膹郁之气，非胎也。治用雄黄丸攻之，而以各经见症之药辅助元气。前贤又有斩鬼丹，极妙之用，消去，随服桂附八味或服六君子汤、归脾汤，以补正心脾，自无他患。虞氏曰：此肝肾相火，发为白淫，流入子宫，结为此胎，是本妇之精结，非真有鬼交也。

古人论鬼胎云，皆由其人阳气不足，此语诚然。盖阳衰失其冲和之令，致阴气凝聚，宛若胎形，阴气愈凝，其腹愈大。用药振其阳气，其胎即化为乌有。或不治，待其人阳气自旺，其胎亦消。曾见一妇，怀妊日久而不产，一日大便出气，而皤皤大腹，竟因是而消，此即鬼胎者也。（徐评）

雄黄丸

明雄黄　鬼臼　丹砂水飞，各五钱　延胡索七钱　麝香一钱　半夏一两，姜炒　川芎七钱

共为末，蜜丸，空心服三十丸。

斩鬼丹

吴茱萸　川芎　秦艽　柴胡　芫花醋煮

僵蚕　巴豆霜　巴戟天

蜜丸，酒下七丸出恶物愈。

桂附八味（见前小便不通）　**六君子**（见前乳泣，异功散加半夏）　**归脾汤**（见前胎漏）

吐　血

孕妇吐血或因感风热者，必咳嗽。嗽久见血，用香苏饮加黄芩、象贝，以清散风，去咳止血，必不吐也。或胎热胃火上冲而吐者，但用安胎饮加黄芩、麦冬，其生地只用小者，胎凉血自归原。或因食煎炒炙煿之物，致胃火上逆而吐血者，用清胃散去丹皮加麦冬、黄芩主之。若本体虚弱，素有血症者，用六味地黄汤加地骨皮、钗石斛、麦冬、牛膝，其虚火自安。

安胎饮（见胎动）　**六味地黄汤**（见前）

（加味）**香苏饮**

苏叶一钱　香附八分　陈皮七分　甘草五分　荆芥八分　蔓荆子一钱五分　秦艽一钱二分　川芎三分　防风五分

水煎服。

清胃散加减

生地三钱　连翘一钱二分　黄连三分　麦冬二钱　黄芩五分

象贝一钱

煎服。

便 血

孕妇大便见血，亦是血热妄行。大凡血症，上行为逆，下行为顺，宜服生地四物汤加麦冬、槐米、赤芍、甘草主之。如系脏毒，加金银花必自愈。

大便燥结

孕在腹中，总有胎热。大便燥者多，切勿临圊用力努挣，多有因此而小产者，为用力努伤胎气，致儿随下，亦有挣伤胞衣而坠下者。盖胎被气迫下，气愈迫而大便愈难出，只宜服生地四物汤加松子、黑芝麻或麦冬、瓜蒌，并以菜油或生麻油冲汤饮之，皆以润肠之意。而大黄滑利之药，皆忌服。

孤 浆

娠妇六七个月，暴下黄汁水，或如胶或如豆汁，多者升许，名曰孤浆，并非产也。然每每胎动腹痛，皆气血元虚，若认为产，心慌神张，则胎必依而坠矣。急服黄芪糯米汤可保胎，服人参者更妙。方用黄芪六两，糯米半升，水七升，煮汁三升，分作四服，日三夜一，尽服完为妙。

误服伤胎之药

薛立斋曰：妊妇误服毒药胎动不安者，急服甘草、黑豆、淡竹叶，浓煎以解之。予谓毒药者，即《内经》妇人身重，毒之如何。此必有他病，而用胎中所忌之药，致胎动也，非真有信砒毒耳。

《素·六元正纪大论》曰：妇人重身，毒之何如？曰：有故无殒，亦无殒也。盖药所以去其病，病去则胎自安。虽大毒之药，何伤胎之有哉！苟药不中病，虽通草、滑石等平淡之药，亦足以伤其胎。是医者之过，非药之过也。若汪氏之说，全失经文之旨矣。（徐评）

淡竹叶欠妥。若误服热药致胎动者，绿豆汁饮之最妙。（徐评）

心 痛

《大全》曰：娠妊心痛，乃风邪痰饮交结。予谓肝气不畅者多。若伤于络，则乍作乍安，名曰厥痛。若胎动下血，乃伤触子脏也，用安胎饮或火龙散、手拈散。轻者一味砂仁汤，使气调自安。若果真心痛，指甲青，朝发暮死，夕发旦死，无能为力。然此症怀孕者少，盖心真痛为寒冷入心，水克心，火灭也。而怀妊者必有胎热，当之不致寒水上凌于心。

心者君主之官，端拱无为，岂能为痛，痛者，乃肝胃之气不畅，或风邪痰饮交结之故也。（徐评）

火龙散

川楝子　茴香各一钱　艾叶一钱五分，盐水炒

煎服。

手拈散

延胡索五分　五灵脂　草果　乳香　没药各一钱

共为末，每服一钱。

胸腹痛

张仲景曰：怀孕腹痛，当归芍药散治之。此益气血也。然或有宿痰，或风冷触犯，或气或食，统以香附、砂仁、苏梗、生姜四味极稳。

当归芍药散

当归　白芍　茯苓　白术　泽泻　川芎

水煎服。或为末，每服二钱。

腰　痛

大凡腰痛皆属肾虚，在妊中最宜急治。盖胞胎系于带脉，带脱则胞下坠矣。古方用青娥散治之，予常以熟地、杜仲合保胎丸多效。

青娥丸

杜仲四两，姜炒　补骨脂一两，盐炒　核桃肉二两

为末蜜丸，酒下。

痰臌似胎案

昔于庚辰岁，海宁万家渡金姓，娶妻十载未孕，忽月事过期，长安医者谓之孕，遂以熟地、阿胶、苓、术之类补安。延至十月，尚不见产。腹日大，妇日病，及至十五月，人不起床，食不过喉，腹大异常。偶一腹痛，即肠鸣如踏水车之响，门外俱闻其声。危急之甚，斯时喆因朱敷文、吴大成兄相请在彼，邀往诊之。其人已奄奄一息，诸医袖手待毙。有曰鬼胎，曰经阻。予诊之，六脉滑大无伦，按之坚实，乃曰非孕也，此痰臌也。由思多伤脾，脾不为胃行其津液而化痰。初误为孕，服滋腻寒凉之药，致痰不行，积久而成斯症。若不攻之，必无生理。随用二陈汤加南星、厚朴、槟榔、三棱、莪术、桂、姜，二三剂即下行，病家恐致痢，急复请。视脉稍和，所下者赭色成块，挑开，内白色。予曰：此血裹痰也。即于前方加大黄、礞石。又数剂，日下二三十行，腹渐消而进糜粥矣。十日后，转用姜桂六君子汤、枳实理中丸，煎丸并进，而病人起矣。众皆敬服。彼时若再姑息不攻，安得不胀死？所以药贵得当，何妨破格用之？以救此垂危之人，因存是案以备后人

之用。

拮读吴菱山先生辨疑书中治一妇，乃痰饮血癥症，为前医作胎之误，与此症相似。

滑本胎脉，若至滑大无伦，按之坚实，非胎之脉明矣。奈何诸医之不悟也。见所下赭色，而痰裹于内，即于前方又加大黄攻瘀，礞石攻痰，此所谓随机应变不泥于方也。

《评注产科心法》上集终

评注产科心法　下集

休宁汪喆朴斋纂
邗江徐召南伯英评阅
绍兴裘庆元吉生校刊

临产门

临产事宜方论

大凡妇人生子，乃天地造化，皆自然之理，不必心慌惊怕，切勿性急坐草，总宜忍痛为第一要诀。盖胎至十月满足，儿身转动，常有试痛，并未正产，只宜服保胎无忧散一二剂。多有服此药而孕复安，隔十日半月始产者，切勿略觉腹痛，即呼收生稳婆。此等人每一进门，极其性急，若候半日，即便动手。或被挖破胎胞，水即流出，误事者众。或儿身未转，性急坐草，用力太早，每每倒生、横生，伤胞坏事，其祸大矣。且待瓜熟蒂落，如大富大贵之子，自有好时辰下地，何必人力为之？只在忍痛自耐，如可食即食粥以助力，可卧则静卧以养神，必要坐直、眠直、立直，使儿易于转身，切勿因腹痛而鞠腰按摩。其稳婆不过待儿出腹，托按结脐等事用之，名曰接生。未有在腹中能为力者也。或早唤来，令其远坐以待生，不可令其动手探摸。房中宜静，不可喧闹。傍人不可交头接耳，免使产妇心疑。面前不可多人，不过本家一二搀扶者。如夏月炎热，人多更热，恐俾产妇受热气。冬月天寒，房中宜置火盆，不可被冻。直待腰腹痛一阵紧一阵，渐渐痛急，有似大小便俱出之状，是其时也。斯时坐盆，背后用有力妇人抱住，稍一用力，儿即出矣。如或来迟，再用稳婆看浆水、血水俱到，儿身扶正，无物牵绊，或煎佛手散与服，活胎助血。若系交骨不开，即进加味归芎散。若血水去多，胞中子肠干涩，随服八珍汤即生。此数药宜预备在家，切不可妄用催生等药。有等老产妇，肠中宽展，儿易转身，常有腰腹一痛，即时生下，绝不费力。此皆平时小劳，临产瓜熟，天生自然，并无难事，此概以初产者而言也。既产矣，不必问是男是女。犹恐望子之切，一或生女，防致气恼，恼则产后多病。产时与人参汤饮之，贫者桂圆汤亦好，但不可移动。服汤之后，然后轻轻扶上床，床上须将被絮新垫枕之，勿使低头眠，恐瘀血不得下行。随与温粥食之，夜间用老成妇人伴眠，日间房中亦宜作伴，盖产妇心虚易惊。室内宜静，俾安睡养神，外人来者不许入房。次日即服生化汤一二剂，去瘀生新，则产后无病。宜避风、少言语、戒气恼。食清粥、水泡饭，七日后煮白鲞鱼淡食，十日后煮烂老母鸡，二十日食火腿。或烧烂猪肚，满月方食鲜肉。三五日间不可梳头，如要洗面，只可令人绕手巾揩之，切勿用力劳动，恐致蓐劳之患。如此谨慎调护，则终身少病。兹或产后有故，该服之方列明于后，各审其因而药之，不可错误。缘产科虽前人颇多方书，未免太繁，皆博而难约。吾故拣其要者，简而易者，书中以是病附是方，使用方者一目了然。

保胎无忧散

此方孕妇于八九个月先服一二剂，临月再服二三剂。若月分虽足，腹中似痛，总宜服此药则易产，并可以免产后余患。若未及时痛者，服则即安，可称古之仙方。

生黄芪一钱五分　当归一钱五分　川芎八分　白芍八分，酒炒　甘草五分　羌活　厚朴姜汁炒　枳壳麸炒　艾叶各五分　大腹皮五分，此予加者　荆芥穗六分　菟丝子一钱五分　川贝母一钱

以上十三味，加老姜二片，水煎服。

此方全用撑法。当归、白芍养血活血者也，厚朴去瘀血者也。用之撑开血脉，俾恶露不致填塞。羌活、荆芥疏通太阳，将背后一撑。太阳经脉最长，太阳治则诸经皆治。枳壳疏理结

气，将面前一撑，俾胎气敛抑而无阻滞之虞。艾叶温暖子宫，撑动子宫则胞胎灵动。贝母、菟丝最能滑胎顺气，将胎气全体一撑，大具天然活泼之趣矣。加黄芪撑扶元气，元气旺则转动有力也。生姜通神明去秽恶，散寒止呕，所以撑扶正气而安胃气。甘草协和诸药，俾左宜右有，而全其撑法之神也。（徐评）

佛手散

当归四钱　川芎一钱二分

水煎，酒冲服。

临产催生，无过此方之妙。大抵浆水未行宜无忧散，胞水已破或延时不生，必用佛手散。若去血太多恐血沥干，儿难以转身，方用八珍，大补气血以助生机，万无一失。

八珍汤

人参一钱　白术一钱，土炒　茯苓一钱　炙草三分　熟地三钱　当归五钱　白芍一钱　川芎一钱

加姜、枣，水煎服。或加丹参三钱，乳香五分，益母草二钱。冬月寒天加炮姜一钱。若呕者，生姜、砂仁。如胎上逼，加怀牛膝三钱。

加味归芎汤（治交骨不开如神）

当归五钱　川芎二钱，体虚者减半　自败龟板三钱，或灼过者

亦可用童便炙妇人头发一握（肥皂煎水洗净，烧灰存

性)。水煎服下片时，交骨即开。

此方用者少。盖交骨不开，有锁骨者，有血虚不能运达者，令稳婆以麻油调滑石粉涂入产门内，或以两指缓缓撑开。更有冬寒受冷不开者，急以热汤倾盆内熏之，得暖即开，皆宜速治，勿致伤胎。

倒　生

儿未转身，产母用力太早，令儿脚被努出。当令产母安然仰卧，以稳婆之手轻轻推入，候儿自顺。若良久不生，著稳婆手入产户，就一边拨儿转顺产门，乃服佛手散催之，俟头正顶对，努力即下。

横　生

产有横生，缘儿身方，转用力太急，逼令儿身不正。着产母仰卧，令稳婆轻推儿顺，直以中指探儿肩，勿令脐带扳住，儿头对正，用佛手散即生。

佛手散（见前）

盘肠生（附：暑产、冻产）

产有盘肠，临产子肠先出，然后生子，如肠带出，时以极洁净不破损之漆器盛，随用蓖麻子四十九粒，研烂，涂产母头顶上，肠即收进。即用热水洗去蓖麻子。如肠已干，磨刀水少许温润之，再以地理家好磁石煎服之，即收上。又方：用麻油蘸火纸燃点，灯吹熄，以此烟熏产母鼻中，肠即收，此方甚善。

又有暑产。在盛暑之月，热气蒸逼产母，头昏面赤。用井水一盆，安于床边，以收暑气。倘有凉风雨时，亦宜闭门避之。

有冻产者，言冬天严寒气血凝滞，致儿不下，此害最深，宜身背向火，下身温暖，血始流通，儿易生下。盖腹痛时，宜缓待而坐盆，时宜速下，迟防误事。急服佛手散与催生之药，察情详理，速与儿出。

催生如神散

百草霜即锅底烟煤。此物因恐血去多，红见黑即止之意，产后勿用　白芷不见火

二物等分为末，每服三钱，用童便米醋和如膏，沸汤调服，或酒加童便热服。

神寝丸

明滴乳香五钱，另研　枳壳一两，炒

二味为末，炼蜜丸桐子大，温酒服三十丸。

催生散

黄蜀葵子半合，研烂

以酒滤去渣温服。

催生之方甚多，难以修合者如兔脑丸之类，一时无觅处。然予亦未用，只以佛手散用者，多已应验。今略备三方，取易者用。叶氏有母死子存不能出者，用水银如弹子大，格口灌入喉口，捧起令下，一食顷，又捧令起，子即出矣。因注于此，备而不用。

附：难产案

昔庞安治产七日不下，诸治莫效。庞令其家作汤，温其腰腹，自以手上下与之拊摩，孕妇觉肠痛甚，少间生一子。问其故曰：儿已出胞，因手执母肠不能出，我为隔腹扪儿手针之，无他术也。视儿右手虎口，果有针痕。

又妇坐草早恐惧气结不下。盖恐则气结而精神怯，上焦闭，下焦腹胀，用紫苏饮即产。

滑伯仁治七日不产且食少，用凉粥一盂，捣枫叶煎汤调饮，旋产（枫叶，先生者先落，后生者后落，是用意也）。

吴菱山见产三日不下，以车前子为君，冬葵子为臣，枳壳、白芷为佐，服下立产。高宾治刘姓之妇，产不出而死矣。临殓经过，见容貌不似死者，因问其故。斯时天正严寒异常，知是冻产，必由血冷凝滞不行，即令用红花浓煎汤，绵醮，乘滚盦于腹上，再用热汤烧暖而苏，苏随生下一子安全。

朴治钱氏妇产难，用佛手散加炮姜，再用薛立斋法，取路旁草鞋一双，取鼻络小绳烧灰，酒调和入，片时即产下一男。又治许卫中妻产难，三四日不能下，稳婆欲用折胎之法。予曰：不可。设胎未伤而用刀，必负痛上冲于心，岂不两命俱丧？纵使胎死不下，予自有药下之。乃令稳婆出。随用佛手散加炮姜二钱，厚朴一钱，煎服。时初更，至半夜而生下。胎虽稳婆动手所伤，而产母无恙。此亦冬寒血冷之故，得温而出，以保全产母。又于胜元五日产不下，用四物汤加倍进之，不应。因思胞水滤干，再进八珍汤助其气血，更煎汤熏洗阴户而生。此皆在浙时略记之余，惟用保胎无忧散及佛手散应验者多，不及多载。诸书催生奇方颇多，缘方愈多而用心者愈乱，可不必繁载。至于安产妇卧房，虽有其说，然不必尽信。思小户之家，无处可移，俱要生子。至于符诀催生之法，皆非正道，亦不载也。

产后门

既产毕，或未动，与参汤服过，或未下地，先已服参，乃与开水一杯，扶上床，以被褥靠住，闭目静坐。如有汗出，随用硬炭烧红，浇上米醋一小碗，使酸味冲入口鼻，以收敛精神。或床前烧旧漆器，少顷，食白米薄粥一小碗。数日内勿梳洗，切忌劳动。间有胞衣不下者。依法行之。

胞衣不下

胞衣不下，最关利害。或孕中食煎炒，或临产气力惫，皆不能出。宜于剪脐时，用苎线系定，不可即剪，服以归芎汤即佛手散，自下。如血入胞衣之中，胀大不能下，以致心闷胀痛喘急者，速用失笑丸三钱，清酒吞下。如不应，再用花蕊石散二钱，或牛膝散亦可，血散胀消，其胞即下。如不急取，恐瘀血上升，有伤产母之患。是以失笑丸，花蕊石散，产科必有预备，以防急用。

胞衣不下，用盘肠生证中蓖麻子法，贴于足心，下即洗去。否则，连肠俱出。倘肠出，可移贴头顶即收。（徐评）

失笑丸

薄黄略炒　五灵脂洗去泥，略炒

二味等分，用米饮丸，淡盐水吞二三钱（此方治儿枕痛，亦必用之方）。

花蕊石散

好花蕊石一斤，细研筛净　上色硫黄四两，研细

二味和匀，分四次炼。先用好羊肾罐炼。无疤损者，用黄泥周身涂之，阴干，晒至裂缝即补好，恐进火气，走出内中丹药。方将二药装入，再用瓦油盏头一个，仰盖口上，用纸泥封固口缝，待干，用细铁线上下四围扎好，如此四罐共已齐备，

用大砂盆一个，中安大针钉三枚，品字好安且平，将罐安放钉上，周围硬炭文武火炼。大香三炷退去火，不可动。次日已冷，然后取出药研细，将装入磁瓶内，收贮备用。此药十年五载收，陈不妨。每服二钱，热酒童便调下，瘀血化水而下。如不应，再进可也。此药不但产后用，若有跌打损伤，积瘀腹内，疼痛难忍者，酒服极妙，大有活人性命之功，医家不可缺此。产后败血晕迷，或胞衣胀急，不省人事，但心头温者，灌下即苏，亦是起死回生之法。然炼此药不易，如火候文武不匀，罐口封不如式，硫黄性最猛烈，每致放炮，人宜防备。且药性俱走，无用矣。

牛膝散

怀牛膝　川芎　蒲黄微炒　丹皮各二钱　当归一两五钱　肉桂四钱

共为末，每服水调五钱。薛氏云：胞衣不下，则腹胀，急用此药加朴硝合服，自能腐化而下，缓则不救。一方用灶下土四钱，醋调纳脐中绊定，煎生甘草汤半盏，或加醋，饮之立下。一方用产母旧鞋底，烘热熨小腹，上下数次即下。

一方：产妇自发含口中，作呕状即下。古方夺命丹、黑龙丹，然不如花蕊石散之极妙。

玉门不闭

产门不闭乃气血大虚也。先用生化汤一二剂，随进八珍汤补之。如不应，用十全大补汤温补之，自闭无恙。间或难产者，被稳婆手指撑伤，致产门破损疼痛，即可用花蕊石散少许，掺于伤处，自然渐愈。

生化汤

当归四钱　川芎一钱五分　黑姜一钱，夏天用五分　桃仁十粒，去尖研，双仁者不用　益母草二钱

水煎温服，或加茯神、甘草（看人用）。此仙方也。以生物化育之义，产后必用之方。凡新产，次日则当服二三剂，自然去瘀生新，产后无病。或有他故，再按各症治之。世俗每谓山楂去痛，不知是消胃之物，切不可用。

生化汤者，化瘀生新之义也。盖此五味相合，各有生新化瘀之能，不独当归能生血，桃仁、益母能攻瘀也。若谓产后必用之方，我则不敢深信。何则？盖此方一派辛温，假使阳盛热盛之体，亦用此方，岂非如火上之沃油乎？（徐评）

八珍汤（见前临产加黄芪、肉桂即十全大补汤）

心慌自汗

产后心慌自汗，宜用归姜枣汤，并醋炭熏法。

归姜枣汤

当归四钱　黑炮姜一钱　炒枣仁二钱

加黑枣水煎服。若服后自汗不止，心慌无主，恐防晕脱，

可加人参一钱，熟附子五分，顾其根本，仍用醋炭熏之，以收神气，汗自止。此内外并治之妙法。其人参，在初产原不便用，然虚脱之象，不得不用，只要重用当归，则瘀血不得停留，不碍事也。人皆狐疑不敢用，是不知制法，用之不得当，自然误事。若遇气虚脾弱，汗出泄泻，呕吐不食等候，非人参、附子将何以救之。经谓血脱益气，虚极生寒，必以十全大补，方可成功。

血　晕

张仲景先生云：产后郁冒，为血虚而厥也。其脉微弱，呕不食，大便坚，头汗出，此血虚于下，孤阳上冒，防其脱也，宜大补之。李东垣曰：阴血暴亡，心神无依，致昏冒。朱丹溪曰：气血俱虚，痰火泛上而晕。吾师钟龄先生，曾用人参两许，加炮姜、附子以救之。予亦救多人，用参、芪、归、地并进而起，附案于尾卷。

大抵脾虚痰厥，头眩而呕者，用六君子汤加炮姜。若瘀血不行，腹痛拒按者，服佛手散下失笑丸。此为半虚，余皆太虚。如面白眼合，口张手撒，足冷鼻寒，皆宜十全大补。若一味退缩，不急峻补，则人已去远矣，后悔何及?

六君子汤

人参一钱　白术土炒，一钱五分　茯苓二钱，茯神亦可　甘草五分，

炙　陈皮七分　半夏一钱，姜制

加姜、枣煎服。

十全大补汤　佛手散　失笑丸（俱见前）

恶露不下

产后诊视，必先问临产瘀血多与少，有与无。此物关系不少，眼前则防发热也，腹痛也，小便被阻也。甚有积成内痈之患，久后变成瘕块，积致血臌，岂不大有干系焉？如瘀血不行，必以生化汤多服，自然流通。如兼腹胀，佐以失笑丸。如感冒，下部受寒，加肉桂（生化汤见前）。

产后血崩

其恶露不可不行，又不可多行。崩者，乃如水之流，此症最重。总属荣气空虚，不能摄血归经，以归脾汤主之，为正治也。然又有怒伤肝者，于归脾汤加炒黑山栀一钱，阿胶二钱，艾叶酒炒，五分，柴胡二分，或服补中益气汤。又方有瑞莲散，止崩妙剂。重者，参附汤加阿、茯、地补之。

瑞莲散

湖莲子百粒　棕榈灰　当归各一两　川芎五钱　鲤鱼鳞烧灰，七钱　炮姜炭五钱

共为末，酒调二钱，二服自止。

归脾汤

人参一钱，虚人三五钱　炙黄芪二钱　甘草五分　归身一钱五分　茯神三钱　枣仁二钱，炒　白术二钱，土炒　桂圆肉五枚

加姜、枣煎服。

补中益气汤

黄芪二钱五分，蜜炙　白术一钱，土炒　归身一钱五分　人参一钱　柴胡三分，蜜炙　升麻三分，蜜炙　炙草五分　陈皮七分

加姜、枣煎服。

参附汤（平时崩症，亦当参以此理）

人参三钱　熟附子一钱

水煎服。体虚之甚者，加熟地一两，茯神二钱，阿胶三钱，艾叶五分，大剂补之，方能成功，迟则防脱。贫者以黄芪两许代参。

子宫不收

临产努力太过，致子宫不收及阴户下挺无收，小便淋漓，但用补中益气汤，频频服之，外洗寸金散。

朱丹溪云：有产妇下物如手帕者，有出肉线一条者。

薛立斋曰：子宫有损落一片者，皆气血虚脱所致，但服参、芪升提之药自愈。此非肠胃之比，无碍也，血肉原可自长。

寸金散

紫梢花　胡芦巴　蛇床子　樟脑各一钱

四味水煎，熏洗。

一方用香油抹子宫上，以牙皂末吹鼻中，取嚏，时缩上（兹与盘肠产参看）。

补中益气汤（见前）

肠中痒

产后肠痒，因血去多，或调理失宜，气血两亏。王景泰法，用针线袋安产妇卧褥下，勿令人见。一法，取箭锋及镞安卧席下，勿令妇知。或以食盐熬热，布袋包熨脐上，痒自止。或服四物汤，滋养自安。

四物汤

大熟地三钱　当归二钱　白芍一钱，炒　川芎五分

水煎服。

产后不语

此症因心肾虚而不交，脾虚不能运动食本。纵有微邪，皆由元气不足所致。下方七珍散，其中菖蒲、细辛、防风须酌用，如果因风邪闭之，则暂服一剂，再察其病源、兼症治之。若思虑伤脾，倦怠食少者，服归脾汤。若气血两虚，内热者，

用八珍汤。若脾虚生痰，呕哑少食者，用六君子汤。或水亏生热，面赤火浮者，用六味地黄汤。如法按经调理自然易愈。倘妄行祛风攻痰，或用香散之药，则去之远矣。

七珍散

生地一两　川芎五钱　石菖蒲五钱　细辛一钱　防风五钱　辰砂五钱，研飞过　人参五钱

共末，每服二钱，薄荷汤调下。

归脾汤（见血崩）　**八珍汤**（见临产）　**六君子汤**（见血晕）

六味地黄汤

大熟地三钱　山萸肉二钱　淮山药二钱　牡丹皮一钱　茯苓一钱五分　泽泻一钱

水煎服。

产后发热

产妇发热，缘因血虚，宜四物汤加黑姜，苦温治之，则热自退。如不应，更加童便少许冲服，热自然退。但童便性寒，不可多用。又有脾虚伤食，皆能发热。又有胃虚发热者，法当调其饮食，理其脾胃，用五味异功散补之。如伤食，加神曲、谷芽。更有躁热，面目赤色，烦渴引饮，其脉洪大，重按全无，此虚极假热也，宜服芪归补血汤，重者用十全大补汤，或

再加附子，收其浮散之阳，热必自退。若误医风热，一用凉散之药，无不立见危殆，岂非医杀之乎？

乍寒乍热（与发热合参）

郭稽中云：产后乍寒乍热者，多有之，不可以作疟治。概系荣卫空虚，阴阳不和，或败血为害，或脾胃之虚。此言极见明理，胡业医者之不察。大凡风寒发热，昼夜不退，宜于生化汤中加黑荆芥一味，足可驱邪。盖产后体虚，百节开张，腠理不固，易受易出，此小贼也，不比伤寒之用刀兵驱盗耳。如血虚与伤食，则日晡发热，清晨必退，二症虽相似，其中仍有分辨。伤食者，必嗳腐吞酸，胸隔满闷，谷芽陈皮汤频饮可愈。其血虚者，则无前项等象，只可用四物汤加炮姜可退。

若呕吐不利，腹痛食少，脉沉细而迟者，或浮大而空，宜理中汤温补之。寒热虚实，若不辨明，安能无误？予观浙地，每必守定钩藤、秦艽，或略作寒热，即用柴胡，此皆非产后人之可当也。予亦浅学，焉敢谈人之过，不过守前贤之训，或可免妄死者告冤也。

四物汤（见肠痒）　**五味异功散**（即六君子除半夏，载血晕）　**十全大补**（见玉门不闭）

黄芪补血汤

嫩黄芪一两　当归三钱

水煎服。

生化汤（见前）　**理中汤**（载后腹痛）

清魂散

荆芥穗一钱炒，黑色　当归五钱

作一服为末，生姜汤调下，或加川芎一钱，煎服亦可（此方退风，并惊风、搐搦俱妙）。

蒸　乳

乳必使呼通，如不通，必乳肿，作寒热之状，此非前症，为乳所阻耳。宜用香附、瓜蒌、通草、橘叶煎服，其药渣煎洗。如不自乳子者，只煎炒麦芽三钱熏洗，乳退热亦退。

此证不服药，过二三日自愈。（徐评）

乳　少

产后凭乳以养儿。乳少者，皆因气血不足。然酒虽引血生乳，宜用淡酒，或冲开水、油汤中饮。若多饮及饮好酒，每致少乳。药服黄芪补血汤加山药极妙，或以虾斤许煎淡酒，去虾饮。

黄芪补血汤（见前，加山药三五钱）

乳　痈（乳内吹外吹）

妇人乳疾，必发寒热。儿在腹中，七八个月乳忽红肿，名曰内吹。产后有硬块者，或乳不通，宿乳积成，或被子含口中乳气贯入，名为外吹。俱防生痈，宜服瓜蒌散，外敷香附饼自可消散。又有妇人肝气郁怒者，并用前方加柴胡三分，白芍一钱俱酒炒，橘叶十片煎服，以早为消散，或服逍遥散亦可。

瓜蒌散

瓜蒌一个，敲碎　明乳香二钱

水煎，冲酒服。

香附饼

香附四两，炒为末　麝香三分

二味共为末，另用蒲公英二两，银花三钱。

酒煮去渣，以此药酒调香附末炖热，敷患处，内服瓜蒌散，自可消散。予常令煎麦芽、橘叶水洗乳，亦妙。

逍遥散

当归二钱　白芍一钱，炒　柴胡三分，酒略炒　茯苓一钱五分　白术一钱，炒　甘草五分，炙　薄荷五分　加姜二片

煎服此方，加丹皮、炒黑山栀，名加味逍遥散，平肝火也。

产后心腹诸痛

心腹痛各有不同，有瘀血凝结，有饮食停滞者，有风冷客进者，《指掌》分为各类，未免烦衍。吾总归一门，大抵初痛

总宜服生化汤去瘀生新，二三剂，当有痛即止矣。如或瘀积小腹不散，转侧若刀锥刺痛者，手不可按，痛而不移者，用失笑丸主之，佐花蕊石散二钱，瘀行痛止。如感风寒者，必口鼻气冷。停食者，必吞酸满闷。二此者俱用二香散主之。若中气虚寒，腹中冷痛，必喜热物熨之，喜手按而痛稍缓，用理中汤加肉桂温之。如小腹气从下逆，冲而上痛，连心腹者，忽聚忽散，此皆瘕气也，另用橘核丸主之。如小腹有块，手不可按者，瘀血壅滞，名曰儿枕痛，并用失笑丸。若瘀不散，久防生肠痈，即于后编查看，审细治之。

生化汤（见前玉门不闭，或加肉桂）　**失笑丸**（见前包衣不下）　**花蕊石散**（见前）

二香散

香附二钱　广木香一钱　砂仁五分　陈皮五分　炙草五分　炮姜一钱　生姜一片

水煎服。

理中汤

白术二钱　炙草七分　干姜一钱　人参一钱

煎服。有加附子，名附子理中汤。

橘核丸

橘核盐酒炒，二两　小茴香　川楝子煨，去肉　桃仁炒去皮尖，双仁不用　香附山楂核炒以上各一两为末，红花、广木香各五钱为末，神曲三两，打糊为丸，每服三钱，开水下。

腹内痈

产后积瘀，每生内痈，人所罕识。其流腿股而生者，外出毒也。此外科可治，然无大害。积于内而生大小肠痈者，内科产科之事也，不可不知。往往穿脐而出或内烂断肠而死者，人只知为腹痛而死，而不知肠痈之为害。予治愈者多人，因著于编，以补发前人之所未发，并使后之产科知之，以救人耳。其症当按其腹内痛处，有硬块在脐边，按之愈痛者是也。若硬块坚，未成脓也。尺脉必不数。日夜痛无休歇，方用牡丹皮散，服数剂必散。如尺脉已数，按之块稍软，内必肠鸣，二便不甚流利，间或痛一止，少顷又痛，此痈已成，脓毒无出路。小肠痈必穿脐而出，势已危矣。以大剂人参补之，或可十中救一。然性命虽保，而终身亦不能生育矣。倘不知治法，则尿从脐出，必死无救。其大肠痈者，便难出，治不如法，或不与出毒，毒必烂肠，肠伤必泻，上不饮食而呕恶，口中有一股浊秽之气，此肠烂穿必死。予治验有案，附于卷尾。

若瘀流腿股或腰臀，则痛如锥刺，手不可近，亦防生疽，宜服桃仁汤早散之。肠痈初起，小腹痛，小便不利，六脉微缓，不作寒热者轻。若已成，小腹坚硬而肿，六脉洪数者险。

或尺部独数，可治。溃后腥臭，不进食不受补者，不治也。初服丹皮散，不消，再进桃仁汤或薏苡仁汤。如不消去，以排脓汤。如未穿，与陈皮葵根汤即穿。脓出后，仍在微痛，予制海浮汤三服，毒未尽者则去，已尽者易于收口。三服后，即宜服四物、八珍、十全大补等汤补之。不然，毒虽去，内尚虚，防有食少、面黄、盗汗、无力、神倦、不寐一派虚象出矣。并忌房事年余，食物、气恼俱宜谨慎。

《千金》牡丹皮散

丹皮　苡仁　茯苓　生黄芪　生甘草、桃仁　白芷以上各一钱　当归三钱　川芎一钱　官桂五分　木香三分　人参一钱，无力者以党参五六钱代之

水二碗，食前煎服。

苡仁汤

苡仁　瓜蒌仁各三钱　丹皮　白芍各一钱　桃仁二钱，去皮尖，研

水煎，空心服。

排脓汤

生黄芪三钱　当归三钱　银花　川芎甲片炒，敲碎　瓜蒌仁　白芷各一钱　甘草五分

水煎空心服。

陈皮葵根汤

广皮二钱　生黄芪五钱　当归二钱　皂角二钱　蜀葵花根一两，切片

水三碗，酒一杯煎，分二次服。

海浮汤

明乳香二钱　没药　浙贝　茯苓各一钱五分　生黄芪三钱，酒炒　炙草五分

水煎服。

四物汤（见前）　**八珍汤**（见前，加黄芪、肉桂即十全大补汤）

呃　逆

此症乃伤寒失下症有之，今产妇脾胃虚，或食热物，冷热相搏亦有之，或寒凝于中。寒者用丁香、肉桂，热者橘皮竹茹汤加柿蒂主之，或灸期门穴自止也。

橘皮竹茹汤

广皮二钱　竹茹一钱　甘草五分

姜、枣引煎服，或香附一钱。

产后身痛

一身痛者，因产时百节开张，血脉空虚，不能荣养筋骨

也。又有败血乘虚流注于经络致痛。大意按之痛者，非风寒则瘀滞。若按之不痛，喜附热者，虚寒也。如血不足以流通者，四物汤加黑姜、桃仁、红花、泽兰，补兼运行。如或喜按畏寒者，用四物汤加人参、白术、黑姜，补养自安。有外感风寒，则发寒热而头身痛，或鼻塞口出火气，斯为外感，用古拜散加归、芎、黑姜、秦艽以温散。如散后痛未尽止，乃气血虚致荣卫未和，用八珍汤补之，此散后补之大法也。

古拜散

荆芥穗一味，炒黑为末，生姜汤调下一二钱，量人虚实用

本方加当归即清魂散，更稳。此方产后受风，筋脉引急，或搐抽口噤，或昏愦不省人事，头身痛，发寒热。果是风者，一二剂即愈。盖产后空虚之人，又何必羌、防、柴、葛之重表耶？如破船重载，焉得不沉。

四物汤（见前）　**八珍汤**（见前）

产后腰痛

产后未有不伤肾者，腰痛皆是肾虚，当用六味地黄汤加杜仲、续断、肉桂，或食猪腰子补之。又有肾中之气不足者，用八珍汤加杜仲、续断、肉桂大补。又或风冷客于下部，必上连脊背，下连腿膝，乃用独活寄生汤，甚加附子以温散。然只可服一二剂，不可多服。痛稍可，随用前方补之。予制清腰汤服

之，颇当。

六味汤（见前不语症）　**八珍汤**（见前临产门）

独活寄生汤

当归三钱　独活三分　桑寄生一钱　秦艽五分　茯苓一钱　牛膝一钱　甘草三分　威灵仙一钱　细辛二分　肉桂五分，或官桂一钱　狗脊一钱五分

姜二片，水煎服。

清腰汤

黑料豆五钱　狗脊一钱　寄生一钱　川断一钱　杜仲二钱　肉桂五分　丹参一钱

加青盐二分，水煎服。

产后惊悸

心慌惊悸或目不转睛，语言健忘，此由心血空虚，神不守舍，当补心神为主。安神定志丸、归脾汤并进，或佐以讱庵养心汤，其诸症自愈。

安神定志丸

茯神　茯苓　远志　人参各一两　石菖蒲　龙齿煅，各五钱

为末，蜜丸桐子大，辰砂为衣，每服二钱，开水下。

归脾汤（见前血崩）

养心汤

人参　炙黄芪　茯神　茯苓　夏曲各一钱　当归二钱　川芎　远志　柏子仁去油各五分　肉桂　炙甘草各三分　五味子二分

水煎服。

产后发痉

产妇汗多发痉，俗谓产后惊风，实非风也。乃肝血空虚，不能荣筋，以至手足抽搐，有似中风之状。更有口噤咬牙，角弓反张，此气血大虚之恶候。若非十全大补加附子，将何以救之？或先用古拜散配归芎服之，再服大补汤，自可成功。《薛氏案》与《女科指掌》俱云小续命汤，此必刻书之人补入者，不然二公亦何荒唐至此耶？不思小续命汤是仲景《伤寒论》中风症也，用之以疏风，岂可用医产后之人乎？无论医者错，而书亦有错，所以谓之得诀，回来好看书。且中风一症，气血虚者多得之。经谓治风先治血，张景岳有非风之论，尚宜补血以驱风，而况产妇血虚明矣。叶天士治中风医案内，惟一人用桂枝、羌活，尚配黄芪、附子温补而行，其余悉皆用补，何曾以风治？乃曰肝虚动内风，正是明理高论，合乎经旨者也。

古拜散（见前身痛）　**十全汤**（见前玉门不闭）。

产后颠狂

产后颠症，狂言谵语，或乍见鬼神，甚有不避亲疏，不知羞耻者，其间有血虚神不守舍者，有败血未尽误补而然者，有心脾本虚，妄思妄想致心神不宁者。治法用安神定志丸倍人参加归、芎主之，佐以归脾汤。予制定神汤，每用取效，此皆安神补虚之意也。盖初知瘀未清，早用失笑丸、花蕊散逐去败瘀，则新血自生，安有颠狂之变？此为姑息错治者成耳。病久名曰失心症，有绵延数载者，治法惟白金丸，真妙也。

定神汤

人参一钱　熟地三钱　当归二钱　茯神二钱　附子五分　肉桂三分　泽兰三钱　郁金一钱　龙齿八分　橘红八分

用生铁秤跎烧红，淬水煎服。

失笑散　花蕊散（见前胞衣不下）

白金丸（《经验方》曰：妇人失心，病狂惊忧，痰结血于心络窍者，服之神效，屡用奇验）

真川郁金七两　明矾三两

二味为末，薄糊叠法为丸，每服五十丸，开水下。一方用薄荷汤为丸。

安神定志丸　归脾汤（俱见前）

琥珀地黄丸

此方治产后偶感，恶露斩然不行，憎寒发热，状如疟疾，昼明白，夜谵语，即与热入血室同，皆血分病，用此丸极妙，若攻痰则误矣。

琥珀另研　延胡索糯米炒　当归各一两　蒲黄二两，炒　生地一斤，捣烂绞汁，以汁浸生姜渣晒干　生姜一斤，捣烂绞汁，以汁浸生地渣晒干

共为末，炼蜜为丸，弹子大，开水化下一丸。

又一方治败血上冲，发热狂言，脉虚大者。

生地　丹皮　荷叶各二钱

调真蒲黄末二钱，生用。

蓐　劳

产后气血空虚，真元未复，一有劳动则寒热交作，食少不寐，头目并四肢胀痛，或日轻夜重，或一日好一日歹，变症不一，名曰蓐劳，最难治。大凡阳虚则恶寒，阴虚则恶热，清阳不升则头目痛，血不足以荣养则四肢痹痛，宜用八珍汤补之。若脾虚食少，呕恶多痰，用六君子汤加炮姜以温中宫，诸症自可全退，然非参不可。若一见前症，寒热表散则失之远所矣。以初产数日不可梳头洗面，劳动者也。因其骨节尚未斗准，筋脉易以损伤，不可因体健而大意也。常有缠绵难愈，日久成痨，或致废疾者。如体本坚实，安得有此故，又当别论。

八珍汤　六君子汤（俱见前）

《指掌》有白茯苓汤、羊肉汤等方，皆治蓐劳之病用者，亦甚有理，因此附于后，以备择用。

白茯苓散

茯苓二两　人参　炙黄芪　当归　川芎　白芍酒炒　熟地　桂心各五钱

以上八味共为末。用猪腰一对，去油膜净，姜三片，枣二枚，水煎。姜、枣、腰取水碗半，去渣，入前药末五钱，再煎服。

仲景羊肉汤

精羊肉一斤　当归五两　黄芪四两　生姜三两

水八升，先煮羊肉、生姜，取汁五升，入归、芪再煎，减至三升，每日服七合。

人参鳖甲散

人参五钱　鳖甲炙，一两　怀牛膝　炙黄芪　茯苓　桑寄生　当归　桂心　白芍炒　桃仁　川断　甘草　熟地　麦冬各五钱

共为末和匀，另用猪腰一对，去膜净，加姜三片，枣二枚，水三碗，煮取汤一大碗，入前药末三钱，又加葱白一寸，乌梅三个，荆芥三分，再煎，温服。日日如此，以服完药末即愈。

喘促

新产气急喘促，因荣血暴竭，卫气无依，名曰孤阳，极险危之症，急用六味地黄汤加人参以益其阴。若脾肺虚者，用四君子汤加当归、黑姜以益其阳。如见自汗、厥冷，再加附子。又有假热喘促而多汗者，用十全大补汤加附子，大剂重用，方

可救耳。最怕喘急，吊引瘀血上来，一入于肺，则鼻衄出，乃肺欲绝矣。入于心则昏愦无知，心欲绝矣。如外感嗽喘，或素有痰哮症者，则无妨，用四君子汤加苏梗、陈皮、炮姜、归、芎治愈。

六味汤（见前不语）　**四君子汤**（见前血晕，即六君子除半夏、陈皮）　**十全大补汤**（见前）

鼻中起黑煤

产后有病，或汗多，或急喘发热，俱要留意。看鼻尖黄明者生。若鼻尖青，环口黑色，鼻内起烟煤者，皆是绝败之候。如喘急，用二味参苏饮，或可速救败绝。张景岳云：气不能升降，乃元海无根，亏损肺肾而喘，及至鼻煤唇黑，气将脱也。急服真元饮救之，此大法也。

鼻起烟煤，乃真阴涸竭，金水两脏将绝之征，十难救一。

参苏饮

人参一两　苏木三钱，杵细

水煎服。如厥冷自汗，加熟附子二三钱。

贞元饮

大熟地三两　当归三钱　炙草一钱

阴寒足冷，加肉桂一钱，或加炮姜、人参各三钱，水煎频服。

产后舌黑舌枯

凡产妇妄投冷散，致舌黑而枯，或光红无底，皆危症也。有汗出多，或童便用多，而未顾其心肾者均有之。盖舌乃心之苗，肾之本也。如黑而带润色，尚可挽回。六味汤重用熟地，加人参、炮姜主之。若舌干黑而枯且渴者，为血液已亡，不可为也。斯时惟有独参汤两许，频频灌之，或可十中救一。若无力用参，亦无益。此症肾气已竭，不便用桂、附刚烈之物以熬煎，惟人参能救气于无何有之乡。且阳能生阴，又生津液，庶望回春。此症初产十日内见者多，不然必是汗多亡阳，下虚亡阴。譬如痢疾见舌枯，或光如红缎而干渴者，皆在不治，即下虚亡阴也。

独参汤

用好熟人参一两，炖成一碗，或加五味子一钱，频频灌入，或人参五钱，大熟地二两，名为两仪膏，煎服亦妙。

六味汤（见前不语）

产后咳嗽治法

产后轻咳者，肺虚也。用生化汤加北沙参，或酒炒黄芪。如声重咳不止者，风也，或虚火上冲也。风则于生化汤中加黑荆芥穗，火则生化汤中除黑姜加炒麦冬。又有冬月寒气冲肺致咳，用黑姜，更加生姜自止。但肺为娇脏，不可久延，而致瘀血吊起。或久嗽伤肺，而致吐血入损。总之肺经之药，勿用刚燥，宜从滋润阴则无误矣。凡肺经之药，补用沙参、黄芪，清用贝母、杏仁，散用荆芥、桔梗，凉用桑皮、白芍，皆一定不易。更有用参、术、苓、草补脾者，为虚则补其母也。有用熟地、阿胶者补肾，是补其子也。使之金水相生之理，此嗽久防损，必以补土补水，子母相生，亦一定也。不但治产为然，平人咳嗽，皆以此法为准绳，学者当明此理。

产后咳嗽，多因腠理不固，易招外邪，当随虚实寒热表里论治，若生化汤，非治咳之方，奈何不论风、火，但以此方加减，诚不知其义何居也？（徐评）

朴斋治验案

产后肠胀，惟胞未下者有之，生儿后自收。予族弟媳产下时，腹已收，至次日忽然腹大如鼓，较之产前更甚，胀闷难安，气急促，诸医无措，命在旦夕。予适远出而归，急请视之。腹大且坚，二便不通。病家谓未产日食物多停滞耳。予曰：非也。脉软而涩，知无食也。必产时被冷风入于子宫，致瘀血凝于内。用生化汤加肉桂一钱，煎好，即以煎药吞失笑丸三钱，又调花蕊散三钱，进二剂而腹减半，再用生化汤倍黑姜服数剂而安。此症若不凭脉详察，依其言而用消食者，则误矣。

因存是案以记之。又族侄媳产后发疹，遂延医治，乃痘科也。曰：此出瘖麻。竟用桔梗、荆、防发之，两日忽作喘汗热闷，几乎欲绝，乃请予视脉，见寸大尺空，按之且迟。予曰：此非瘖麻也。缘下部虚寒，其无根失守之火，浮游于上，发虚疹加蚊迹，隐隐于皮肤之内。且新产才七朝，岂堪任此凉散？以其痘科不知产症耳。急进十全大补汤加附子而汗止喘定，二剂后易八珍汤，半月后与六味而痊。此症设被坏事，只云中麻发不出而死，亦无怨其错者，是以医家宁可推出以让知者治，不可贪而误人性命也。海宁俞妇腹孕三子，俱不育。临产时稳婆见衣胞出其半，而以手拖之下，伤其带脉，致腹痛。缩一足不能伸，已经一月，痛楚难卧。予视之曰：此吊脚肠痈也。脉已数，知毒熟矣。乃用黄芪、皂角、甲片、陈皮、当归，加葵根酒水煎服。次日下脓数碗而安。武林有本家，其妇人产后腹痛，诸药罔效。延予诊视，知生肠痈，本家不信，复请他医。又半月而痛愈甚，食亦不进，二便不利。予见尺部脉已数，曰此痈已成脓矣。前者与消而不服我药，今既已熟当出脓矣。如再迟延，恐伤脏而莫及也。遂如案之药加葵根与服，下脓，腹痛渐减，随服参、芪、地、归补之，续用四物汤、八珍补月余而起。有陈姓妻住小粉墙，产后小便不通，胀痛难安。予曰：瘀阻膀胱，气不化也。与生化汤加肉桂、泽兰服之，夜半得小便但未畅，次日复用六味汤吞失笑丸，小便大通而痊。有吴姓在席曰：何未服利剂而通？前医用车前、木通、四苓而反愈闭何也？予曰：见病治病，未知源头，何益之有？许姓妇，吾族侄女也。昔产后发寒热，医者始进钩藤、荆芥不效，继用柴胡汤，热愈甚，面赤而鼻出血矣。乃延予。视曰：此血虚症，用柴胡致血上冲，误矣，若再剂必死，急用四物汤加牛膝、茯神而鼻血止，转用八珍汤加黑姜而热退，后以芪、归、地、术补之而愈。又后产蓐劳，肩生一毒，亦予治愈。今生产已无病矣。然产前皆予调补得宜，是以产俱平安而不觉也。

又伊侄媳，亦予侄女，产后惊风，时癸巳岁，适予在浙，请治。予曰：肝风内动，又感外邪而然也。今热不退而汗多，手足搐抽，已成痉厥。此外解而内虚为重，随用归、芎加黑荆芥少许，外用醋炭熏之，汗渐少，即进姜桂四物汤而热退，次日转用八珍汤加肉桂数剂而愈。吴大文夫人产后腹胀，小便不流利。予诊脉迟软，知寒结冲任，二脉气滞不宣，用五味异功散加附子一钱，数剂而安。常山许思载翁孙媳，孕五月，医者谓经阻，而用红花、桃仁、香附、益母行血药，夜半血崩。予适在西街，叩门请治，随往视之，形脉俱脱，不知人事，即用人参二钱，炙芪一两，阿胶二钱，熟地八钱，附子一钱，煎好灌入，至五更脉出人苏，袴内见胞胎，方知服药错误而小产，斯时若迟延不敢峻补，安能有命？杭城项理问夫人小产崩脱，诸医不敢举方，乃请予视诊之。已无脉，胸膈满闷，气促汗出，危急之际。予制加味两仪汤，人参二钱，熟地一两，阿胶三钱，艾叶一钱，附子一钱，炙芪一两，当归三钱。速令煎服，本家畏补，服半帖，气仍闷促，复问于予。予曰：急与服之。随复再进，胸闷顿舒，呼吸调匀，脉亦续至。次早又进原方，适前医至，仍不敢用药。及见予方，沉吟良久，乃曰：脉脱气促，度其必死。先生胆大，用此大补，吾不敢也。予曰：此即《内经》所谓塞因塞用也。缘气不归原，下不纳气，致浮于上。又即下虚上实，血既亡矣。阳无所附，若非大补，少顷脱去，无可救矣。焉得回生？诸医不胜佩服。

附：种子方

调经种玉汤

凡妇人无子，多因七情所感，致使气盛血衰，经水不调，或先或后，或淡或紫，如血块，或崩漏带下，或肚腹疼痛，或子宫虚冷，不能受胎，宜进此汤。

当归酒洗，四钱　川芎四钱　吴茱萸泡，四钱　陈皮三钱　白茯苓三钱　香附三钱，制　延胡索三钱　丹皮三钱　干姜炒，二钱　熟地六钱　官桂二钱　熟艾二钱　白芍一钱

若过期而经水色淡者，宜用桂、姜、艾。如先期三五日者，而经色紫，方中去桂、姜、艾，加条芩一钱。上锉四剂，生姜三片，水煎，空心温服。渣再煎服，待经至之日服起，一

日一剂，过三十时之外，则当交媾，必成孕矣。若不成孕，而经期必准。

蒋示吉曰：凡人经尽种子之后，最宜将息。勿怒勿劳，勿举动，勿远行，勿沐浴，勿复行房事以扰其子宫，宜多服养肝、平气、清热、养血、补脾之品，胎自固矣。予家四金匮丸出自秘府，实有挽回造化之功，屡用屡验，调经种子如神。

四金匮丸

香附六两，用黄柏、山栀各三两，同浸，炒　川芎四两　续断四两　白术四两　茯苓四两　当归四两　山药四两　白芍四两，俱酒洗，炒　青皮四两，炒　砂仁四两，炒　白薇四两，酒洗　条芩四两，酒炒　生地四两，酒洗

共为末，山药、淡醋汤糊为丸，醋汤下。盖条芩、白术安胎圣药，且力能清下焦实火，火去则阴自足，一增其利，一去其害，又何小产之虑乎？

安胎万全神应汤

治胎孕三月前后，或经怒，或行走蹶跌，以致胎伤，腹痛腰疼，一服即安。虽见血，一二日未离宫者，犹可安之。倘先经三四五个月，已半产者及到月分，略觉腰骨酸胀，一服即安，数服万全矣。

当归一钱　熟地八分，姜汁制　白术一钱　黄芩一钱　川芎一钱　白芍七分，炒　白茯苓七分　炙黄芪七分　杜仲七分　阿胶珠七粒

如胸前作胀，加紫苏六分，陈皮六分，下带或红加地榆一钱，艾七分。见血加川续断一钱，糯米百粒。水煎，空心温服。

《评注产科心法》下集终

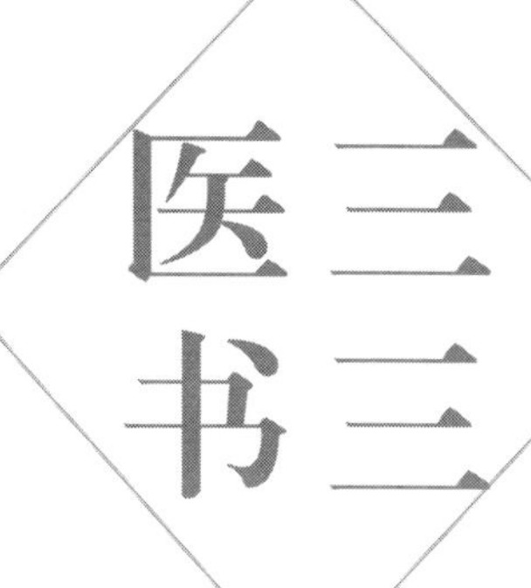

女科折衷纂要

明·凌德 编

提要

本书清吴兴凌嘉六先生之遗著，乃兄晓五先生鉴定之未刊稿本也。为哲嗣永言社友所假录，又经同社沈仲圭君校勘一过，为女科中切于实用之书，非徒以议论为事之本所可同日语焉。盖凌氏藏书既富，经验又深，昆玉二人著作等身，本社在绍刊行《医学薪传》一卷及第一集中《外科方外奇方》四卷、《咳论经旨》四卷、《凌临灵方》一卷，均为凌氏之稿，开卷有益，读者自知。

弁言

甚矣，吾道之不孤也。沪上行医人多于鲫，然求其精通三坟五典绩学之士，惜焉罕觏。良以频年兵火灾祲，致入山之吏、失幕之儒为饥驱所迫，略知汤头本草，陡然大胆悬壶。世有以耳代目之俦，乐为揄扬，十失三四，偶尔徼幸时髦，遂以成名。以此例彼，皆因成本尚轻，不惜以医为市，遑论利害死生。性命攸关，出必高车驷马，俨然医界万能，询以《素问》、《灵枢》、《难经》、《金匮》、《外台》、《千金》、《神农本草》、《太素》、《脉经》、巢氏《病源》、《圣济总录》、王氏《准绳》、《医宗金鉴》以及前后四大名家诸先贤医学薪传，乃瞠乎其目，曰现在新法，勿用旧方，趁我十年运，有病早来医而已。从此医倪莫别，男妇不分，无怪癸丑岁刘、汪两教育部长有废弃中医之议。咏曾仕山东，岁庚子拳匪滋扰京师时，项城袁大帅开府齐鲁统领武卫全军驻此，缘其生母刘太夫人病亟，经徐大军医长华清等六十人轮流进院调治，医药无功，帅心焦急，乃邀胡方伯景桂、潘廉访延祖两司上院商榷，于同僚中可有知医者否。两司以咏暨陕西张兰洲封翁举荐，经姜军门桂题，劝进服咏拟方，一药顿瘳，神乎技矣。兄世廉、弟世辅互相为之骇愕（方案曾登《上海医报》）。嗣即奉委步卫军粮台差使。回忆昔日武卫同辈，半多民国伟人，亦幸事也。有此原因，民国二年，沪上诸同志发起神州医药总会，公举咏为文牍员，明知滥竽充数，然尝闻顾亭林先生有言：国家兴亡，匹夫有责。当仁不让，聊尽义务。废弃中医之议起，适大总统府内秘书长阮斗瞻旧友忠枢衔命南来，调和张冯对调事宜。襜帷暂驻南京四象桥湖楚军械所，咏乃趋谒南京寓门帘桥广陵春旅馆守候四天晚上，始见面，将公订申办理由五端呈览。阅竣，回言：甚好，此事废不了。咏即切恳云：苟能转圜，为苍生一线生机，公乃万家生佛也。告辞返沪，次年春奉大总统发下国务院第三十五号命令，会长余德埙等原呈批谕中有“初非有废弃中医之意也”句，得达目的不废。咏以年老力衰，文牍非我所能为，就此卸肩告辞。此举多阮君斡旋之力。而中医所以不废者，要各有其渊源，并非中医竟若牛溲马勃，用药投机，亦可赏鉴乎。宗工寒家医，学溯自唐都察院竹隐公，避居苕濠，藉医济世，代有传人，入志乘者不鲜。咏为先胞伯晓五公第七弟子，侍诊十年，其时就诊者户限几穿，门墙甚盛，见多识广，济以经书，知认证当以阴阳、寒热、表里、虚实八字辨别的确，方可称为有道之士。更于一发千钧之际，能下重剂，希冀转危为安，斯即道德犹存，仁人之术，医所以寄死生，半积阴功，半养身，谈何容易。若以之谋利，因循误事，则其心不可问矣。沪上医家林立，不乏专长，先府君嘉六公及咏尤以妇女科鸣于市，社会信用幸尚不恶。古者扁鹊自称带下医，《金匮》书中载有古人列经脉为病三十六种，皆谓之带下病，非今人所谓赤白带下也。至其阴阳虚实之机，针药安危之故，苟非医者辨之有素，乌能施之而无误耶？三十六病者，如十二瘕、九痛、七害、五伤、三痼是欤。后贤群起，又有一百八病之论，总之妇女病有与男子不同者，盖有冲任督带、阴阳跷维、奇经八脉之辨别，病由斯致为多。先哲且云：崩中日久为淋带，漏下多时骨髓枯。故有“宁治十男子，莫治一妇人”之诫，而乌鲗雀卵，经籍载有专方。盖以妇女病有种种隐情难以形容者，在言传意会，固非人人可学也。若杂乱无章，莫衷一是，何从何去，端赖发明。是以先府君嘉六公心焉伤之，乃纂辑诸大名家要义，名曰《女科折衷纂要》，经胞兄先师晓五公鉴定，咏妄参末议，不揣谫陋，详加引注。孟子曰：人之患在好为人师。所以先府君只收梁溪李澹平君燮一徒而已，斯稿本作子孙师范模型，简易楷则，不敢问世。兹承越中裘君吉生暨社中诸同仁，有流传遗稿之求，发刊凌氏医学遗书之议，爰将先府君嘉六公德采入《上海县志》艺文游宦类，诸遗稿邮呈斧政，曷敢自秘，公诸同好，瑜瑕不计，要使后学率循有自，简练揣摩，方知妇女科中有此一苇慈航，未始不可宝庆耳。

藏庚中上丁祭孔日，安吉凌咏永言
医叟谨识于上海乔居寿世堂之尚素轩
时年七十有二

序

中华素称礼教之邦，男女分别甚严。妇人寂处深闺，罔知交际，故于生殖器讳莫如深。而自生殖器发生之疾患亦秘而不宣，对家人然，对医生亦然。医者欲于三指盈寸之地断明其为何病，殊戛戛乎难矣。是以昔人有“宁治十男子，莫治一妇人”之谚也。而稽考古籍，如《内》《难》《金匮》，对于女性生殖器之解剖、生理、病理，大都语焉不详，学者既莫能于载籍了解生殖器之生理病理，复无由取尸体解剖而实地验查，徒以个人之管窥妄测身内之脏器，于是诸说纷起，莫衷一是，使读者如堕五里雾中矣。迩者欧风东渐，社交公开，顽固之空气为之一变，而诊治女子亦不若曩之困难矣。特是吾国妇科诸书除由气化上推阐尚觉精凿外，其涉及形质者、类系凭空臆测，难于取信。苟有人焉取西人之生理病理以印证中土古籍，俾数千年来蒙混之说昭然若揭，而治疗一道亦有正规可循，斯非特有大功于医学，且造大福于女界也。本书博采约取，折衷至当，复经折肱老人（晓五公晚年自号折肱老人）鉴定于前，永言先生参注于后，愈觉尽善尽美，叹谓观止。虽于形质上间有袭谬仍误之处，要亦时世为之，订正之责，端赖后人，岂得苛求作者欤。

中华民国十三年八月

晚学仲圭氏沈熊璋谨书于非非室

目录

女科折衷纂要 / 99
调经门 / 99
总论 / 99
精血论 / 101
养血论 / 103
调气论 / 104
辨色论 / 105
多少论 / 106
先期后期论 / 106
居经论 / 107
泄泻论 / 108
身痛论 / 108
痛经论 / 109
经漏论 / 110
不利论 / 110
过期论 / 111
经闭论 / 111
枯血论 / 113
血劳论 / 114
血崩论 / 114
痰气污血论 / 117
杀血心痛论 / 117
带下论 / 117
白浊白淫论 / 119
虚劳门 / 119
冷劳 / 120
热劳 / 121
骨蒸劳 / 123
血风劳 / 123
胎前门 / 124
总论 / 124
胎前调理法 / 126
胎前用药法 / 127
论治胎产有三禁 / 127
诊妇人有妊歌 / 128
候胎法 / 128
妊妇忌药 / 129
恶阻 / 129
胎动不安 / 131
漏胎 / 131
子烦 / 133
子悬 / 134

心痛 / 134
心腹痛 / 135
腰腹背痛 / 136
子肿 / 136
子痫 / 138
子喑 / 138
咳嗽 / 139
吐血 / 139
下胎 / 140
防胎自堕 / 140
半产 / 141
先期后期 / 143
鬼胎 / 143
临产门 / 144
临产 / 144
脉法 / 145
杂症门 / 146
霍乱 / 146
泄泻 / 147
痢疾 / 148
小便不通 / 148
产后门 / 150
论产后当大补气血为主 / 150
新产三病 / 150
脉法 / 151
胞衣不下 / 151
血晕 / 152
恶露不下不绝 / 153
心腹诸痛 / 154
发痉 / 156
拘挛 / 157
不语 / 157
颠狂 / 159
惊悸 / 159
发热 / 160
自汗 / 161
往来寒热 / 162
蓐劳 / 163
腹胀 / 164
浮肿 / 164
喘急 / 165
泄泻 / 166
痢疾 / 166
乳汁不行 / 167

女科折衷纂要

吴兴凌奂晓五鉴定
吴兴凌德嘉六纂辑
男咏永言参注
孙文寿伯仁录稿
孙康寿仲昌校字
晚学沈仲圭校勘

调经门

总　论

尝闻经曰：女子七岁，肾气盛，齿更发长，二七而天癸至，任脉通，太冲脉盛，月事以时下。夫天为天真之气，癸为壬癸之水。壬为阳水，癸为阴水。阴阳之气以冲任为都会也。

盖冲属血海，任主胞胎，胎脉流通，经水渐盈，应时而下，天真气降与之从事，故曰天癸（仲圭曰：天癸在男子为精虫，在女子为卵子，故两性同具而为媾胎之要素。世以月事当之，荒谬甚矣）。常以三旬一见，以象月盈则亏，又曰月信（任脉主任一身之阴血，太冲属阳明，为血之海，故谷气盛则血海满，而月事以时下。天真，天一也，天一之气升而为壬，降而为癸。壬阳而癸阴也。三旬一见也，为一小会之周天，此其常也。然有大会、中会之不同，故又有三月一行、一年一行之变异。究其盈亏之义则一也。其有数年不行而一行即受孕者，又超乎理之外矣，岂医药所能为哉）。故经行最宜谨慎，与产后相类。若外被风寒，内伤生冷，及七情郁结，余血未净，瘀积于中，名曰血滞。若用力太过，入房太甚，及服食偏燥，邪火妄动，津血衰少，名曰血枯。若被惊恐恚怒（惊则气乱，故错经妄行，怒则气逆上冲，故从口鼻而出），则气血错乱，逆于上则从口鼻而出，变为吐衄。逆于身则与水气相搏，变为肿胀。逆于腰腿心腹之间则重痛不宁，经行则发，过期则止。若外溢阳经则头眩呕血、瘰疬痈毒，若内渗阴络则窍穴生疮，淋沥不断，湿热相搏，遂为崩带。气血相滞，遂为癥瘕。凡此变症百出，不过血滞与血枯而已（总结）。犯时微若秋毫，成病重于山岳，可不畏哉！按妇人童幼天癸未行属少阴，天癸既行属厥阴，天癸已极属太阴。此三者，祖气生化之原也，故血之资根在于肾，血之资生赖于脾，血之藏纳归于肝。三者并重，乃先天之体耳。若夫后天之用，则独重于脾经，曰中焦受气取汁，变化而为赤，是为血。血者，水谷之精，和调五脏，洒陈六腑。在男子则化为精，在女人则上为乳汁，下为月水，故虽心主血，肝藏血，亦皆统摄于脾，补脾和胃，血自生矣（知水谷之精气是生血之原本，则知脾胃是生血之源，故脾胃不健而血不生者，不可端主四物矣）。凡经行之时，禁用寒凉辛散，以伐生气。诗云：妇人平和则乐有子。和则阴阳不乖，平则气血无争，则天癸应时而下矣。

精血论

褚澄云：饮食五味，所以养骨髓肌肉毛发者也。男子为阳，阳中必有阴，阴中之数八，故一八而阳精升，二八而阳精溢。女子为阴，阴中必有阳，阳中之数七，故一七而阴血升，二七而阴血溢，皆饮食五味之实秀也。方其升也，智虑开明，齿牙更生，发黄者黑，筋弱者强。暨其溢也，凡充身体手足耳目之余，虽针芥之历，无有不下，故子形肖父母者，以其精血常于父母之身，无所不历也。是以父一肢废，则子一肢不肖其父，母一目亏，则子一目不肖其母。然雌鸟牝兽无天癸而成胎者何也？鸟兽精血往来尾间也。故男子精未盛而御女以通其精，则四肢有不满之虞，异日有难状之疾。阴已痿而思色以降其精，则精不出而内败，小便涩痛为淋。若精已竭而复耗之，则大小便牵引而痛，愈痛则愈便，愈便则愈痛。女人天癸既至，逾十年无男子合则不调，未逾十年思男子合亦不调，不调则旧血不去，新血误行，或渍而入骨，或浮而为肿，后虽合而难子，合多则沥枯虚人，产众血枯杀人（仲圭曰：妇人产众能使血液不足，全体衰弱，容颜易老，而男子之负担又骤然增加。在富裕者，虽无何种影响，而贫乏之家茹尽艰辛矣。此山额夫人所以有节制生育之说也）。观其精血，思过半矣。

按：丹溪云人受天地之气以生，天之阳气为气，地之阴气为血，故气常有余，血常不足。夫人之生也，男子十六岁而精通，女人十四岁而经行，故古人必待三十、二十而后嫁娶。可见阴气之难成，而养之必欲其固也。经曰：人年四十，阴气自半，而起居衰矣。夫阴气之成，止供三十年之运用，男子六十四而精绝，女人四十九而经断。肾乃阴中之阴，主闭藏者；肝乃阴中之阳，主疏泄者。二脏皆有相火，其系上属于心，心火一动则相火翕然从之，所以丹溪先生教人收心养性，其旨深矣。盖天地以五行更迭衰旺而成四时，人之五脏六腑亦应之而成衰旺。如四月属巳，五月属午，为火，火为金之夫，火太旺则金衰。六月属未为土，土为水之夫，土太旺则水衰，况肾水常藉肺金为母，以补其不足，所以古人于夏月必独宿（仲圭曰：冬夏固宜独宿，藉资保养，即平时亦可分眠，以减性交。

盖伉俪同床共枕，最易引起肉欲。而自卫生方面言之，同眠亦至有害。《春秋繁露》曰：少壮者，十日一游于房中。可见古人先见及此矣）淡味，兢兢业业，保养金水二脏，正嫌火土之旺耳。经又曰：冬藏精者，春不病温。十月属亥，十一月属子，正火气潜藏，必养其本然之真以助来春生发之气，则春末夏初，无头痛脚软、食少体热、疰夏之病矣。窃谓人之少有老态，不耐风寒，不胜劳役，四时迭病，皆因气血方长而劳心亏损，或精血未满而早年斫丧，故其见症难以名状。若左尺虚弱，真阴不足也，用六味丸（仲圭曰：六味丸内有萸肉、丹皮、泽泻，不甚宜于真阴不足之症，不若集灵膏为妙）。右尺细弱，真阳不足也，用八味丸。至于两尺微弱，是阴阳俱不足也，用十补丸，皆滋其化源也。

养血论

《产宝方》序云：大率治病，先论所主，男子调其气，女人调其血。气血者，人之神也。然妇人以血为基本，苟能谨于调护，则气血宣行，其神自清，月水如期，血凝成孕。若脾胃虚弱，饮食不化，荣卫不足，月经不调，肌肤索泽，寒热腹痛，则难于子息矣。或崩漏带下，血不流行，而成癥瘕。

按：立斋云妇人脾胃久虚，以致气血俱虚而月经不行，宜调其胃气，滋其化源，经自下矣。或患中消胃热，津液不行，而致血海干枯，宜清胃补脾，其经自行。经曰：胃者卫之源，脾者荣之本。《针经》曰：荣出中焦，卫出下焦，卫不足益之以辛，荣不足补之以甘，辛甘相合，脾胃健而荣卫生，是以气血俱旺，或因劳心，虚火妄动，月经错行，宜安心、补血、泻火，此东垣之治法。

调气论

《济生方》论云：经言百病皆生于气也。所谓七气者，喜怒忧思悲恐惊也。又有谓九气者，七情之外益之寒热二症也。气之为病，男子妇人皆有之，惟妇人为患尤甚。盖人身血随气行，气一壅滞则血与气并，或月事不调，心腹作痛，或月事将行，预先作痛，或月事已行，淋沥不断，心腹作痛，或腰胁引背，上下攻刺，吐逆不食，甚则手足搐搦，状类惊痫，或作寒热，或作癥瘕，肌肉消瘦，非特不能受孕，久而不治，转而为瘵疾者多矣。

按：妇人性偏见鄙，婢妾志不得伸，郁怒无时不起，故先哲谓妇人气旺于血，当耗气而益血，此说一倡，举世宗之，专任辛散导滞之品，以为捷径法门。殊不知阳为阴使，血为气配，故气热则热，气寒则寒，气降则降，气升则升，气滞则滞，气行则行。其体本属相纽，其用未尝殊也。如果郁火气盛于血者，方可开郁行血。若气乱则调，气冷则温，气虚则补。

男女一般，阳生则阴自长，气衰则血亦涸，岂可专任耗气耶？

辨色论

（此篇熟究调经之事，至矣，尽矣，幸毋忽之）

丹溪云：经水者，阴血也。阴必从阳，故其色红，禀火色也。随气流行于上下三焦之间，气清血亦清，气浊血亦浊。往往有成块者，气之凝也。将行而痛者，气之滞也。来后而痛者，气血俱虚也。色淡者，气虚而有水混之也。错经妄行者，气之乱也。紫者，气之热也。黑者，热之甚也。今人但见其紫者、黑者、作痛者、成块者，率指为冷风而行温热之剂，则祸不旋踵矣。良由《病源》论月水诸病，皆由风冷乘之，宜其相习而成俗也。或曰：黑者，北方水色也，紫淡于黑，非冷而何？予曰：亢则害，承乃制，热甚者必兼水化，所以热则紫，甚则黑也。殊不知妇人性执见偏，嗜欲倍加，脏腑阴阳之火无日不起，非热而何？若夫风冷，必须外得，间或有之。至于风冷为病，外邪初感，入经必痛，紫黑成块，暂用温散，但寒性稍久便郁成热，岂可专泥为寒耶？且寒则凝泣，热则流通，暴下紫黑，尤非寒症明矣。然脐腹内痛，不特风冷，亦有属气滞者，为气有余便是火也。有属血虚者，为血不足便生热也，又安可用温热乎？大抵紫黑者，四物汤加芩、连、阿胶。淡白者，芎归汤加参、术、白芍。淡黄，二陈汤加芎、归。色如烟尘者，二陈汤加秦艽、防风、苍术。

多少论

《准绳》云：妇人之病，咸因月经乍多乍少，或前或后，治者不审，一例呼为经病，而不知阴阳偏胜之道，所以服药无效。盖阴气乘阳则包藏寒气，血不运行，经所谓天寒地冻，水凝成冻，故令乍少而在月后。若阳气乘阴，则血流散溢，经所谓天暑地热，经水沸溢，故令乍多而在月前。治当和气血，平阴阳，斯为当也。

按：前证治法，阳胜阴，月候多者，当归散（即四物汤加黄芩、白术）。阴胜阳，月候少者，七沸汤（即四物汤加蓬术、川芎、木香）。大概后期二三日为血虚，四物汤加参、芪、苓、术，补气而调血。先期三五日为血热，四物汤加酒炒芩、连，清热而和荣。更当参以人之肥瘦、挟痰、挟火而分治之。

先期后期论

王子亨云：经者，常候也。谓候其一身之阴阳愆伏，知其安危，故每月一至，太过不及，皆为不调。阳太过则先期而至，阴不及则后时而来。其有乍多乍少、断绝不行、崩漏不止，由阴阳盛衰所致，审各经分治之。

按：立斋云先期而至者，则因脾经血燥，宜加味逍遥散。有因脾经郁火，宜归脾汤。有因肝经怒火，宜加味小柴胡汤。有因血分受热，宜加味四物汤。有因劳役火动，宜补中益气汤。后期而至者，有因脾经血虚，宜人参养荣汤。有因肝经血少，宜六味地黄汤。有因气衰血弱，宜八珍汤。盖血生于脾土，故云脾统血。凡血病当用苦甘之剂，以助阳气而生阴血也。

立斋分肝、脾、血分、劳役五种，可谓详明。

澹漪子曰：脾虚气郁，宜归脾汤。脾实气郁，宜越鞠丸之类为当。

居经论

居经者，月事三月一至也。盖妇人之体，血盛怀胎，胎孕之脉，滑疾流利。《金匮》云：寸口卫脉浮而大，荣反而弱（盖女子尺脉宜盛，今反见弱，是荣不足于下也。寸口卫脉浮大者，卫气盛于上也）。浮大则气强，反弱则血少。孤阳独呼，阴不能吸，二气不停，卫强荣弱，阴为积寒，阳为聚热，阳盛不润，经络不足，阴虚阳实，故令少血。时发洒淅，咽燥汗出，或溲溺稠数，多唾涎沫，此令重虚，津漏液泄，故知非畜血烦满，月禀一经，三月一来，阴盛则泻，名曰居经。

按：卫浮而大，右脉浮大也。荣反而弱，左脉反弱也。盖左脉主血，乃心肝肾部。右脉主气，乃肺脾肾部。妇人之身，气血调匀，脉来滑利，方能受孕。今荣血不足，卫气独强，是阴衰阳旺之象，安得成胎？故虽月事不至三月，此居经之症，非孕也。宜养血调荣治之。

泄泻论

妇人经水将行，必泄泻三日，然后经行。其脉濡弱者，此脾虚也。脾属土属湿，经水将动，脾血先已流注血海，然后下流为经。脾血既亏，则虚而不能运行其湿，宜服参苓白术散（濡弱二字足征脾虚，此脾气虚而非脾血虚也，用药当矣，而血亏不运之说欠妥）。

身痛论

《产宝方》云：经水者，行气血，通阴阳，以荣于身者也。气血盛，阴阳和，则形体通泰。或外亏卫气之充养，内乏荣气之灌溉，血气不足，故经候欲行，身体先痛（据此宜用十全大补、八珍汤、人参养荣汤之类）。

按：前症有属血虚者，有属血风者，有痰滞者，有血瘀者，所因不同。如《良方》云：妇人血风，由气血不足，腠理不密，风冷乘之，以致邪正相搏，故骨节疼痛，肢体发热，口苦咽干，此血风也。东垣云：饮食失节，脾胃虚弱，乃血所生病，故口中津液不足。若火热来乘土位，则肢体痛，皮肤发热，此血虚也。立斋治法：肝经风热，用四物加羌、防、秦艽、黄芩。肝经血虚，逍遥散加熟地、川芎、丹皮。风湿兼痰，四物加星、半、羌活、苍术。风湿伤脾，羌活胜湿汤。暑湿伤气，清燥汤。肝气郁脾，四君子加木香、枳壳、槟榔。瘀血流注，四物加桃仁、红花。

痛经论

《入门》云：经水欲行，脐腹绞痛，属血滞。经水临行时痛为气滞。经水将来，阵痛阵止，为血实。经水已竣腹痛，为血虚。又有经水将行，被风相搏，绕脐抽痛者（《千金》云：妇人经行如厕，亦有为风所客者，可不谨欤）。有历年血寒积结胞门，呕吐涎唾，脐胁疝痛，阴冷彻引腰脊而痛者，当分治之。

按：《良方》云妇人经来腹痛，由风冷客于胞络冲任，或伤手太阳少阴经，用温经汤，或桂枝桃仁汤，或地黄通经丸。若血结而成块者，用万病丸（牛膝、干漆、地汁熬为丸）。薛立斋云：若前症因生冷伤脾，用六君子加炮姜。思虑伤血，四物加参、术。思虑伤气，归脾加柴、栀。怒郁伤肝，逍遥归脾兼服。余参他症治之（然又恐感外邪、伤饮食，亦能致痛，尤宜详审，和气饮却能兼治）。戴复庵云：经事来而腹痛，经事不来而腹亦痛，二者之病皆血之不调也。欲调其血，先调其气，四物加茱萸、香附。痛甚者延胡索汤、通用和气饮（当归、延胡、蒲黄、肉桂、赤芍、乳香、木香、没药、甘草、姜黄）。

经漏论

《良方》云：妇人月水不断，淋沥无时，或因劳损气血而伤冲任，或因经水将行而交合阴阳，皆令气虚而不能摄血。但调元气，病自愈矣。若时行时止，腹痛，脉沉细，此系寒热邪气客于胞中，非虚弱也。

按：前症若郁结伤脾，用归脾汤。恚怒伤肝，逍遥散。肝火妄动。加味四物汤。脾气虚弱，六君子汤。元气下陷，补中益气汤。热作伤元气，前汤加麦冬、五味、炒黄柏。

不利论

《良方》云：妇人月水不利，由于劳伤气血，体虚而风冷客于胞内，伤于冲任之脉故也。若寸脉弦，关脉沉（弦与沉主气病，滑为实），是肝病也，兼主腹痛孔窍生疮。尺脉滑，关脉实，是气滞也，并主小腹引腰痛，气攻胸膈也。

按：立斋云前症属肝胆二经，盖肝胆相为表里，多因恚怒所伤。若本经风热用补肝散，血虚四物汤加枣仁，肾水不足用六味丸。

过期论

《产宝方》云：女子以血为主，七七则卦数已终，终则经水绝，冲任脉虚衰，天癸绝，地道不通而无子矣。或伤劳过度，喜怒不时，经脉衰微之余，又为邪气攻冲，所以当止不止而崩漏也。须分所感而治之。

薛立斋云：前若肝肾虚热用许学士当归散，肝血虚热四物加柴胡、山栀、丹皮，肝火内动小柴胡加山栀、丹皮，肝火血燥加味逍遥散，脾经郁火加味归脾汤，肝脾郁火归脾、逍遥兼服，肝肾亏损归脾、六味兼服，仍与月经不调参用。

经闭论

洁古云：女子月事不来者，先泻心火，血自下也。《内经》曰：二阳之病发心脾，有不得隐曲，女子不月，其传为风消，其传为息贲，死不治。二阳者，阳明也。阳明胃病，心脾受之，心主血，心病则血不流。脾主味，脾病则味不化，味不化则精不足，故其病不能隐曲。脾土已亏则风邪胜而气愈消矣。经又曰：月事不来者，胞脉闭也。胞脉属于心，络于胞中。今气上迫肺，心气不得下通，故月不时来。

李东垣云：经闭不行有三。或脾胃久虚，形体羸弱，气血俱虚而致经水断绝不来。或病中消，胃热善食，肌瘦，津液不生。夫经者，血脉津液所化，津液既绝，为热所烁，肌肉渐瘦，时见燥渴，血海枯竭，名曰血枯。经闭宜泻，胃土燥热，补益气血，经自行矣（此中焦脾胃之病）。或心胞络脉洪数，时见燥热，大便闭涩，小便虽清不利，而红水闭绝不行，此乃血海干枯，宜调血脉，除胞络中火邪，而经自行矣（此下焦胞络热结也）。或因劳心火动而赤液竭，或因忧思气结而胞脉闭，气上迫肺，心气不得下通，故月事不来，宜先服降心火之剂，后用养脾血之药而自来矣（此上焦心肺热结也）。

泻心火、养脾血是从本文之义，愚谓当原隐曲推解。盖人有隐情曲意则气郁而不畅。不畅则心气不开，脾气不化，水谷日少，不能变现气血，以入二阳之血海矣。血海无余，所以不月也。传为风消者，阳明主肌肉，血不足则肌肉不荣。其不消瘦乎！风之名，火之化也，故当根不得隐曲上看乃有本。

据此论当有四症，如胃热、胞络热、劳心热三症皆有，宜泻火养血是也。而所言脾胃久虚致经水断绝一症，又当以补脾为主，岂得舍而勿论耶？盖水入经，其血乃生，谷入于胃，脉道乃行。水去荣散，谷清卫亡，况脾统诸经之血，而以久虚之脾胃以致气血俱衰者，可不为之补益乎？即此以分虚实，明是四症无疑。而楼全善补乃遗补虚一症，何欤？

按：立斋云经水者，阴血也，属冲任二脉。上为乳汁，下为月水。其为患，有因脾虚而不能生血者，调而补之。脾郁而不能行血者，解而补之。胃火而血消烁者，清而补之。脾胃损而血少者，温而补之。劳伤心血而不能行者，逸而补之。怒伤肝气而不能行者，和而补之，肺气虚而不行者，补脾胃。肾气虚而不行者，补脾肺。经云：损其肺者益其气，损其心者调其荣卫，损其脾者调其饮食、适其寒温，损其肝者缓其中，损其肾者益其精。当参而治之，庶无误矣。

枯血论

骆龙声方云：《腹中论》曰，有病胸胁支满者，妨于食，病至则先闻腥臊臭，出清液，先唾血，四肢清，目眩，时时前后血，病名血枯。此得之年少时有所大脱血，或醉而入房，亏损肾肝。盖肝藏血，受天一之气以为滋荣，其经上贯膈，布胁肋。若脱血失精，肝气已伤，肝血枯竭，不能荣养而（胸胁满症，人皆伐肝，岂知血枯之人宜养肝血也。当须识此）肝病。传脾则妨食而腥臊臭，出清液。若肝病而肺乘之则唾血，四肢清，目眩，时时前后血出，皆肝病血伤之症也。然其治法，又当取乎脾土。

按：立斋云前症若饮食起居失宜而脾胃虚损，当滋化源。若以脾土虚寒而不能生血，宜补命门火。若服食僭燥，郁内火作而津液消烁，宜清热养血。若脾胃亏损而气血空虚，宜补中益气。若胃热消中而血液耗损，宜清脾胃之火。若大便闭涩，小便清利而经不行，宜补心养血。此治血枯大法，以调养真元为主。若泛用苦寒峻剂，以通导癸水为捷径法门，殊不知愈通则愈闭，其生生之源斫削殆尽，直至风消息贲，难于措手矣。

血劳论

寇宗奭云：夫人之生以气血为本，故人之病未有不先伤其气血者。若室女童男积想在心，思虑过度，多致劳损。男子则神色先散，女子则月水先闭。盖忧愁思虑则伤心，而血逆竭，神色先散，月水先闭。且心病不能养脾，故不嗜食。脾虚则金亏，故发嗽。肾水绝则木气不荣，而四肢干痿，故多怒，鬓发焦，筋骨痿。若五脏传遍则死。自能改易心志，用药扶持，庶可保生。

按：经云五谷入于胃，其糟粕、津液、宗气分为三队，故宗气积于胸中，出于喉咙，以贯心肺而行呼吸。荣气者，泌其津液，注之于脉，化以为血，以荣四末，内养五脏六腑。若服苦寒之剂，复伤胃气，必致不起。

血崩论

东垣云：妇人经漏有二。或脾胃亏损，下陷于肾，肝与相火相合，湿热下迫，经漏不止，其色紫黑腐臭，其脉洪大沉弦，或沉而数疾，腰脐下痛，寒热往来，两胁急痛，四肢困热，心烦不眠，宜大补脾胃而升降气血，自然愈矣（如补中益气汤加防风、芍药、炒黄柏之类）。又有先富后贫或先贵后贱，病名脱营者，心气不足，邪火炽旺于血脉之中，由是心病传脾，火乘土位，形质肌肉颜色不变，经水不时而下。或适来适断，暴下不止，治以大补气血之剂，补养脾胃，微加镇坠心火之药治其心，补阴泻阳，红自止矣。《痿论》曰：悲哀太甚则胞络绝，则阳气内动，发则心下崩，数溲血也。又曰：大经空虚，发为肌痹，传为脉痿。此之谓也。

《良方》云：妇人冲任二脉为经脉之海，外循经脉，内荣脏腑。若阴阳和平，经事依时，惟劳伤气血，俾冲任二脉不能约制，经血则忽然暴下，甚则昏闷。速当调补脾胃为主。若寸脉微迟，为寒在上焦，则吐血衄血。尺脉微迟，为寒在下焦，则崩血便血。寸口脉弦而大，弦则为紧，大则为芤，紧则为寒，芤则为虚，虚寒相搏，其脉为革。妇人半产漏下，赤白不止。大抵数小为顺，洪大为逆。脉小虚滑者生，脉大紧实数者死。脉迟者生，脉急者死。又漏血脉虚浮者，不治。

按：戴复庵云血大至曰崩中，或清或浊，或纯下瘀血，或腐臭不堪，甚则头目昏晕，四肢厥冷，急宜童便调理中汤加入百草霜饮之。又有崩甚而腹痛，人多疑为恶血未尽，又见血色瘀黑，愈信恶血之说，不敢止截。大凡血之为患，欲出未出际停在腹中，即成为瘀血难尽，以瘀为恶血，又焉知瘀之不为虚冷？若必待瘀尽而后截之，恐并与人无之矣。况此腹痛更有说焉。瘀停腹痛，血通而痛止。崩行腹痛，血住而痛止。宜芎归汤加炮姜、熟附止其血而痛自止。

薛立斋云：经曰阴虚阳搏谓之崩。又曰：阳络伤则是血外溢，阴络伤则血内溢。又曰：脾统血，肝藏血。其为患有因脾胃虚损不能摄血归源，或因肝经有火，血得热而妄行，或因肝经有风，血得风而妄动，或因怒动肝火，血热而沸腾，或因脾经郁结，脾虚而血不归经，或因悲哀太过，胞络内绝而下崩。治疗之法，脾胃虚弱者六君子汤加芎、归、柴胡，脾胃下陷者补中益气汤加白芍，肝经血热者加味逍遥散，脾经郁者归脾汤加柴胡。故东垣、丹溪诸先生云：凡下血症，须四君子汤收功。有旨哉（薛氏所论凡七条，而脾胃三条，肝经三条，胞络一条。皆不舍柴胡、丹、芍者，以厥阴手足二经为多血藏血之所。血为热迫则不能藏，从阳亟起，故以引起肝气，而栀、芍等收阴抑阳也。如东垣升阳举经之意，尤得其端。所定脾胃方药，必是久病，又是出脾胃症者宜之。盖立斋治久病者多，故其立言如此。且谓四君子为血症收功，须用则非初治之法。可知立斋得力处在此）。若夫去血后，毋以脉诊，当急用独参汤救之。若潮热咳嗽，脉数，乃元气虚弱，假热之脉，尤当用人参温补。此等症候，无不由脾胃先损，故脉洪大。察其有胃气能受补者则可救，苟用寒凉止血之药复伤胃气，反不能摄血归源，是速其危也。

痰气污血论

丹溪云：涎郁胸中，清气不升，故经脉壅遏而降下，非开涎不足以行气，非气升则血不能归隧道（又得一种见解。人尝谓丹溪先生善治痰，然哉）。此论血泄之议甚明。盖开胸膈浊痰则清气升。清气升则血归隧道而不崩矣。故其症或腹满如孕，或脐腹㽲痛，或血结成块，或血出则快，血止则痛，或脐上动。其治法宜开结痰、行滞气、消污血，此丹溪先生之妙法也。

杀血心痛论

《良方》云：妇人血崩而心痛甚，名曰杀血心痛。由心脾血虚不能内荣故也。若小产而去血过多而心痛甚，用乌贼骨炒为末，醋汤调下。若瘀血不散，用失笑散。若心血虚弱，用芎归汤。若郁结伤脾，用归脾汤。

带下论

《良方》云：妇人带下，其名有五。因经行产后风邪客于胞门，传于脏腑所致。若伤足厥阴经色如青泥，伤手少阴经色如红津，伤手太阴经形如白涕，伤足太阴经黄如烂瓜，伤足少阴经黑如衄血。人有带脉，横于腰间，如束带之状，病生于此，故名曰带（胞门子户即子宫，俗所谓火肠也。其传脏有征，传腑无症，岂二而一欤？又曰：病生于带。则脏腑之说似属空文。盖以带脉管束诸经，故总虽三，究其治一也）。

按：徐用诚先生云前症白属气而赤属血。东垣先生云：血崩久则亡阳，故白滑之物下流，未必全拘于带脉，亦有湿痰流注下焦，或肾肝阴淫湿胜（肾肝阴淫湿胜有隐指之意，如男子白浊也），或因惊恐而木乘土位，浊液下流，或思慕为筋痿。戴人以六脉滑大有力用宣导之法，此泻其实也。东垣以脉微沉细紧或洪大而虚，用补阳调经之法，乃兼责其虚也。丹溪以胃中痰积下流，用海石、南星之类，乃治其湿痰也。窃谓前症皆当壮脾胃、升阳气为主，佐以各经见症之药。色青者属肝，用小柴胡汤加山栀、防风。湿热壅滞，小便赤涩，用龙胆泻肝汤。肝血不足，或燥热风热，用六味丸。色赤者属心，用小柴胡汤加黄连、山栀、当归。或思虑过伤，用妙香散。色白者属肺，用补中益气汤加山栀。色黄者属脾，用六君子汤加柴胡、山栀，或归脾汤。色黑者属肾，用六味丸（前论五色分属五脏而无治法，此以五脏之中分治法虚实，尤见的据）。气血俱虚，八珍汤，阳气下陷，补中益气汤，湿痰下注，用前汤加茯苓、半夏、黄柏，气虚痰饮下注四七汤送六味丸。不可拘肥人多痰、瘦人多火而以燥湿泻火之药轻治之也（肥痰瘦火之说为丹溪认病总诀，何尝教人泥定一方也。至不可轻治而火湿浮肿，若亦概以此稳当之言不可轻用，则洁古之十枣、子和之汗吐下、太无之神祐玉烛与小胃丹之类可轻用之欤？予不放为丹溪佞为，欲正今之佞口耳）。

白浊白淫论

《良方》云：妇人小便白浊白淫者，皆由心肾不交养、水火不升降，或因劳伤于肾，肾气虚冷故也。肾主水，开窍于阴，阴为溲便之道，胞冷肾损，故有白浊白淫之病（据此宜属寒，今皆主热）。宜金锁正元丹。或因心虚而得者，宜平补镇心丹。若因思虑过多而致使阴阳不分，清浊相干而成白浊者，思则伤脾故也，宜四七汤吞白丸子，此药极能分利阴阳耳。

按：立斋云前症若元气下陷，用补中益气汤。脾胃亏损，用六君子汤加升、柴。脾气郁结，用归脾汤加丹皮、山栀。肝经怒火（怒火有虚实。实者泻之，故用龙胆。虚者补之，故用逍遥，以逍遥有归、芍养血也）用龙胆泻肝汤。肝虚用加味逍遥散，宜与带下参看。

虚劳门

《纲目》云：五劳六极七伤诸症已详于杂病门中，而今复叙者，缘妇人多因行胎产，或饮食《起居》七情重伤肝脾之所致。又或失于调摄，或过于攻伐，而亦有初因劳倦所伤，苟或失治，即变皮聚毛落，饮食不为肌肤，骨髓中热，经闭不行，谓之劳瘵骨蒸热。其治与男子不同者，因男以气为主，女以血为主故也（精血虽殊，而虚劳形症不远，治亦不异，宜与杂症参观）。

按：戴氏云有病后血虚者，有本体血虚者，其人五心烦热，或往来寒热，言语无力，面色痿黄，头目昏晕，变生诸症，用芎归汤加羊肉少许，或十全大补汤、四物养荣汤治之。若血虚而气旺者用抑气汤（即香附末），若劳倦伤者用补中益气汤（补中益气是治劳倦内伤之剂，乃初治法，非久病治法，劳瘵骨蒸所宜）。

冷　劳

（无热虚劳，乃阳虚症，其病自上而下，损之脉也，法宜温补）

《大全》云：妇人冷劳属气血不足、脏腑虚寒，以致脐下冷痛，手足时寒，月经失常，饮食不消，或时呕吐，恶寒发热，骨节酸疼，肌肤羸瘦，面色痿黄也。

薛氏曰：前症有内外真寒者，有内外真热者。有内真热而外假寒者，有内真寒而外假热者，若饮食难化，大便不实，肠鸣腹痛，饮食畏寒，手足逆冷，面黄呕吐，畏见风寒，此内外真寒之症也。宜用附子理中汤以回阳，八味地黄丸以壮火。若饮食如常，大便坚实，胸腹痞胀，饮食喜冷，手足烦热，面赤，呕吐，不畏风寒，此内外真热之症也。宜用黄连解毒汤以消阳，六味地黄丸以壮水。若饮食如常，大便坚实，胸腹痞胀，手足逆冷，面黄呕吐，畏见风寒，此内真热而外假寒也，亦用解毒汤、六味丸。若饮食少思，大便不实，吞酸嗳气，胸腹痞满，手足逆冷，面赤呕吐，畏见风寒，此内真寒而外假热也，亦用理中汤、八味丸。当求其属而治之。经曰：益火之源，以消阴翳；壮水之主，以镇阳光。使不知真水火之不足，泛以寒热药治之，则旧疾未去，新病复生矣。夫所谓属者，犹主也，谓心肾也。求其属也者，言水火不足而求之于心肾也。火之源者，阳气之根，即心是也。水之主者，阴气之根，即肾是也，非谓火为心源，为肝，水为肾主，为肺也。

热　劳

（此属阴虚，自下而上至脉之病也。宜以丹溪、节斋、古庵诸公之方参用。然阴虚难治，以血生于气、先无形而后有形也。且滋阴之剂有害脾胃，脾伤则气损，气损则血无以生，气盛则火有所助，诚难调治。惟审胃气有无以决治则，此为良法耳）

《大全》云：妇人热劳由心肺壅热，伤于气血，以致心神烦躁，眼赤头疼，眼涩唇干，口舌生疮，神思昏倦，四肢壮热，饮食无味，肢体酸疼，心忪盗汗，肌肤日瘦，或寒热往来。当审所因，调补气血，其病自愈矣（是言实火，非同劳热之火可补）。薛氏云：热劳乃壮火食气，虚火煎熬真阴之所致也。王太仆云：如大寒而甚，热之不热，是无火也。热来复去，昼见夜伏，夜发昼止，是无火也。当治其心。如大热而甚，寒之不寒，是无水也。热动复止，倏忽往来，时作时止，是无水也（太仆所论真水真火，此根有生中来，故当求属以衰之。窃谓以下诸症或肝或脾或肺，而心肾者甚少，总以分气分血主治，却与求属之意不同），当助其肾。心盛则生热，肾盛则生寒。肾虚则寒动于中，心虚则热收于内（此下十二节分经症虚实定方，确有见解）。窃谓前症若肝脾血虚，用四物、参、术。肝脾郁怒，小柴胡合四物。脾胃气虚，补中益气汤。肝脾血热，加味逍遥散。肝经风热，加味小柴胡汤。心经血虚，天王补心丹。肺经气虚，人参补肺汤。肝经血虚，加味四物汤。大抵午前热属气分，用清心莲子饮，午后热属血分，用四物加参、术、丹皮。热从左边起者，肝火也，实则四物、龙胆、山栀，虚则四物、参、术、黄芪。热从脐下起者，阴火也，四物、参、术、黄柏、知母（酒拌炒黑）、五味、麦冬、肉桂。如不应，急用加减八味丸。不时而热，或无定处，或从脚心起，此无根心虚也，用加减八味丸及十全大补汤加门冬、五味主之。

骨蒸劳

（瘵有鬼，鬼病当祭，故瘵从之。《葛氏钤方》有祭炼法，以癸亥夜半跪祷北斗，皆祭瘵法。若果有瘵鬼，亦是孽冤为祟，药石云何）

《良方》云：骨蒸劳者，由积热附于骨而然也（此至脉之病也。夫肾主骨，骨至于蒸，真阴竭矣。阳何以依而传各经，此病是孽）。亦曰传尸殗殜，复连无辜，其名不一。此病皆由脾胃所致。其形羸瘦腹胀，泻痢，肢体无力，传于肾则盗汗不止，腰膝冷痛，梦与鬼交，小便黄赤。传于心则心神忪悸，喜怒不时，颊唇赤色，作寒作热。传于肺则胸满短气，咳嗽吐痰，皮肤甲错。传于肝则两目昏暗，胁下妨痛，闭户忿怒。五脏既病，则难治疗。

血风劳

《大全》云：妇人血风劳症（肝热生风，故病名血风。曰劳者，病久血虚，月候不行，而发热不止也），因气血素虚，经候不调，或外伤风邪，内挟宿冷，致使阴阳不和，经络痞涩，腹中坚痛，四肢酸疼，月水或断或来，面色痿黄羸瘦。又有产后未满百日，不谨将护，脏腑虚松，百脉枯竭，遂致劳损，久不瘥则变寒热，休作有时，饮食减少，肌肤瘦瘁，遇经水当至则头目昏眩，胸背拘急，四肢疼痛，身体烦热，足重面浮，或经水不通，故谓之血风劳气也。

按：薛氏曰东垣云喜怒不节，起居不时，有所劳伤，皆损其气。气衰则火旺，火旺则乘其脾土，脾主四肢，故困热懒言，动作喘乏，表热自汗，心烦不安。当病之时，宜安心静坐，存养其气，以甘寒泻其热气，以酸味收其散气，以甘温补其中气。经云：劳者温之，损者益之。《要略》云：平人脉大为劳，以黄芪建中汤主之（此是劳伤元气，乃脾肺气虚，非血风劳也。当从损治。血风劳者，乃肝血虚风，热而成劳也。风劳冷劳因虚乘袭，日久变成劳热。气虚者气不足，热劳者血不足。至骨蒸劳瘵，大都难治矣）。

胎前门

总　论

虞氏曰：《脉经》云：诊其手少阴之脉动甚者（手少阴动脉诊在神门，于左右手掌后内侧横纹下，与关相对者是），妊子也。盖手少阴心脉也，心主血脉故也。又肾为胞门子户，尺中肾脉，按之不绝者，当妊子也（尺脉更直）。巢氏论云：妇人妊娠，一月名胎胚，足厥阴脉养之。二月名始膏（一名晖），足少阳脉养之。三月名始胎，手厥阴脉养之。四月始受水精，以行血脉，手少阳脉养之。五月始受火精，以成其气，足太阴脉养之。六月始受金精，以成其筋，足阳明脉养之。七月始受木精，以成其骨，手太阴脉养之。八月始受土精，以成肤革，手阳明脉养之。九月始受石精，以成毛发，足少阴脉养之。十月脏腑关节人神俱备，足太阳脉养之（胚胎兆于一气，胚者气之形，膏者气之凝，胎者形之著。先天以制生化，故以水火金木土石制而化焉。后天顺序而成，故以木火土金水相生而养，以逆而化，以顺而成，自然之妙也）。是以各经俱养三十日也，惟少阴太阳二经无所专主者，以君主之官无为而已。然受胎在腹七日一变，辗转相成，各有相生，大集经备矣。今妇人堕胎在三五七月者多，在二四六月者少。脏阴而腑阳，三月属心，五月属脾，七月属肺，皆在五脏之脉。阴常易亏，故多堕耳。如昔云三月堕胎者，则心脉受伤，先须调心，不然至三月复堕。若云五月堕胎者，则脾脉受伤，先宜治脾，不然至五月复堕。惟一月内堕者，人皆不知有孕，但知不受孕，不知其受而堕也。盖一月属肝，怒则堕，多洗下体则窍开，亦堕，一次既堕，则肝受伤，他次亦堕。今之无子者，大半一月内堕胎而致，非尽不孕也。故凡初交之后，最宜将息，勿复交接，以扰其子宫，勿令怒、勿令劳、勿令举重、勿令洗浴，而又多服养肝平气之药，其胎自固。若夫过期，当养之经。虚实不调则胎孕亦为不安，甚则下血而堕矣。安胎之法，宜各按月依经视其气血虚实而调之，庶无胎堕之患（如此治皆得法）。其或冒风寒，别生异症，又宜各按法而调治之。

胎前调理法

《集略》云：母子之肾脏系于胎，是母之真气，子之所赖也。受孕之后则宜镇静，则血气安和，须内远七情，外薄五味，大冷大热之物皆在所禁，使雾露风邪不投间而入。亦不得交合阴阳，触动欲火。务谨节饮食，若食兔缺唇，食犬无声，食杂鱼而致疮癣。心惊而癫疾，肾气不足而解颅（心藏神，肾主骨，故云然），脾气不和而羸瘦，心气虚乏而神不足。儿从母气，不可不慎也。苟无胎痛、胎动、泻痢及风寒外邪所伤，不可轻易服药。不得已者，审度疾势轻重，药性高下，不必多品（胎前药最忌群队，故不必多出遗书，乃至言也）。

然父少母老，产女必羸，母壮父衰，生男必弱。受气偏瘁，与以补之。补羸女则养血壮脾，补弱男则壮脾节色。羸女宜及时而嫁，弱男必在壮而婚。昔人论年老而有子者，男不过八八，女不过七七，则知气血在人固自有量，夫岂逃阴阳之至数哉。

胎前用药法

丹溪曰：胎前当清热养血，孕妇因火逼动胎逆，上作喘急，用条芩、香附之类为末调下（条芩水中沉者为佳）。黄芩乃上中二焦药，能降火下行，天行不息，所以生生而无穷。茺蔚子治血行气，有补阴之妙，命名益母，以其行中有补也。故曰胎前无滞，产后无虚（难产可煎作膏），条芩、白术乃安胎之圣药。俗以黄芩为寒而不用，反为温热药能养胎，殊不知胎孕宜清热养血，使血循经而不妄行，乃能养胎怀孕。嗜物乃一脏之虚，如爱酸物乃肝脏不能养胎而虚。有孕八九个月必用顺气，须用枳壳、苏梗等。

论治胎产有三禁

洁古云：治胎产之病，从厥阴经论之，是祖气生化之源也（厥阴肝木乃风化之始，故曰化之源。而祖气乃天真之气，非谷气东方生风，风生虫，人亦倮虫也，故从厥阴风木论之）。厥阴与少阳相为表里，故治法无犯胃气及上中二焦，有三禁，不可汗、不可下、不可利小便。发汗则伤上焦之阳，通大便则脉数而动脾，利小便则内亡津液，胃中枯燥。制药之法，能不犯此三禁则荣卫自和而寒热自止矣。如发渴需白虎（产后发渴恐属血虚，用白虎宜慎。东垣云：血虚忌白虎），气弱用黄芪，血刺痛而和以当归，腹中疼而加之芍药。大抵产病天行从增损柴胡，杂症从增损四物，宜详察脉症而用之。

诊妇人有妊歌

肝藏血兮肺主气，血为荣兮气为卫。阴阳配偶不参差，两脏通和皆类例。血衰气旺定无孕，血旺气衰应有体。寸微关滑尺带数，流利往来并雀啄。小儿之脉已现形，数月怀耽犹未觉。左疾为男右疾女，流利相通速来去。两手关脉大相应，已形亦在前通语。左手带纵两个男，右手带横一双女。左手脉逆生三男，右手脉顺生三女。寸关尺部皆相应，一男一女分形症。有时子死母生存，或即母亡存子命。往来三部通流利，滑数相参皆替替。阳实阴虚脉得明，遍满胸膛皆逆气。左脉太阳浮大男，右脉太阴沉细女。诸阳为男诸阴女，指下分明当计取。三部沉正等无疑，尺内不止真胎妇。夫弃妻兮纵气雾，妻弃夫兮横气助。子乘母兮逆气参，母乘子兮顺气护。小儿日足胎成聚，身热脉乱无所苦。汗出不食吐逆时，精神结备其中住。滑疾不散胎三月，但疾不散五月母。弦紧牢强滑者安，沉细而微归泉路。

候胎法

《脉经》曰：妇人怀躯七月而不可知，时时衄血而转筋者，此为躯也。衃时噎而动者，非躯也。《素问》云：妇人足少阴脉动甚者，妊子也（《素问》以足少阴脉动甚者为有妊，《脉经》以手少阴脉动甚为有子，岂心肾同一诊耶）。又云：阴搏阳别谓之有子（王注云：阴谓尺中也，搏谓搏触于手也，尺脉搏击与寸脉殊别，则为有孕之兆）。《脉经》云：娠脉初时寸微小，呼吸五至，三月而尺数也，脉滑疾重，以脉滑疾重，以手按之散者，胎已三月也。脉重手按之不散，但疾不滑者，五月也。尺脉左偏大者为男，右偏大者为女，左右俱大产二子。大者如实（实字妙）状，妇人娠孕四月。欲知男女法：左疾为男，右疾为女，左右俱疾为生二子（王子亨云：娠孕三部俱滑而疾，在左为男，在右为女）。遣娠孕面南行还复呼之，左回首者是男，右回首者是女。看上圊时夫从后急呼之，左回首者是男，右回首者是女。

妊妇忌药

蚖斑水蛭及虻虫，乌头附子配天雄，野葛水银并巴豆，牛膝薏苡与蜈蚣，三棱代赭芫花射，大戟蛇蜕黄雌雄，牙硝芒硝丹皮桂，槐花牵牛皂角同，半夏南星与通草，瞿麦干姜桃仁通，硇砂干漆蟹脚爪，地蟾茅根莫用好。

恶　阻

（谓呕吐、恶心、头眩、恶食、择食是也）

《千金方》云：凡妇人虚羸，血气不足，肾气又弱，或当风饮冷太过，心下有痰水者，欲有胎而喜病阻。所谓欲有胎者，其人月水尚来，颜色肌肤如常，但苦沉重愦闷，不欲饮食，又不知其患所在，脉理顺时平和，则是欲有娠也。如此经二月日后便觉不通，则结胎也（仲圭曰：此说难于取信。受孕之预兆即是恶阻，但必发于经水已闭之后，断无见于月事通行之际。藉曰有之亦病而非娠也）。阻病者，患心中愦愦，头重眼眩，四肢沉重懈惰，不欲执作，恶闻食气，欲啖咸酸果实，多卧少起（恶阻俗谓病儿。然亦间有不病者，又不拘于强弱，此何以故？即俗所谓胎气好恶。阻亦有寒热，不可不知）。世谓恶食至三四月日已上，皆大剧吐逆不能自胜举也。此经血既闭，水渍于脏，脏气不宣通，故心烦愦闷，气逆而呕吐也。血脉不通，经络否涩，则四肢沉重。挟风则头目眩也。甚者或作寒热，恍惚不能支持，第症有轻重耳。轻者不必服药，重者须以药疗之，使痰水消除，便能食也。既得食力，体强气壮，力足以养胎，母便健矣。盖半夏茯苓汤、茯苓丸，端治恶阻，然此二药比来少有服者，以半夏有动胎之性。盖胎初结，虑其易散，不可不谨也。张仲景《伤寒论》中黄龙汤正谓娠孕而设也（即小柴胡、大半夏）。《局方》则有人参丁香汤，杨振则有人参橘皮汤，王子亨立白术散，陈士明用醒脾饮，皆不用半夏而服之多效。

按：薛氏曰前症若中脘停痰，用二陈加枳壳。若脾胃虚弱，用异功散。若饮食停滞，用六君子加枳壳。若胃气不足，用人参橘皮汤。兼气恼加枳壳，胸胁否满更加苏梗，胁痛再加柴胡。若饮食少思用六君子加苏梗、枳壳，头晕体倦用六君子汤。若脾胃虚弱，呕吐不食，用半夏茯苓汤。盖半夏乃健脾气、化痰滞之主药也。脾胃虚弱而呕吐，或痰涎壅盛而饮食少思，胎不安者，必用茯苓半夏汤，倍加白术。然半夏、茯苓、陈皮、砂仁善能安胎气、健脾胃也。若左脉弱而呕，服诸药不止者，当用调理归原药则愈。经云：无阴则呕，是也。

胎动不安

《大全》云：妊娠胎动不安，由冲任经虚、受胎不实也。亦有饮酒房室过度损动不安者，有误击触而胎动者，有喜怒气宇不舒，伤于心肝、触动血脉者，有信医宜服温暖而反为药所误，有因母病而胎动者，但治母病其胎自安。有胎不坚固，动及母疾，但当安胎，其母自愈。当察母之形色，若面赤舌青，子死母活，面青舌赤，口中沫出，母死子活。若唇青，两边沫出者，子母俱亡。

漏　胎

（即妊妇经来尿血，自尿门下血，漏胎自胞门下血）

《脉经》云：妇人经月下，但为微少，师脉之，反言有躯。其后审状，其脉何类，何以别之？师曰：寸口脉阴阳俱平，荣卫调和，按之则滑，举之则轻，阳明少阴，各知经法，身反洒淅，不欲饮食，头痛心乱，呕哕欲吐，呼则微数，吸则不惊，阳多气溢，阴滑气盛，当作血盛。滑则多实，六经养成，所以月见。阴见阳精，汁凝胞散。散者损堕，设或阳盛，双妊二胎，今阳不足，故令激经也（滑脉主血有余，今经又少，故主有孕）。大抵妊娠经来不多，而饮食精神如故，六脉和缓，滑大无病者，血盛有余也。儿大能饮，自不来也。

《大全》云：夫漏胎者，谓娠孕数月而经水时下也。此由冲任脉虚，不能约制手太阳、少阴之经血故也。冲任之脉为经络之海，起于胞内，手太阳小肠脉也，手少阴心脉也。是二经为表里，上为乳汁，下为月水。有娠之人经水所以断者，壅之养胎，蓄之为乳汁也。冲任气虚则胞内泄，不能制其经血，故月水时下，亦名胞漏，血尽则人毙矣。又有因劳役喜怒，哀乐不节，饮食生冷，触冒风寒，遂致胎动。若母有宿疾，子脏为风冷所乘，气血失度，使胎不安，故令下血也。夫有子之后，蓄以养胎矣，岂可复能散动耶？所以然者，因妇人营经有风，则经血喜动，以此辨之，既营经为风所胜，则所来者非养胎之血。若作漏胎治之，必服补养保胎之药，且胎不损强，以药滋之，乃所谓实实虚虚也。其胎总宜堕矣。若医者知营经有风之理，端于一药，治风经信可止（漏胎用风药亦是升举肝气，使血不漏则胎自固，不但疏风已也）。或不服药，胎亦无恙。然亦有胎本不固而因房室不节，先漏而后堕者，须作漏胎治之，不可不审也。《脉经》云：妇人怀躯六七月，暴下斗余水，其胞必倚而堕，此非时孤浆预下故也（孤浆预下必倚而堕，此气血两虚也）。

按：薛氏曰胎漏黄汁下，或如豆汁，若因肝脾湿热，用升阳除湿汤。血崩，肝脾风热，用加味逍遥散。肝脾郁怒用加味归脾汤，脾胃气虚钱氏白术散，脾气下陷用补中益气汤，肝经风热用防风黄芩丸，风入肠胃用胃气汤。

子　烦

《大全》云：妊娠若烦闷者，以四月受少阴君火气以养精，六月受少阳相火气以养气。若母心惊胆寒，多有烦闷，名曰子烦。《产宝》云：夫妊娠而子烦者，是肺脏虚而热乘于心，则令心烦也（肺虚热乘于心，于理似背，当作虚字上看）。停痰积饮在心胸之间，或冲于心，亦令烦也。若热而烦者，但热而已。若有痰饮而烦者，呕吐涎沫，恶闻食气，烦躁不安也。大凡娠孕之人，既停痰积饮，又寒热相搏，气郁不舒，或烦躁，或呕吐涎沫，剧则胎动不安，均为子烦也。

按：薛氏云前症若因内热用竹叶汤，气滞用紫苏饮，痰滞用二陈、白术、黄芩、枳壳。气郁用分气饮加川芎。脾胃虚弱用六君子加紫苏、山栀。

烦躁口干属心脾二经，与子烦大同小异，宜用知母丸。

子 悬

《大全》云：妊娠心腹胀满者，由腹内素有寒气，致令停饮，重因触冷饮发动，与气相争，故令心腹胀满也。

按：薛氏曰前症若外感风寒，内伤饮食，用藿香正气散。若食伤脾胃，用六君子汤。若阳气壅滞，胎上逼心，用紫苏饮。李氏曰：子悬者，心腹胀满也。娠孕四五月以来，相火养胎，以致胎热，气逆凑心，心腹胀满疼痛，宜紫苏饮。有郁，心胀满甚者，加莪术及丁香少许。不食者，芩术汤倍白术加芍药。若火盛极一时，心气闷绝而死，连进紫苏饮救之。此症两尺脉绝者，有误服动胎药，子死腹中则憎寒，手指唇爪俱青，全以舌为证验，芎归汤救之。仲景云：妇人怀孕六七月，脉弦，发热，其胎愈胀，腹痛恶寒者，少腹如扇，所以然，子脏寒故也。当以附子汤温其脏。妇人伤胎怀身，腹满不得小便，从腰以上重如水气状，怀身七月，太阴当养不养，此心气实，当刺泻劳宫及关元，小便微利则愈。

心 痛

《大全》曰：娠妇心痛，乃风邪痰饮交结。若伤心经，为真心痛，旦发夕死，夕发旦死。若伤心支络，则乍安乍发。若伤于子脏，则胎动而血下。

按：薛氏曰前症若饮食所伤，用平胃散加枳壳、山楂。若因错杂诸邪，当审其因而治之。

心腹痛（附：子痛、小腹痛）

《大全》云：娠妊心腹痛者，或由宿有冷疼，或新触风寒，皆由脏虚而致动也。邪正相击而并于气，随气上下，上冲于心则心痛，下攻于腹则腹痛，故令心腹痛也。娠妊而痛者，邪正二气交攻于内也。若不时差者，其痛冲击胞络，必致动胎，甚则伤堕也。又云：娠妊心腹疼痛，多是风寒湿冷痰饮与脏气相击，故令腹痛，攻冲不已，则致胎动也。

按：薛氏曰前症若风寒痰饮，用金沸草散，杂病咳嗽，胎气郁结，加香附、川芎。若饮食停滞，用六君子加紫苏、枳壳。若怒动肝火，前药更加柴、栀。若郁结伤脾，用归脾汤加枳壳、山栀。

仲景云：妇人怀胎，腹中诸疾痛，当归芍药散主之。《脉经》曰：妇人有胎腹痛，其人不安。若胎动痛，不动欲知生死，令人摸之，如覆杯者生，如肘颈参差起者死。又冷者死，温者生。

薛氏曰：若腹中不时作痛，或小腹重坠，名曰胎痛，用地黄当归汤未应，加参、术、陈皮。或因脾气虚，用四君子加归、地。中气虚，补中益气汤（真虚者可用）。

《大全》云：娠妊小腹痛者，由络虚，风寒相搏，痛亦令胎动也。宜紫苏饮加生姜。若腹胀痛，用安胎饮加升麻、白术，不应，兼用补中益气汤。

腰腹背痛

《大全》云：肾主腰足，因劳伤损动其经，虚则风冷乘之，故腰痛。冷气乘虚入则腹痛，故令腰腹相引而痛。其痛不止，多动胎气，妇人肾以系胞，妊娠而腰痛甚者，则胞坠也。

按：薛氏曰前症若外邪所伤，用独活寄生汤。劳伤元气，用八珍汤加杜仲、砂仁、阿胶、艾叶。脾肾不足，以前药加白术、补骨脂。气血郁滞，用紫苏饮加桔梗、枳壳。肝火所动，用小柴胡汤加白术、枳壳、山栀。肝脾郁结，用归脾汤加柴胡、枳壳。

子　肿（即子满、子气、胎水肿满）

《产宝论》曰：娠孕肿满，由脏气本弱，因孕重虚，土不克水，血散于四肢，遂致腹胀、手足面目皆浮、小便闭涩。陈无择云：凡妇人宿有风寒冷湿，妊娠喜脚肿，俗呼为皱脚。亦有通身肿满，心腹胀急，名曰胎水。

论曰：凡妊娠之人，无使气极。若静气和则胎气安稳，若中风寒邪气及有所触犯，则随邪而生病也。凡妊娠，经血闭壅以养胎，若忽然虚肿，乃胎中挟水，水血相搏，脾胃恶湿，身之肌肉湿渍，气弱则肌肉虚，水流气溢，故令身肿满也。然其由有自，或因泄泻下痢，脏腑虚滑，耗损脾胃，或因寒热疟疾，烦渴引饮太过，湿渍脾胃，皆能使头目或手足浮肿也。然水渍于胞，儿未成形，则胎多损坏。及临产日，脚微肿者，乃胞脏水少血多，水出于外故微肿，则易生也。宿有寒气，因寒冷所触，故能令腹胀肿满也。

《产乳集论》曰：娠妊自三月成胎之后，两足自脚面渐肿腿膝以来，行步艰辛，以致喘闷，饮食不美似水气状，于脚指间有黄水出者，谓之子气，直至分娩方消。此由妇人素有风气，或冲任经有血风，未可妄投汤药，但甚者将产之际，有不测之忧，故不可不治于未产之前也（古方论中鲜有言者，元丰中，淮南陈景初独能论治此症，方名香附散，李伯时名曰天仙藤散）。

按：薛氏曰若前症胸满腹胀，小便不通，遍身浮肿，用鲤鱼汤（论曰：满，妊妇通身肿满或心胸急胀，名曰胎水。遂去孕妇胸前看之，胸肚不分，急以鲤鱼汤三五服，大小便皆下恶水，肿消胀去，方得分娩死胎。此症盖因怀孕腹大，不自知觉，人人谓孕妇如此，终不知胎水之为患也）。

脾胃虚弱，佐以四君子。若面目虚浮，肢体如水气，用《全生》白术散，未应，用六君子汤。脾虚湿热，下部作肿，用补中益气加茯苓。若饮食失节，呕吐泄泻，用六君子汤。若腿足发肿，喘闷不安，或指缝出水，用天仙藤散。脾胃虚弱，合四君子汤。如未应，用补中益气汤。若脾肺气滞，用加味归脾汤，佐以加味逍遥散。

子　痫

《大全》云：妊娠体虚受风而太阳之经络后间遇风寒相搏，发则口噤项强，名之曰痉。又云：痉，其候冒闷不识人，须臾自省，良久复作，谓之风痉，一名子痫，又名子冒，甚则反张。

立斋云：前症若心肝风热，用钩藤汤。肝脾血虚，加味逍遥散。肝脾郁怒，加味归脾汤。气逆痰滞，紫苏饮。肝火风热，钩藤散。脾郁痰滞，二陈加竹沥、姜汁。若兼症相杂，当参照子烦门。

子　喑

《大全》云：孕妇不语，非病也。间有如此者，不须服药，临产月但服资生丸、四物汤之类，产下便能言，亦自然之理，非药之功也。帝曰：人有重身九而喑，此为何也？岐伯曰：胞之络脉绝也。曰：何以言之？曰：胞络者，系于肾少阴之脉，贯肾，系舌本，故不能言。曰：治之奈何？曰：无治也，当十月复。

咳　嗽

《大全》云：夫肺内主气，外司皮毛，皮毛不密，寒邪乘之则咳嗽（肺属金，为五脏华盖，又为娇脏，脏腑受邪则为火，火盛必烁金，故诸脏腑受邪未有不干肺者也）。秋则肺受之，春则肝受之，夏则心受之，冬则肾受之。其咳不已则传于腑，嗽久不已则伤胎也。

薛氏曰：前症若秋间风邪伤肺，用金沸草散（杂咳嗽）。夏间火克刑金，用人参平肺散（杂喘）。冬间寒邪伤肺，用人参败毒散（杂伤湿）。春间风邪伤肺，参苏饮（杂发热）。若脾肺气虚，用六君、芎、归、桔梗。若血虚，四物加桑皮、杏仁、桔梗。肾火上炎，六味丸加五味子煎服。脾胃气虚，风寒所伤，补中益气加桑皮、杏仁、桔梗。盖肺属辛金，生于已土，咳久不愈者，多因脾土虚而不能生肺气，以致腠理不密，外复感邪。或因肺气虚而不能生水，以致阴火上炎所致。治法当清肺金、生肾水为善。

吐　血

《大全》云：妊娠吐血者，皆由脏腑所伤，凡忧思惊怒，皆伤脏腑。气逆于上，血随而溢，心闷胸满，久而不已。心闷甚，死，妊娠病此，多堕胎也。

立斋云：前症若肝经怒火，先用小柴胡加山栀、生地，次用前药合四物，后用加味逍遥散。肝经风热，防风子芩丸。心经有热，朱砂安神丸。心气不足，补心汤。思虑伤心，妙香散。胃经有火，犀角地黄汤。膏粱积热，加味清胃散。郁结伤脾，加味归脾汤。肺经有火，黄芩清肺饮。

下　胎

《大全》云：娠妊羸瘦，或挟疾病，脏腑虚损，气血枯竭，不能养胎，致胎动而不坚固。若终不安者，则可下之，免害娠妇也。

薛氏曰：前症宜用腰腹背痛门方论主治，其胎果不能安者方可议下，慎之慎之。

防胎自堕

丹溪云：阳施阴化，胎孕乃成，血气虚损不荣养，其胎自堕。或劳怒伤情，内火便动，亦能自堕。推原其本，皆因热火消物，造化自然，《病源》乃谓风冷伤于子脏而堕，此未得病情者也。昔者一妇，但有孕，至三月左右必堕，诊其左手大而无力，重取则涩，知其血少也。以其少年，只补中气，使血自荣，时正初夏，教以浓煎白术汤下黄芩末一钱，服三四十帖遂得保全其生（单用白术补中，以荣出中焦，土生万物也）。因而思之，堕因内热，而虚者为多，曰热曰虚，当分轻重。盖孕至三月，正属相火，所以易堕，不然何以黄芩、熟艾（熟艾性温，亦助相火，若果有热，或恐不宜）、阿胶等为安胎圣药耶（好生之工，幸毋轻视）？

半 产

夫妊娠日月未足，胎产未全而产者，谓之半产。盖因娠妇冲任气虚，不能滋养于胎，胎气不固，或撷扑闪坠，致气血动损，或因热病温疟之类，皆令半产。仲景云：虚寒相搏，其脉为革，妇人则半产漏下是也。又云：半产俗呼小产，或三四月，或五六月，皆为半产。以男女成形故也。或因悲哀忧恐暴怒，或劳力打扑损动，或触冒暑热，忌黑神散，恐犯热药，转生他病，宜玉烛散、和经汤之类。《便产须知》云：小产不可轻视，将养十倍于正产可也。又云：半产即肌肉腐烂，补其虚损，生其肌肉，益其气血，去其风邪，养其脏气，将养过于正产十倍，无不平复，宜审之。立斋云：小产重于大产，盖大产如栗熟自脱，小产如生采，破其皮壳，伤其根蒂也。但人轻忽致死者多。治法：补形气，生新血，去瘀血。若未足月，痛而欲产，芎归补中汤倍加知母止之。若产而血不止，人参黄芪汤补之。若产而心腹痛，当归川芎汤主之。胎气弱而小产者，八珍汤固之。血出过多而发热者，圣愈汤。汗不止，急用独参汤。发热烦躁，肉瞤筋惕，八珍汤。大渴面赤，脉洪而虚，当归补血汤。身热面赤，脉沉而微，四君加姜、附。东垣云：昼发热而夜安静，是阳气旺于阳分也。昼安静而夜发热，是阳气陷入阴中也。如昼夜俱发热，是重阳无阴也，当峻补其阴。若阳气自旺者，四物二连汤。阳陷于阴者，补中益气汤，重阳无阴者，四物汤。无火者，八味丸。无水者，六味丸。东垣云：妇人分娩及半产漏下，昏昧不省，瞑目无所知觉者，缘血暴亡故也。盖有形血去则心神无所养。心与胞络者，君火相火也，得血则安，亡血则危，心火上炽故令人昏昧。火胜其肺，瞑目不省人事，是阴血暴去，不能镇抚也。血已亏损，往往用滑石、甘草、石膏之类，乃甘平大寒之药能泻气中之热，是血亏泻气及阴亏泻阳，使二者俱伤，反为不足，虚劳之病，昏迷不省者，上焦心肺之热也。此无形之热，用寒凉之药，驱令下行，岂不知上焦之病悉属于表症也，汗之则愈，今反下之，幸而不死。暴亏气血，必夭天年。又不知《内经》有说，病起不足，宜补不宜泻，但瞑日之病悉属于阴，宜汗不宜下。又不知伤寒郁冒得汗则愈，是禁用寒凉药也。分娩半产，本气不病，是暴去其血，亡血补血又何疑焉（畅快）。补其血则神昌，常时血下降亡，今当补而升举之，心得血养而神不昏矣。

血若暴下，是秋冬之令太旺，今举而升之，助其阳则目张而神不昏矣（妙在升阳）。今立一方，补血、养血、生血、益阳，以补手足厥阴之不足也。名曰全生活血汤（半产后诸症，更于产后方论中参用之）。

先期后期

《大全》云：娠妇人怀胎有七月八月而产者，有至九月十月而产者，有经一年二年乃至四年而产者，各依法治之。

薛氏曰：先期欲产者凉血安胎，过期不产者补血行滞。

鬼　胎

《大全》云：妇人脏腑调和则气血充实，风邪鬼魅不能干之。若荣卫虚损则精神衰弱，妖魅鬼精得入于脏，状如怀孕，故曰鬼胎也。

薛氏曰：前症因七情相干，脾肺亏损，气血虚弱，行失常道，冲任乖违而致之者，乃元气不足、病气有余也。若见经候不调，就行调补，庶免此症。治法以补元气为主，而佐以雄黄丸之类行散之。若脾经郁结气逆者，用加味归脾汤调补之。若脾虚、血不足者，用六君芎归培养之。肝火血耗者，用加味逍遥散滋抑之。肝脾郁怒者，用加味逍遥、归脾二药兼服。肾肝虚弱者，用六味地黄丸。

临产门

临　产

立斋云：欲临产之时，觉腹内转动，即当正身仰卧，待见转身向下（催生药切不可早，若儿未转顺身，宜以补血为主，而宽气有之），腰腹痛甚者，将产也。盖肾候于腰，胞系于肾故也。若但觉腹痛者，未产也，不可服催生滑胎等药，亦不可令人抱腰（抱腰则儿不能转身，故不可）动手（稳婆之手）。产母亦不可妄乱用力，以致横生逆产。若未产而水频下，此胞衣已破，血水先干，而不能分娩也，宜保生无忧散以固其血（固血之说宜玩，八珍益母配法服治俱妙），自然生息。如血过于耗损，八珍汤（料一斤）加益母草（半斤水数碗）煎熟，不时饮之，亦有得生也。陈无择云：是乃多因儿未转顺，坐草太早，或过于努力，以致胞衣破而血水干，产路涩而儿难下。宜服催生如神散，以固其血，自能润下。亦有因儿转身时将儿枕破碎与胞中败血壅滞，儿身不能便利，是以难产。急服胜金以消其血，儿便得生。若未产一月之前，忽然脐腹疼痛，如有欲产之状者，是名弄胎，又名试水。稳婆不悟，入手探胎，致胞破浆干，儿身难转，亦难生矣。然贫贱妇人，生育极易者，以其劳役，胎气流动故也。富贵之家厚养安逸，身体肥壮，以致气滞而胎不转，故难产也。况妇人以血为主，血以气为主，惟气顺而血和，胎安则产顺，故瘦胎饮一论专为奉养者设也。若多思多郁及藜藿之人，其体虽肥而内气必弱，儿在胞胎不能自运，宜用达生散以补母气，则儿健而易产矣。大概临产之际，勿令饥渴以乏其力，亦勿令惊恐以散其气，法宜滑以流通涩滞。古以驱逐闭塞，香以开窍逐血，气滞者行气，胞浆先破者固血（固血如闸水放舟，最为稳当）。盛夏之月倘若头晕血溢，头痛面赤，昏昏如醉，不知人事，当清水益元解之（血晕血溢以水解之，在暑月尤宜，余月亦无害，惟少吃之）。冬月天冷，用火温暖下部，衣服尤当温厚，方免胎寒血结，则儿易生（仲圭曰：此语甚是，妇人志之）。

薛氏曰：交骨不开，产门不闭，皆由元气素弱，胎前失于调摄，以致血气不能运达而然也。交骨不开，阴气虚也，加味芎归汤、补中益气汤。产门不闭，气血虚也，十全大补汤。

《准绳》云：产难子死腹中者，因惊动太早或触犯禁忌，致令难产。胞浆已破，血无养胎，枯涸而死也。须验产母舌，若青黑，其胎必死，当下之。大法：寒者热以行之，热者凉以行之，燥者滑以润之，危急者毒药下之。

脉法

《脉经》云：怀妊六七月，脉实大牢强弦紧者生，沉细者死。脉匀细生易产，大浮缓气散难产。《脉诀》云：欲产之妇脉离经，沉细而滑也同云。夜半觉痛应分诞，来朝日午定知生。身重体热寒又频，舌下之脉黑复青。反舌上冷子当死，腹中须遣母归冥。面赤舌青细寻看，母活子死定应难。唇口俱青沫又出，子母俱死总教拚。面青舌赤沫出频，母死子活定知真。

杂症门

霍 乱

《大全》云：饮食过度，触风冷，阴阳不和，清浊相干，谓之霍乱。其间或先吐，或腹痛吐利，是因于热也。若头痛体疼发热，是挟风邪也。若风折皮肤，则气不宣通，而风热上冲为头痛。若风入肠胃则泄利呕吐，甚则手足逆冷，此阳气暴竭，谓之四逆。妊娠患之，多致伤胎也。万密斋曰：霍乱者，阳明胃经之病名也。盖因平日五味肥酿，腐积成痰，七情郁结，气盛为火，停蓄胃中，乍因寒热之感，邪正交争，阴阳相混，故令心腹绞痛，吐利并作，挥霍变乱，故名霍乱。如邪在上脘，则当心而痛，其吐多。邪在下脘，则当脐而痛，其利多。邪在中脘，则当腹而痛，吐利俱多。吐多则伤气，利多则伤血，血气受伤不能护养其胎，况邪气鼓击胎元，母寿未有不殒者矣。此危恶之症，不可不亟治也，宜香苏散加藿香主之。

泄 泻

《大全》云：妊娠泄泻，或青或白，水谷不化，腹痛肠鸣，谓之洞泄。水谷不化，喜饮呕逆，谓之挟热下利，并以五苓散利小便，次以黄连阿胶汤或三黄熟艾汤以安之。若泻黄有沫，肠鸣腹痛，脉沉紧数，用戊己丸和之。嗳腐不食，胃脉沉紧，用感应丸下之后调和脾胃。若风冷水谷不化，如豆汁，用胃风汤。寒气脐下，阴冷洞泄，用理中汤、治中汤。伏暑烦渴，泻水，用四苓散。伤湿泄泻，小便自利，用不换金正气散、胃苓散。此四症之大略也（以下诸症须体酌纯熟，然只用八方加减，可谓要而约矣。而八方之中以六君加味者五，补中益气加味者六，而益黄、四神、八味肾气等药或兼或专，真切确当，于此得心，其他亦可变通矣。又何患方之不广、用之不神欤）。

薛氏曰：泄泻，若米食所伤，用六君加谷芽。面食所伤，六君加麦芽。肉食所伤，六君加山楂。若呕吐，皆加藿香。若兼寒热作呕，乃肝木侮脾，六君加姜、桂不应，用钱氏益黄散。若元气下陷，发热作渴，肢体倦怠，用补中益气汤。若泄泻色黄，乃脾土之真色，六君加木香、肉果。若作呕不食，腹痛恶寒，乃脾土虚寒，六君加姜、桂、木香。若泻在五更侵晨，饮食少思，乃脾肾虚弱，五更服四神丸，日间服白术散。如不应，或愈而复作，或饮食少思，用八味丸补命火，以生脾土为善。

痢　疾

《大全》云：娠妊饮食生冷，脾胃不能克化，致令心腹疼痛。若血分病则色赤，若气分病则色白，气血俱病则赤白相杂。若热乘大肠，血虚受患，则成血痢也。

薛氏曰：治痢之法当参前篇。其下黄水乃脾土亏损，真气下陷也，当升补中气。若黄而兼青，乃肝木克脾土，宜平肝补脾。若黄而兼白，乃子令母虚，补脾胃为主。兼黄而兼黑，是水反侮土矣，必温脾胃。若黄而兼赤，乃心母益子，但用补中益气。若肠胃虚弱，风邪客之，用胃风汤。或胎气不安，急补脾胃，胎自安矣。凡安胎之药，当临病制宜，不必拘于阿胶、艾叶之类。

小便不通（附：子淋、转胞、遗尿）

《大全》云：妊娠小便不通，为小肠有热，热传于胞而不通耳。兼心肺气滞则致喘急。陈无择云：娠妇胎满逼胞，多致小便不利。若心肾气虚，清浊相干，则为诸淋。若胞系了戾，小便不通，名曰转胞。若胎满尿出，名曰遗尿。

丹溪曰：转胞病，胎妇禀受弱者、忧闷多者、性急躁者、食厚味者，大率有之。古方皆用滑利流通之药，鲜有应效，因思胞为胎所压，转在一边，胞系了戾不通耳。胎若举起，悬在中央，胞系得疏，水道自行。

立斋曰：前症亦有脾肺气虚不能下输膀胱者，亦有气热郁结膀胱，津液不利者，亦有金为火烁，脾土湿热，甚而不利者，更当详细施治。

《大全》云：娠妊小便淋者，乃肾与膀胱虚热不能制水。然娠妊胞系于肾，肾间虚热而成斯症，甚者心烦闷乱，名曰子淋也。万密斋曰：子淋之病须分二症：一则娠母自病，一则子为母病。然娠母自病又分二病：或服食辛热因生内热者，或自汗自利津液燥者。其子为母病者亦分二症：或胎气壅热者，或胎形迫塞者。症既不同，治亦有别也。大抵热则清之，燥则润之，壅则通之，塞则行之，此治之法也。

立斋云：前症若涩少淋沥，用安荣散。若腿足转筋而小便不利，急用八味丸，缓则不救矣。若服燥剂而小便频数或不利，用生地、茯苓、牛膝、甘草、知、柏、芎、归。若频而色黄，用四物加黄柏、知母、五味、门冬、元参。若肺气虚而短少者，用补中益气汤加山药、门冬。若阴挺萎痹而频数，宜地黄丸。若热结膀胱而不利，用五苓散。若脾肺燥不能生化，宜黄芩清肺饮。若膀胱阳虚，阴无所生，用滋肾丸。若膀胱阴虚，阳无所化，肾气丸。

产后门

论产后当大补气血为主

丹溪曰：产后当大补气血为主，虽有杂症，以末治之（产后虽当大补，亦须审恶露有无，内外感虚实何如，庶为合理）。产后补虚用参、术、黄芪、陈皮、归身、川芎、炙草。如发热轻则加茯苓渗之，其热自除，重则加干姜。

凡产后有病，先固气血，产后一切病多是血虚，皆不可发表。新产后不可用芍药，以其酸寒伐生发之气故也。大抵胎前毋滞，产后毋虚（法言）。

新产三病

仲景云：问，新产妇人有三病，一者病痓，二者病郁冒，三者大便难，何谓也？师曰：新产血虚多汗出，喜中风，故令病痓（读此则知痓症亦有外来，不可专主气血不足而骤用补剂，反致不救也）。亡血复汗寒多，故令郁冒。亡津液，胃燥，故大便难（产妇郁冒即血晕也）。

脉法

《脉经》曰：诊妇人生产之后，寸口脉洪疾不调者死（不调者并附骨不绝者重看，洪数中得胃气者亦生，坚强者死。亦须审原禀脉如何，方能断定），沉微附骨不绝者生。妇人新生，乳子脉沉小滑者生，实大坚弦急者死。丹溪曰：产前脉细小，产后脉洪大者多死。又曰：产前脉当洪数，既产而洪数如故者，多主死（此亦大概言之，今见产妇脉洪数而生者多矣）。

胞衣不下

郭稽中论曰：胞衣不下者何？答曰：母生子讫，血流入衣中，衣为血所胀，故不得下。治之稍缓，胀满腹中，以次上冲心胸，疼痛喘急者难治。但服夺命丹（黑附子五钱，丹皮一两，干漆炒烟尽二钱五分，用米醋一斤，大黄末一两，煮膏为丸）以逐去衣中之恶血，血散胀消，胎衣自下。若外冷乘之，则血道涩而胞亦难下，不可不知（豆淋酒，用黑豆炒二合，将铁秤锤烧红，同豆淬酒）。

薛氏曰：有因恶露入衣，胀而不能出，有因元气亏损而不能送出，其恶露流入衣中者，腹中胀痛，用夺命丹、失笑散以消瘀血则不缓救。其元气不能送出者，腹中不胀痛，用保生无忧散以补固元气（法以产妇头发入口作呕，胎衣自出，其不出者必死）。

血 晕

《大全》云：产后血晕者，由败血流入肝经，以致眼黑头旋不能起坐，甚至昏闷不省人事，谓之血晕。以细酒调入黑神散最佳。若作暗风、中风治之，误矣。然其由有三：用心使力过多而晕者（用心使力过多作晕，治法大都以清心凉血补益为主。《产后保命集方》云：童便或麦冬、乌梅之类皆可，而薛氏用补中益气者，为劳力也。若用心则朱砂安神丸亦妙，或疑内有黄连于产后不宜，则临症化裁可也），有下血过多而晕者，有下血少而晕者。其晕虽同，治之则异，当审详之。下血多而晕者，昏而烦乱而已，当以补血清心药。下血少而晕者，乃恶露不下，上抢于心，心下满急，神昏口噤，绝不知人，当以破血行血药。大抵血热乘虚逆上凑心，以致昏迷不省，气闭欲绝者，饮童便最妙，或醋炭熏鼻亦可（醋解法收其神）。

仲景云：产妇郁冒，其脉微弱，呕不能食，大便坚，但头汗出。所以然者，血虚而厥，厥而必冒，冒家欲解，必大汗出。以血虚下厥，孤阳上出，故头汗出。所以产妇喜汗出者亡阴，血虚阳气独盛，故当汗出。阴阳乃复，所以大便坚，呕不能食也，小柴胡汤主之。病解能食，七八日更发热者，此乃胃实，大承气汤主之。

按：郁冒即晕也，观此则产后血晕有汗、下、和解三法，当分表里虚实为当。

恶露不下不绝

《大全》云：夫恶露不下，由产后脏腑劳伤，气血虚损，或胞络挟于宿冷，或产后当风取凉，风凉乘虚而搏于血，则壅滞不宣，积蓄在内，故令恶露不下也。

薛氏曰：前症当用失笑散。若气滞血凝，用花蕊石散。

《大全》云：夫产后恶露不绝者，由产后伤于经血，虚损不足，或分娩之时，恶血不尽在于腹中，而脏腑挟于宿冷，致气血不调，故令恶露淋漓不绝也。

薛氏曰：前症若肝气热而不能主血，用六味丸。或肝气虚而不能藏血，用逍遥散。若脾气虚而不能摄血，用六君子汤。脾胃气下陷而不能统血，用补中益气汤。若脾经郁热而血不归源，用加味归脾汤。若肝经风邪而血沸腾，用一味防风丸。

陈氏曰：产后血崩者何？答曰：产后伤耗经脉，未得平复，劳得损动，致血暴崩淋漓不止。或因酸咸不节，伤蠹荣卫衰弱，亦变崩中。若小腹满痛，肝经已坏，为难治。急服固金丸止之。

薛氏云：前症若血滞小腹胀满，用失笑散。血少小腹虚痞，芎䓖汤。余参前。

心腹诸痛

《大全》云：产后心痛为阴血亏损，随火上冲心络，名曰心胞络痛。宜大岩蜜汤（一名桂心汤，熟地、当归、独活、吴萸、白芍、干姜、桂心、通草各二钱，细辛、甘草各五分）治之。若寒伤心经，名曰真心痛，无药可救（心痛曰产后则与寻常之病不同矣，当于血分求之）。

薛氏曰：小腹作痛，俗名儿枕块，用失笑散行散之。若恶露既去而仍痛，用四神散（干姜、当归、赤芍、川芎）调之。若不应，用八珍散。若痛而恶心，或欲作呕，用六君子汤。若痛而泄泻，用六君子汤送四神丸。若泄泻痛而后重，用补中益气汤送四神丸。若胸膈饱胀，或恶食吞酸，或腹痛手不可按，此是饮食所致，用二陈加山楂、白术以消导。若食既消而仍痛，或更加头痛烦热作渴，恶寒欲呕等症，此是中气破伤，宜补脾胃为主。若发热腹痛，按之痛甚，不恶食，不吞酸，此是瘀血停滞，用失笑散消之（按腹痛原文向有数症，曰：因气滞用玄胡索散，因外寒用五积散，因怒气用四物加木香、柴胡，因阳气虚弱用四君子、当归、炮姜，因脾虚血弱用六君、当归、炮姜。大凡心腹作痛，以手按之却不痛者，此血虚也，须用补食之剂）。若只是头痛发热，或兼头痛，按之却不痛，此属血虚，用四物加炮姜、参、术以补之。

《大全》云：儿枕者，由母胎中宿有血块，因产时其血破散，与儿俱下，皆无患也。若产妇脏腑风冷，使血凝滞在于小腹，不能流通，则令结聚疼痛，名之曰儿枕。《金匮》云：产后七八日，无太阳症，少腹坚痛，此恶露不尽。不大便，烦躁发热，切脉微实，再倍发热，日晡时烦躁者，不食，食则谵语，至夜即愈，宜大承气主之。热则里结在膀胱也（按《金匮》所治，重在伤寒里实，不重在恶露，故其脉症皆寒热。一言当以无太阳症句及热结膀胱句玩之，便得其意。既曰恶露不尽，不大便而躁热矣，然不用桃仁承气，用大承气者何？盖热结在膀胱，故宜大承气也）。

《大全》云：产后两胁胀满气痛，由膀胱宿有停水，因产后恶露不尽，水壅与气相搏，积在膀胱，故令胁肋胀满。气与水相激，故令痛也（胁胀痛由膀胱停水所致，是何见解？用何汤药？胜克乘制之并，故治不同）。

薛氏曰：前痛症若肝经血瘀，用延胡索散。若肝经气滞，用四君、青皮、柴胡。若肝经血虚，用四物、参、术、柴胡。气血俱虚，用八珍、柴胡。若肾水不足，不能生肝，用六味丸。若肺金势盛，克制肝木，用泻白汤，仍参前论主之。

《大全》云：肾主腰脚，产后腰痛者，为女人肾位系于胞，产则劳伤肾气，损动胞络，虚未平复而风冷客之，冷气乘腰，故令腰痛也。若寒热邪气连滞背脊，则痛久不已。后急有娠，必致损动。盖胞络属肾之主腰故也。

薛氏曰：前症真气虚，邪乘之者，用当归黄芪汤或十全大补汤为主，佐以寄生汤。如不应，用十全大补加附子。

《大全》云：夫头者诸阳之会也。凡产后五脏皆虚，胃气亏弱，饮食不充，谷气尚乏，则令虚热。阳气不守，上凑于头，阳实阴虚，则令头痛也。又有产后败血头痛，不可作不知，黑龙丹言之甚详。

《大全》云：产发遍身疼痛者何？答曰：产后百节开张，血脉流散，遇气弱则经络肉分之间血多流滞，累日不散，则骨节不利，筋脉急引，故腰痛不得转侧，手足不能摇动，身热头痛也。若作伤寒治之，则汗出而经脉动惕，手足厥冷，变生他症，但服趁痛散除之（气弱血滞之痛不可作伤寒治是矣，而血虚、风寒之痛乃不论及，何耶）。

薛氏曰：前症若以手按（按法甚妙）而痛甚，是血滞也，用四物、炮姜、红花、桃仁、泽兰补而散之。若按而痛稍缓，是血虚也，用四物、炮姜、人参、白术补而养之。

发　痉

郭稽中曰：产后汗出多而变痉者，因产后血虚，腠理不密，故多汗出。遇风邪搏之则变痉也。痉者，口噤不开，背强而直，如发痫状，摇头马鸣，身反折，须臾又发，气息如绝，宜速灌小续命汤。稍缓即汗出如雨，两手摸空者，不可治也。

薛氏曰：产后发痉，因去血过多，元气亏极，或外邪相搏，以致牙关紧急，四肢痉强，或腰背反张，肢体抽搐。若有汗而不恶寒者，曰柔痉，无汗而恶寒者，曰刚痉。由下血过多，筋无所养而致。故伤寒汗下过多，溃疡脓血大泄多患之，乃败症也。急以十全大补汤补气血，如不应，急加附子，或保无虞。若攻邪风，死无疑矣。

拘　挛

《大全》云：产后中风，筋脉四肢挛急，是气血不足，脏腑俱虚，早起劳役，为风邪冷气客于皮肤经络，则令人顽痹不仁，羸乏少气。风邪入于筋脉，挟寒则挛急也。薛氏曰：肝属木而主筋，前症若肝经风热血燥，用加味逍遥散，如不应，当以六味地黄丸以补肾水。经云：风客淫气，精乃亡，邪伤肝也。

不　语（狂言谵语）

经云：大肠之脉散舌下。又云：脾之脉，是动则病舌本强直不能言。又云：肾之别脉上入于心，系舌本，虚则不能言。窃为前症因产后虚弱，多致停积败血闭于心窍，神志不能明了，故令不语。大抵心肾气虚用七珍散，肾虚风热，地黄饮，大肠风热，加味逍遥加防风、白芷，脾经风热，秦艽升麻汤，肝经风热，柴胡清肝散加防风、白芷，脾气郁，加味归脾汤加升麻，肝木太过，小柴胡加钩藤，脾受木侮，六君子加升麻、白芷、钩藤，肝脾血虚，佛手散，脾气虚，四君子汤，气血俱虚，八珍汤，如不应，用独参汤，更不应，急加附子补其气而生其血，若止用血药则误矣。《大全》云：产后语言颠倒，或狂言谵语，如见鬼神者，其源不一。一则因产后心虚，败血停积，上干于心而狂言独语（当在乍见鬼神条求之）。二则产后脏虚，心神惊悸，志意不安，言语错乱，不自知觉，神思不安（当在惊悸条求之）。三则宿有风毒，因产心虚气弱，腰背强直，或歌哭嗔笑，言语乱道，当作风痓治疗（当在心惊中风条求之）。四则产后心虚中风，心神恍惚，言语错乱（当在中风恍惚条求之）。五则产后多因败血迷乱心经而颠狂，言语错乱无常，或晕闷（当于血晕类求之）。六则因产后感冒风寒（诸条俱不言痰），恶露斩然不行，恶寒发热如疟，昼日明了，暮则谵语，如见鬼状（当作热入血室治之），宜琥珀地黄丸及四物汤（不用伤寒治法），只用生地、北柴胡等分煎服，如不退，用小柴胡汤加生地煎服。虽然，已上诸症大抵胎前产后自有专门一定之法，毫发不同，如产后首当逐败生新，然后仔细详辨疾证，不可妄立名色。加减方药，大宜对症，依方施治，未有不安者也。

薛氏曰：前症当固胃气为主，而佐以见症之药，若一于攻痰则误矣。

颠　狂（见鬼神）

《大全》云：产后因惊，败血冲心，昏闷发狂，如有鬼祟，乃血虚而神不守舍，非补养元气不可。《局方》用大圣泽兰散加辰砂一字煎，枣仁汤下，一服可安。

《大全》云：心主一身之血脉，因产伤血，心气虚耗，败血停积，上干于心，心受触遂致心中烦躁，起卧不安，乍见鬼神，言语颠错。大抵此症皆心脾血少所致，但调补胃气则痰清而神自安矣（前论止言瘀血而不言痰，此言痰而又不治痰，但调胃气，设果有痰，亦须观人勇怯为之）。其或不起，多因豁痰降火，攻伐之过也。

惊　悸（恍惚）

《大全》云：产后脏虚，心神惊悸者，由体虚，心气不足之经为风邪所乘也。或恐惧忧迫，令心气受于风邪，邪搏于心则惊不自安。若惊不已，则悸动不定，其状目睛不转而不能动。诊其脉动而弱者，惊悸也，动则为惊，弱则为悸也。治法补气血为主。

《大全》云：人之血气通于荣卫脏腑，遍循经络，产则血气俱伤，五脏皆虚，荣卫不足，即为风邪所乘，则令心神恍惚。盖风为虚极之假象，当大补气血为主，以固其本源，诸病自退。若专治风则误矣（自不语至恍惚等症，有谓气血虚，有谓败血入心，有谓风所乘，一皆名为心气。然此风从何来？当从何治？前人亦未知悉，但言治痰治风，而丹溪立斋则以大补气血为主，若有所见，在临症酌用之）。

发热

节斋云：产后阴血虚，阳无所依而浮散于外，故多发热。丹溪用参、术、芪、陈、芎、归、炙甘草补虚，轻则加茯苓淡渗，其热自除重则加干姜（古人于血症中每每用干姜，而今人率用炮姜，则孰是而孰非也？若谓入肺则宜干姜，入肝则宜生姜，入脾温中则宜炮姜，以其有守有走有从之不同也。今用炮姜，须炮得十分极黑乃妙。寻常治诸虚烦热者，以竹叶石膏汤、温胆汤，殊不知产后与寻常不同，如石膏等药不宜轻用，用之必死）。或云大热而用干姜何也？曰：此热非有余之邪热，则阴虚生内热耳。盖干姜能入肺，分利肺气，又能入肝，分引众药生血。然不可独用，必与补阴血药同用，收其浮散，使归依于阴。但产后胃脾虚多有过食，饮食停滞而发热者，误作血虚则不效矣。若恶寒发烦躁，作渴，急用十全大补汤。若热愈甚，急加附子。若作渴面赤，宜用当归补血汤。若误认为火症，投以凉剂，祸在反掌。产后血虚，气无所依，则逆而为火。火上逆而瘀血迫之，则心烦矣。治宜童便，盖其味苦咸寒，其性就下，降火消瘀，故宜服之，所谓浊阴出下窍也。

自 汗

《大全》云：产后虚汗不止者，由阴气虚而阳气加之。里虚表实，阳气必发于外，故汗出也。血为阴，产后伤血，是为阴气虚也。气为阳，其气实者，阳加于阴，故令汗出，而阴气虚弱不复者，则汗出不止也。凡产后血气皆虚，故多汗，因之遇风则变成痉。纵不成痉，亦虚乏短气，身体柴瘦，唇口干燥，久则经水断绝，由津液竭故也（夫汗者，阳之气，阴尽不复则阳无所归，以入于阳，故虚阳上浮于外而为汗耳。人多谓汗多成痉而失言因而遇风变痉之理，又不成痉，而短气柴瘦者，此变热也。省之省之。亡阳发痉用十全大补、参附、芪附之类，必审其所以而用，毋泛泛痉，执一以为是也）。

按：前症若气血俱虚，急用十全大补汤，如不应，用参附、芪附等汤。若汗多亡阳发痉，尤当用前药。王海藏云：头汗出，至颈而还，额上汗出偏多，盖额为六阳之会，由虚热熏蒸而出也。

往来寒热

产后血气虚损，阴阳不和，败血不散，能令乍寒乍热。阴胜则乍寒，阳胜则乍热，阴阳相乘则或寒或热。若因产劳伤脏腑，血弱不能宣越，亦令败血不散，入于肺则热，入于脾（何为败血入肺则热，入脾则寒也？岂以肺主气，气不和而热，脾统血，血不荣而寒乎？抑脾阴肺阳而自为寒热耶？然总以逐瘀为主，而温凉之法有不同也）则寒。若误作疟治之则谬矣。阴阳不和者宜增损四物汤，败血不散者用夺命丹。问曰：二者何以别之？曰：时有刺痛者，败血也。但寒热无他症者，阴阳不和也（用增损四物汤不一，当随病加减）。

按：薛氏曰产后寒热，因血气虚弱或脾胃亏损，乃不足之症。经云：阴虚则发热，阳虚则恶寒。若兼大便不通，尤属气血虚弱，切不可用发表降火。若寸口脉微，名阳气不足，阴气上入于阳中则恶寒，须用补中益气汤。尺部脉弱，名阴气不足，阳气下陷于阴中则发热，用六味地黄丸。大抵阴不足，阳往从之，则阳内陷而发热；阳不足，阴往从之，则阴上入而恶寒。此阴阳不分其归，以致寒热交争，故恶寒而发热也，当用八珍汤。若病后四肢发热，或形气倦怠，此元气未复，湿热乘之故耳。宜补中益气汤。若肌热，大渴引饮，面红目赤，此血虚发热，用当归补血汤。

蓐劳

《大全》云：产后蓐劳者，此由生产日浅，气血虚弱，将养失所而风冷客之。风冷搏于气血则不能温于肌肤，使人虚乏劳倦，乍卧乍起，颜色憔悴，饮食不消。风冷邪气而感于肺，肺受微寒，故咳嗽口干，遂觉头昏，百节疼痛。荣卫受于风邪，流注脏腑，须臾频发，时有盗汗，寒热如疟，背膊烦闷，四肢不举，沉重着床，此则蓐劳之候也（蓐劳有二，然总起于产蓐。一则挟外感，一则由七情。其或兼内伤饮食泄泻与夫瘀血未尽者皆有之，不可不别也）。

按：薛氏曰前症当扶养正气为主，用六君子汤加当归。若脾肺气虚而咳喘口干，用补中益气加麦冬、五味。若因中气虚而口干头晕，用补中益气加蔓荆。若肝经血虚而肢体作痛用四物、参、术。若肝肾虚热而自汗、盗汗、寒热往来者，用六味丸加五味。若因脾虚血弱，肚腹作痛，月经不调，用八珍汤倍白术。若因脾虚血燥，皮肤瘙痒，用加味逍遥散。大抵此症多因脾胃虚弱，饮食减少，以致诸经疲惫而作（数语尽之）。当补脾，饮食一进，精气生化，诸脏有所倚赖，其病自愈矣。仍参虚损发热方论主治。

《产宝》云：产后虚羸者，由产后亏损血气所致。若中年及难产者，毋论期日，必须调养平复方可涉喧，否则气血复伤，虚羸之症作矣。当用八珍汤补其气血。若饮食伤胃，用四君子汤。停食伤脾，用六君子汤。劳伤元气者，补中益气汤。若嗳气，觉有药味者，药复伤胃也，但用四君子汤徐徐少饮，以调脾胃，胃气一健，血气自生，诸症顿除矣。

腹　胀

产后腹满闷，呕吐不定者，因败血散于脾胃，脾受之则不能运化精微而成腹胀，胃受之则不能纳受水谷而生吐逆（此言虽泥于败血，而方中加参，立斋纯于补气，似近于偏，临症似宜斟酌）。若以寻常治胀止吐之药治之，病与药不相干，更伤正气，疾愈难治，但服抵圣汤则愈。

赤芍　半夏　泽兰　橘红　人参各一钱　炙甘草五分　生姜三片

水煎服。

产后口干痞闷者，因食面太早（为食面者之戒，南人甚少于饮食，皆能致痰，不必拘于一面也），不能消化，积聚于胃脘，上熏胸中，是以口干燥渴，心下痞闷，或产母内积忧烦，外伤燥热，饮食肥甘，亦使口干痞闷，当随其所因调之可也，慎不可下。

浮　肿

四肢浮肿，败血乘虚停积，循经流入四肢，留淫日深，腐坏如水，故令面黄浮肿，不可遽投甘遂、大戟等药，以导其水。夫产后必虚，又以药虚之，是谓重虚，多致夭枉。殊不知浮肿不一，有自怀妊肿至产后不退者，亦有产后失于将理，外感风寒暑湿，内则喜怒忧惊，血与气搏，留滞经络，不得宣越，故虚肿轻浮，是邪客于气，气肿也。若皮肤如熟李状，则变为水。气肿者发汗即愈，水肿者利小便乃差也。

按：产后浮肿，气分血分不可不辨（气分者先肿而后经断，血分先经断而后水肿）。然亦审其所因脉症以治之。如寒水侮土，宜养脾。肺气虚浮肿，宜益脾胃。水气浮肿，宜补中益气。丹溪云：产后浮肿，宜大补气血为主，少佐苍术、茯苓，使水自利。

喘　急（产后喘急，极危多死）

稽中曰：荣者血也，卫者气也，荣行脉中，卫行脉外，相随上下，谓之荣卫。因产所下过多，荣血暴竭，卫气无主，独聚肺中，故令喘也。此名孤阳绝阴，为难治。若恶露不快，败血停凝，上熏于肺，亦令喘急，但服夺命丹，血去喘自定。

陈无择曰：前症若败血上熏于肺，宜夺命丹。若荣血暴绝，宜大料煎剂，芎䓖汤亦可。救伤风寒，宜旋覆花汤，性理郁发，宜小调经散，用桑皮、杏仁煎汤调下。伤食宜见晛丸或五积散。

泄 泻

产后泄泻者，由肠胃虚怯，寒邪易侵，或饮冷当风，乘袭留于腹胁，故腹痛作阵。或如刀刺流入大肠，水谷不化，洞泄肠鸣。或下赤白，肤胁膜胀，或痛走不定。急服调中汤立愈。

按：前症非止一端，当随所因而调之。若肝木来侮脾土，用六君加柴胡、炮姜。若寒及水来侮土，用钱氏益黄散。若久泻或元气下陷，兼补中益气汤以升发阳气。若脾土虚寒，用六君加木香、姜、桂。若脾肾虚寒，用补中益气及四神丸。若属命门火衰而脾土虚寒，用八味丸以补土母。若小便涩滞或兼喘咳，用金匮肾气丸，以补脾肾、利水道。若肾气虚弱而四肢浮肿，浮肿治须补脾胃为主。若久而不愈，或非饮食所伤而致，乃属肾气亏损，必用四神、六味、八味三药以补肾。若用分利导水之剂，是虚其虚也，仍当参胎前泄泻调治之。

痢 疾

《大全》云：产后痢疾者，因行起太早，使冷风乘虚入于肠胃，或食生冷难化之物，伤于脾胃，皆令洞泄水泻，甚则变为痢。若血渗入肠则为血痢也，难治。世谓之产后痢也。得冷则白，或如鱼脑，热则黄赤，或为骤血。若冷热相搏则下利赤白，或脓血相杂。若下痢青色，则极冷也。若饮食不进，便痢日夜无度，瘦之羸弱，谓之虚羸下痢。又有产后气血不顺而下痢赤白，谓之气痢。治之之法，热则凉之，寒则温之，冷热相搏则调之。滑者涩之，虚羸者补之，水谷不分者当利小便。若产妇情性执着，不能宽解，须当顺其气，未有不安者也。与泄泻参看。

乳汁不行

《大全》云：妇人乳汁乃气血所化，其或不行者，由虚弱经络不调所致。或产后乳胀，或经臀作者，此年少之人初经产乳，内有风热也。须服清理之药则乳行。若累经产而无乳者，亡津液故也，须服滋阴之药以助之。或虽有乳而不多者，须服通经之药以通之，仍以羹臛引之。盖妇人之乳汁资以冲脉，冲与胃经通故也。按《三因方》云：乳汁不行有二：有血气盛而壅闭不行，有血少气弱涩而不行者。虚当补之，盛当疏之（盛者当用通草、漏芦、土瓜根，虚者当用炼成钟乳粉、猪蹄、鲫鱼之属）。薛氏曰：若气血虚弱而不生化者，宜壮脾胃，怒动肝胆而乳肿、乳汁不出者，宜清肝火。若夫屡产无乳或大便涩滞，当滋化源。未产前乳汁自不出者，谓之乳泣。

乳头生小浅热疮，搔之黄汁出，浸淫渐大，百疗不瘥，动经年月，名为妒乳。若感外受之邪与气血相搏，即壮热大渴引饮，牢强掣痛，手不近是也。若夫不得于舅姑，忧怒郁遏，时日积累，脾气清汩，肝气横逆，遂成隐核如鳖棋子，不痛不痒，十数年后方为疮陷，名曰乳岩（仲圭曰：本病若在未成溃疡以前，以香附饼治之良效。方用香附细末一两，麝香二分，研匀，以蒲公英二两，酒煎去渣，以酒调药，乘热敷患处，日数次。如已成溃疡者，应受外科之治疗，特本症之病原既由肝脾抑郁而起，则怡情悦情又为至要。汤剂以逍遥散与归脾汤间服。至于性情如何怡悦，则莫如披阅内典，以了解人生观为上策）。

《女科折衷纂要》终

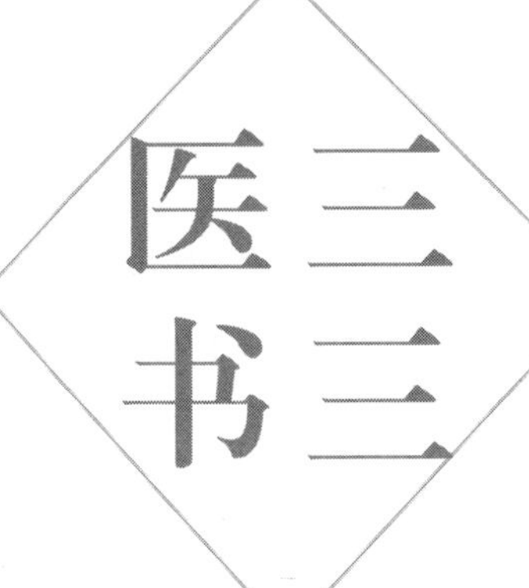

沈氏女科辑要笺疏

清·沈尧封 辑
清·徐政杰 补注
清·张寿颐 笺疏

提要

女科之有专书，自陈良甫《大全良方》，而后当以王氏《准绳》最为丰富。而武叔卿又依据《准绳》别为《济阴纲目》，门分类别，非不粲然可观，而读之辄觉陈陈相因，腐气满纸者，以裒集古人空泛议论，绝少切要发明，以之临症，讵能收效？本书系沈尧封编辑，王梦隐参注，久已誉满医林。时贤张山雷君复逐条加以笺疏，语语深入，洞见症结。吾于女科叹观止矣，爰亟刊行，以飨同志。

小引

女科之有专书，自陈良甫《大全良方》，而后必以王氏《准绳》最为丰富。而武之望叔卿氏又依据《准绳》别为《济阴纲目》，门分类别，非不粲然可观，而读之辄觉陈陈相因，腐气满纸者，以裒集古人空泛议论，绝少切要发明，则通套之词未免隔膜而搔不着痒处。如是而求临证之时必收捷效，盖亦仅矣。窃谓宋金元明诸家医籍皆未能脱此痼习，固不必专以为女科书之病。惟尧封沈氏《女科辑要》寥寥数十页，精当处勘透隐微，切中肯綮，多发前人所未发，实验彰彰，始觉轩爽豁目。颐早岁习医治妇女病，即从是书入手，临证以来获益不少。而孟英按语更能刻进一层，洞见症结，皆是此道之金针。虽仅小小两册，大有取之无尽、用之不竭之妙。近来旧刻极不易得，沪上新有石印本，在《潜斋医药丛书十四种》内，缮写不精，错落处至不可读。爰议重录一过，少少引申其余义，以征经验。适本校授课有以分科之说，进者乃即用是编，以示女科之涯略。附以二十余年阅历所得，作为笺注，姑以自识心得，是耶非耶，请读者于临床治疗时自证之何如?

壬戌仲春张寿颐记

时寓浙兰江之中医专校

目录

沈氏女科辑要笺疏　卷上 / 179
经水 / 179
月事不调 / 183
辨色及痛 / 186
月事不来 / 191
淋漓不断 / 197
月事异常 / 197
血崩 / 200
带下 / 209
求子 / 220
受胎总论 / 225
辨胎 / 227
辨男女胎 / 229
妊妇似风 / 232
初娠似劳 / 236
喘 / 237
恶阻 / 239
子烦 / 243
子悬 / 245

妊娠肿胀 / 249
妊娠经来 / 254
沈氏女科辑要笺疏　卷中 / 258
子淋　转胞 / 258
妊身腹痛 / 264
妊娠腰痛 / 268
妊娠腹内钟鸣 / 269
腹内儿哭 / 269
养胎 / 271
胎动不安 / 277
附：英医合信氏《全体新论》诸说 / 285
产脉 / 289
胞衣不下 / 295
产后喜笑不休 / 296
恶露过多不止 / 296
恶露不来 / 297
九窍出血 / 298
黑气鼻衄 / 298
眩晕昏冒 / 299
发狂谵语 / 302
不语 / 303

声哑 / 304
呃逆 / 304
喘 / 305
发热 / 306
乍寒乍热 / 308
头汗 / 308
泄泻 / 309
便秘 / 311
头痛 / 312
胃脘痛　腹痛　少腹痛 / 313
腹中虚痛　胸项结核 / 314
小腹痛　瘀血成脓 / 315
腰痛 / 318
遍身疼痛 / 318
浮肿 / 319
咳嗽 / 319
口眼㖞斜 / 320
腰背反张 / 321
小便不通 / 328
尿血 / 329
尿胞被伤，小便淋沥 / 329

沈氏女科辑要笺疏　卷下 / 331
产后玉门不闭 / 331
玉门肿胀焮痛 / 332
阴脱 / 332
子宫下坠 / 333
产户下物 / 333
水道下肉线 / 334
乳汁不通 / 335
回乳 / 335
乳头碎裂 / 336
吹乳 / 336
乳痈红肿方发 / 338
乳痈已成 / 338
乳岩 / 340
热入血室 / 342
咽哽 / 346
脏燥 / 347
阴寒 / 347
阴吹 / 348
阴痒 / 348
补养 / 352

祛寒 / 361
祛风 / 370
化痰 / 373
理气 / 376
理血 / 380
外科 / 387
润下 / 389
胎产 / 391

沈氏女科辑要笺疏　卷上

沈文彭尧封先生原辑
徐政杰蔼辉先生补注
海盐王士雄孟英先生参
嘉定张寿颐山雷甫笺疏

经　水

《素问》：女子七岁肾气盛，齿更发长；二七而天癸至，任脉通，太冲脉盛，月事以时下。

沈曰：天癸是女精，由任脉而来。月事是经血，由太冲而来。经言二七而天癸至，缘任脉通，斯时太冲脉盛，月事亦以时下。一顺言之、一逆言之耳。故月事不来不调及崩是血病，咎在冲脉，冲脉隶阳明。带下是精病，咎在任脉，任脉隶少阴。盖身前中央一条是任脉，背后脊里一条是督脉，皆起于前后两阴之交会阴穴。《难经》明晰《灵》《素》传误，带脉起于季胁，似束带状。人精藏于肾，肾系于腰背。精欲下泄，必由带脉而前，然后从任脉而下，故经言任脉为病，女子带下。

孟英曰：俞东扶云，经言男子二八而肾气盛，天癸至，精气溢泻。若天癸即月水，丈夫有之乎？盖男女皆有精，《易》谓男女构精可据，然指天癸为精亦不妥。天癸为精，不当又云精气溢泻矣！后贤讲受孕之道，有阳精阴血先至后冲等说亦谬！夫男女交接，曾见女人有血出耶？交接出血是病，岂能裹精及为精所裹哉！大约两情酣畅，百脉齐到，天癸与男女之精偕至，斯入任脉而成胎耳。男胎女胎则由夫妇之天癸有强弱盈虚之不同也。吾友徐亚枝曰：如沈氏说一若天癸即精者，如俞氏说一若血与精之外别有一物，所谓天癸者。窃谓天癸者，指肾水本体而言。癸者，水也。肾为水脏，天一生水，故谓肾水为天癸，至谓至极也，犹言足。女子二七、男子二八肾气始盛而肾水乃足，盖人生五脏，惟肾生最先，肾气之充足最迟，而衰独早。故孩提能悲、能喜、能怒、能思，而绝无欲念。其有情窦早开者，亦在肾气将盛、天癸将至之年。可见肾气未盛，癸水未足，则不生欲念也。迨肾气衰、癸水绝，则欲念自泯矣！解此段经文者，当云女子必二七而肾水之本体充足，任脉乃通，太冲之脉始盛，月事因而时下矣！夫前阴二窍，溺之由水窍者无论矣，其由精窍者，皆原于天癸者也。月水虽从冲脉下，谓为天癸之常可也。泄精成孕是任脉施受，谓为天癸之能可也。带下乃任脉之失其担任，谓为天癸之病可也。然则称月水为天癸，亦无不可。前贤解此，皆重读上二字，而略下一字，惟将至字当作来字看，遂至议论纷纭耳！

笺疏：吾国医学之十二经络及奇经八脉，原是西学解剖家所无。治新学者，恒诮旧籍为凿空。然以人身内外各部分之病状而言，某处是某经所过，若发现某症，即是某脏某腑之虚实寒热为病，则固确然可信。投药得当而效如影响，证据章章，不可诬也！盖经脉之循行，即西学之所谓血管。而血管之周流，莫不与脏腑息息相通，则某脏某腑自必各有一定血管循行之道路。吾国医学发源最早，古之神圣倡此学说，自必神而明之，洞瞩其互相感应之理，固不系乎血管之实在形迹。若必刻舟求剑，剖而视之，以验其形相如何，吾知古之人必无以异于今之人，手足肌肉之间必无此十二条直行血管可寻。是亦今之所敢断言者，此中自有神化功用。彼专以解剖为实验，虽曰器具精良，物理细密，窃恐尚不足以语此。而犹以耳目器械之推测，嚣嚣然笑吾旧学之荒诞，殆无异于夏虫之语冰！惟奇经八脉诸条，则《甲乙经》《经脉》篇之所未详，虽《内》《难》中时一见之，不可谓非上古发明之旧。无如一鳞一爪，语焉不详，已觉难于征实，即以经脉二字言之，既同是血管，而古今人之言督脉者，辄以脊骨之髓当之，则独具此显然之形，与十二经及其他之奇经不类，岂非生理学中之绝大疑窦？且督任之经最直，何以前后之形又大相歧异？若此，又十二经皆有动脉可按，而督任亦有俞穴则皆不动？且跷维冲带则所过之穴即交会于其他诸经，又似茑萝附松，不能自成一队者，疑是疑非，果何从而证实之？徐亚枝谓天癸是肾水本体，最合真理。所以，经文明言男子亦是天癸，又谓肾生最先，肾足最迟，肾衰最早，从孩提成年及老惫之实境征之，洵是确凿不移。而从来未经道破之语，须知癸水是肾藏真阴，不能如女子之月事时下，亦不能即以阳施阴受者当之。尧封谓天癸由任脉而来，又月事由太冲而来，谓冲隶阳明，任隶少阴，精欲下泄，由带脉而前，然后从任脉而下云云。看似头头是道，言之有物，其实全由想像得来，随意指挥，惟吾所命。假使脏腑能语，吾知其必曰：否！否！不然，岂不知督任冲带既是经脉，从未闻任脉与阴窍相通，而可谓女子月事、男子施精竟由太冲、带、任诸脉而下，那不令人骇绝！试以西学生理求之，此身结构，自有隧道，方悟吾国女科书中，谈及怀妊情状，备极千奇万怪，喷饭者不一而足。正不独阳精阴血先至后冲，彼包此裹，几条之可叹！东扶谓入任脉而成胎，亦与尧封之言精泄出于任脉同一奇悟。要之任称为脉，亦是血管之一枝，安有精可泄而胎可受？请细读西学生殖一门，然后知吾国医界名贤，固终其身，未由悟到也。

王冰曰：男以气运，故阳气应日而一举；女以血满，故阴血从月而一下。

笺疏：男以气言，女以血言。就阴阳二字本义，仿佛想像，似不可以为不是。然吾人之身，气血两者果可以分道而行，不相联属否？即此一端，已觉其立言之不妥，况更谓阳气应日而一举，真不知其从何处悟入。有此奇语，且月事时下，亦不得谓为血满，此说极谬！尧封氏何所取而录之？

月事不调

《素问》：天地温和，则经水安静；天寒地冻，则经水凝泣；天暑地热，则经水沸溢；卒风暴起，则经水波涌而陇起。

笺疏：泣读为涩。《素问》此节本以脉象而言。人之脉道譬于地之水道，人在气交之中，脉道流行，本与天地之气默相感应。故天地之气和调，则脉亦应之而安静。寒则涩滞，热则沸腾，皆理之所必然者。而猝然风起云涌，斯脉亦为之汹涌泛溢。此言脉随气化为变迁，则疾病作而脉状应之，亦事之所必至，而理之所宜然者。然此节经水并不指妇女月事，经文彰彰可据，尧封竟以经水二字辑入月事条中，颇似误会。惟月事为病，其理本亦如是，断章取义，固无不可耳！

褚澄曰：女子天癸既至，逾十年无男子合，则不调；未逾十年，思男子合，亦不调。不调则旧血不出，新血误行，或渍而入骨，或变而为肿，或虽合而难子，合多则沥枯，虚人产乳众，则血枯杀人。

孟英曰：此论不尽然。惟产乳众而血枯至死者颇多。然吾乡吴酝香大令夫人半产三次不计外，凡生十男四女，并已长成，而夫人年逾五旬，精力不衰，犹能操家政，而抚驭群下也。

笺疏：《褚氏遗书》原是赝本，《四库全书提要》已详言之。纪文达所论，洵不诬也。就中论妇女体质，虽未尝无精当语，然皆以理想推测，言之不尽可信。此节十年二句尤为臆断！至谓不调，为旧血不出，措词更欠圆相。须知不调二字所赅者广，有血瘀者，有血枯者，亦有固摄无权而崩漏者，安得以不出二字概括之？若谓新血误行者，皆因于旧血之不出，岂渍而入骨，变而为肿，皆瘀血为患乎？且渍而入骨一句，更是故为奇僻、骇人听闻，绝非病理所应有！惟谓合多则沥枯，产乳众则血枯二句，确是不刊之论。但以沥枯与血枯相对言之，词近于鄙，殊非高尚文字，即此可为唐以后人伪托之证；且产乳二字，古人必不并称，乳即是产，《说文》谓人及鸟生子曰乳、兽曰产。《广雅》释诂：乳，生也。《尸子》：胎生曰乳。《月令》：季冬，雉雊鸡乳。注，卵也。皆非以乳汁饲儿之谓。而此节产乳，则必以乳汁饲儿言之。惟其饲乳太多，故血易枯，尤为唐后文字之确证。盖尝见有力之家，生育极多，惟不自乳，则为之母者，年逾大衍，而形色不衰。孟英所称吴大令室人，必非自乳其子可知。

方约之曰：妇人不得自专，每多忿怒，气结则血亦枯。

孟英曰：此至言也！气为血帅，故调经必先理气。然理气不可徒以香燥也。郁怒为情志之火，频服香燥则营阴耗矣！

笺疏：妇女见闻不广，故性多卞急。其始也，以心褊而生郁怒；迨其继，则愈郁愈怒，而性愈偏。此非药饵所能疗者，岂独不得自专者为然。恒有得自专，而更以长其偏心者。总之吾国妇女多不学，所识者小，斯为气结之真源耳。孟英谓调经必先理气，洵是名言。然理气之方，亦必不能屏除香燥，高鼓峰之滋水清肝饮、魏柳洲之一贯煎，皆为情志之火而设。亦当参加气药，并辔而驰，始有捷效，否则，滋腻适以增壅，利未见而害随之。惟不可止以香燥，为兔园册子耳！

赵养葵曰：经水不及期而来者，有火也，宜六味丸滋水；如不及期而来多者，加白芍、柴胡、海螵蛸；如半月或十日而来，且绵延不止者，属气虚，宜补中汤；如过期而来者，火衰也，六味加艾叶；如脉迟而色淡者，加桂。此其大略也。其间有不及期而无火者、有过期而有火者，不可拘于一定，当察脉视禀，滋水为主，随证加减。

孟英曰：妇人之病，虽以调经为先，第人禀不同，亦如其面。有终身月汛不齐，而善于生育者；有经期极准，而竟不受孕者。雄于女科阅历多年，见闻不少，始知古人之论不可尽泥，无妄之药不可妄投也！

笺疏：先期有火、后期火衰，是固有之，然特其一端耳。如虚不能摄，则虽无火，亦必先期；或血液渐枯，则虽有火，亦必后期。六味之丹、苓、泽泻，渗泄伤阴，岂滋养之？正将不及期而经多，肝气疏泄无度，固摄犹虞不及，再以柴胡疏肝为害奚？若至于绵延不绝，更必大封大补，而乃欲用东垣之补中汤，则是肝肾阴虚于下而升提，以拔其根株，尤为可怪。过期纵是火衰，六味之丹、泽，何用温经之药。又岂可独恃一艾叶？脉迟色淡，亦岂专恃一肉桂。总之，养葵所论，无一句不庸陋肤浅、开口便错、语病百出、殊不足道。孟英谓所禀不同，实从阅历经验而来。无妄药之、不可妄投二句，足为呆读古书者痛用针砭。赵氏所论，不过耳食之学。

辨色及痛

赵养葵曰：冲任藏经系胞，又恃一点命门之火为之主宰。火旺则红，火太旺则紫，火太衰则白。所以滋水更当养火。甚有干枯不通者，虽曰火盛之极，亦不宜以苦寒药降火，只宜大补其水，从天一之源，以养之使满。又曰：紫与黑者，多属火旺。亦有虚寒而黑色者，不可不察。若淡白则无火矣。

笺疏：冲任是脉道。脉中血旺则月事时下，脉中血虚则月事不正。非即经血之窍道，何可竟以为经水所藏之所？藏经一说岂非杜撰？滋水养火云云，意中只有六味、八味二方也。

沈曰：王宇泰以寒则凝，既行而紫黑，定非寒症，然投热药取效十中尝见一二。色白无火亦属近理，然间有不宜补火者。尝见元和一妇，经水过期十日方至，色淡，稳婆据此投肉桂药数剂，经水来多，遍身发黄，不能饮食，身热脉数，竟成危候。此是丹溪所谓经水淡白属气虚一证。要之临证时，须细察脉象，复参旁证，方识虚实寒热。倘疑似中有两证兼见者，先用其轻剂。如色淡一证，先用补气法，不效，再投补火，庶几无误。录叶氏之说于后。

叶氏曰：血黑属热，此其常也。亦有风寒外束者，十中尝见一二。盖寒主收引，小腹必常冷痛，经行时或手足厥冷，唇青面白，尺脉迟而虚或大而无力。热则尺脉洪数或实而有力，参之脉证为确。

孟英曰：色淡竟有属热者，古人从未道及，须以脉证互勘自得，但不可作实热论而泻以苦寒也。更有奇者，方氏妇产后经色渐淡，数年后竟无赤色，且亦结块，平常亦无带下，人日以羸。余诊之，脉突数，口苦，时有寒热，与青蒿、白薇、黄柏、归、柴、龟鳖、芍药、乌贼、杞子、地骨等，出入百剂而痊。此仅见之证矣。

笺疏：经淡古人多谓虚寒，盖气血交亏，所以其色不能化赤，是虚字为重，寒字为轻。但宜益阴养血而少少加温和之药，以流通之，化育之，斯得治疗之正。奈何耳食之徒但知其寒而忘其为虚，刚燥温辛益耗其血，则其虚愈甚，变爻自在意中。赵谓淡白无火，岂非只知其一，不知其二？沈案、王案皆是虚证，一以肉桂而难作，一以清养而即安，则彼之龈龈于黑属热，淡属寒者，其亦可以憬然悟矣。

滑伯仁曰：经前脐腹绞痛，寒热交作，下如黑豆汁，两尺脉涩，余皆弦急，此寒湿搏于冲任，寒湿主浊，下如豆汁，与血交争，故痛。宜辛散苦温血药。

徐曰：辛散血药是川芎之类，苦温血药是艾叶之类。

笺疏：经前腹痛，无非肝家气滞，络脉不疏，治以疏肝行气为主。但须选用血中气药如香附、乌药、玄胡之类，不可专恃辛温香燥耳。伯仁谓两尺脉涩即是络中气滞之征，况复弦急？肝气抑塞又其明证。惟为寒为热，更当以其他兼症参之。必不能仅据绞痛一症，指为寒湿，概与苦温。盖肝络为病，郁热极多，寒症绝少，滑氏此节殊嫌武断。

李氏曰：经水带黄混浊者，湿痰也。

笺疏：经水色黄已是湿热之征，况复混浊，湿热尤甚。是宜清理，不得以色淡并论，概与滋补。且舌苔脉症亦必有可据，更宜参证。

丹溪曰：经将行而痛者，气之滞也。香附、青皮、桃仁、黄连，或用抑气散、四物加玄胡、丹皮、条芩。又曰：经将来腹中阵痛，乍作乍止者，血热气实也。四物加小川连、丹皮。

徐曰：抑气散出严氏，香附四两，陈皮一两，茯神、炙草各一两半，为末，每服二钱。治妇人气盛于血，变生诸证，头晕膈满。取《内经》高者抑之之义。汪讱庵谓和平可用，若补血以平阳火亦正治也。

笺疏：痛在经前，诚是气滞。正惟气滞，而血亦滞，故以香附、青皮与桃仁并用；而能行血中之滞，清肝木之横，则玄胡、金铃尤为捷验。又以阵痛乍作乍止，定为血热气实，则殊不然。是当以脉证互参，方有寒热虚实可辨。但据阵痛乍作乍止，则虚寒者亦何必不然，连、芩、丹皮安可为训？盖丹溪遗著本非自定之本，此后人附会为之，致有此弊，不可遽以丹溪病也。严氏抑气者，仍是行气之滞。谓治气盛于血，大有语病，究竟此非气之有余。庵谓其和平可用，所见尤陋。药以去病为主，唯在对症，安问其和平不和平？若以其和平而后可用，是以尝试敷衍为手段，更何有医学之价值可言！

又曰：经后作痛者，气血俱虚也。又曰：成块者，气之凝也。

沈曰：经后作痛。必有所滞：气滞脉必沉，寒滞脉必紧；兼寒兼热，当参旁证。至若风邪由下部而入于脉中，亦能作痛。其脉乍大乍小，有时陇起。叶氏用防风、荆芥、桔梗、甘草，虚者加人参，各一钱，培黑取，其入血分。研末酒送，神效。

又曰：经前后俱痛，病多由肝经，而其中更有不同。脉弦细者，是木气之郁，宜逍遥散及川楝、小茴香、橘核之类；脉大者，是肝风内动；体发红块者，是肝阳外越，俱宜温润。戴礼亭室人向患经前后腹痛，连及右足，体发红块，脉大，右关尺尤甚。己卯秋，予作肝风内动治，用生地四两，炒枸杞一钱，细石斛二钱，杜仲二钱，干淡苁蓉、麦冬、牛膝各一钱，归身一钱五分，炒白芍一钱，服之痛止。后于经前后服数剂，经来甚适，不服即痛，因作丸服。此方屡用有验。

笺疏：腹痛连足，是肝肾之阴虚，肝络不能条达而虚阳外越，故脉为之大。右关尺尤甚，是肝肾相火不藏之明证。方以养阴涵阳为主，不用香燥气药，治本不治标，最是良法，与魏玉璜一贯煎同意。但病是肝阳，未尝有内动之风，药中亦无息风之味，则安语肝风内动尚未贴切，宜易之曰肝阴不足、肝阳不藏，庶于脉大及体发红块俱能切合。

沈又曰：经来声哑症。荀氏女嫁斜塘倪姓，早寡。体气虚弱，每逢月事声音必哑。予用天冬、地黄、苁蓉、归身等药，喑益甚，张口指画，无一字可闻。即于此方加细辛少许，以通少阴之络。药才入口，其声即出，十余剂后，桂附八味丸调理，遂不复发。

笺疏：此证此方亦是治肝肾阴虚之法。所以音喑者，所谓少阴之络系舌本也。肾气不荣于舌本而音为之喑，此非舌本强而无声。可知细辛少许以通少阴之阳气，大有巧思可法也。

《撮要》：经后目暗属血虚。

笺疏：此是肝肾阴虚不能上荣于目，治法亦当仿上二条。若用魏氏一贯煎治之，亦必有效。

汪石山曰：经行泄泻，属脾虚多湿，宜参苓白术散。

孟英曰：亦有肝木侮土者。

笺疏：脾阳不振，最多此候，宜加干葛少许，以升清气。王所谓肝木侮土者，则左脉弦而右脉弱，宜扶土而柔肝。亦有左关反软而右关反劲者，所谓木乘土位，肝尤横而土德益衰矣。

缪氏曰：经行白带，属阳虚下陷，用参、术助阳气。

孟英曰：亦有郁火内盛者。

笺疏：带下多湿热及相火不藏为病，惟临经带下则下元不能固摄。可知此与平素带下不同，仲醇阳虚下陷之论是也。宜固摄肝肾而升举清阳，故止言参、术，不用温燥阳药。若孟英所谓郁火，当亦指肝肾龙相之火而言，阴火不藏，以致疏泄无度，宜苦以坚之。

月事不来

《素问》：二阳之病发心脾，有不得隐曲，女子不月，其传为风消，其传为息奔者，死不治。

沈曰：二阳指阳明经言，不指脏腑。言二阳之病发心脾者，阳明为多血之经，血乃水谷之精气，藉心火锻炼而成。忧愁思虑伤心，因及其子，不嗜饮食，血无以资生，阳明病矣。经云：前阴总宗筋之所会，会于气冲，而阳明为之长，故阳明病则阳事衰，而不得隐曲也。太冲为血海，并阳明之经而行，故阳明病则冲脉衰而女子不月也。

笺疏：经言不得隐曲，即指所思不遂，谋虑拂逆而言，则心脾之阴营暗耗，而不月之病成矣。尧封之解不得隐曲作为男子阳衰不能人道，太觉奇特，然亦不可谓之无理。

孟英曰：经水固以月行为常，然阴虚者多火，经每先期，阴愈虚行愈速，甚至旬日半月而一行。更有血已无多而犹每月竭蹶一行者，其涸也，可立而待也。若血虽虚而火不甚炽，汛必愆期，此含蓄有权，虽停止一二年，或竟断绝不行，但其脉不甚数者，正合坤主吝啬之道，皆可无虑。昧者不知此理，而但凭月事以分病之轻重，闻其不行，辄欲通之，竭泽而渔，不仁甚矣。

笺疏：阴血虚而月事不至，但无少腹胀痛等证，必不可妄投攻破，希图速效。误攻则崩漏之祸作矣。且即有腹胀腹痛之证，亦是血少而肝络不疏，宜滋养肝肾真阴，兼之宣络以疏达气滞，方是正本清源之治，亦未必果是瘀滞而胀痛也。孟英谓阴虚汛停，皆可无虑，所见极是。颐治此症，惟以养阴和肝，稍参行气宣络，俾胃纳苏而色泽转，自有水到渠成之妙。浅者不知此理，每用通经，岂徒竭泽而渔，孤注一掷，抑且砻糠打油，亦必无效。甚至激动血管之血，横决暴崩，不知崩中大下之血，皆络脉之血失其故道，走入冲任而直注，非月事之血，诛伐无辜，那不扰动气营，演成惨剧？

《金匮》云：妇人病，血虚，积冷结气，经水断绝。

张景岳曰：经闭有血隔、血枯之不同。隔者病发于暂，通之则愈。枯者其来也渐，补养乃充。

沈曰：《金匮》三证，积冷、结气、有血不行也。景岳谓之血隔积冷，宜用肉桂大辛热之药，导血下行，后用养荣之法调之。结气宜宣，如逍遥散或乌药、香附行气之品宣之。虚者无血可行也，景岳谓之血枯宜补。赵养葵补水、补火、补中气，三法最为扼要。

王孟英曰：补水勿泥于六味，补火勿泥于八味，补中气勿泥于归脾。

笺疏：《金匮》言妇人经水不来之证，分三大纲。积冷、结气二者，皆血滞不行，于法宜通。冷者，温经行血，《金匮》归芎胶艾汤即治此症之鼻祖。而《千金》妇人门中方药最多，皆含温辛逐瘀之法，亦皆为此症而设。尧封只言肉桂一味，尚嫌未备，惟又言瘀通之后，必以养荣调之，善后良图至不可少。若气结者，自须先疏气分之滞，逍遥所以疏肝络，香附、乌药等皆宣通气分而不失于燥，固是正宗。又玄胡索一物，血中气药，流通活泼，威而不猛，亦是良药，独用、重用颇有奇功。而俗子仅知其破血，不敢频用，则未明其实在力量也。亦有血本少而气乃滞者，则合之养荣法乃为万全无弊。仅事行气，尚失之偏，至于虚而无血可行，以致不月，则非补何以苏涸辙之鲋而回槁木之春？赵氏补水、补火、补中气七字，确是挈领提纲，最为要诀。然试问养葵心目中当用何等方法，则止有六味、八味、归脾耳？一经孟英喝破，只恐俗医闻之便失所恃，将不知更用何药而后，可颐请为之。申一义曰：补水必以魏柳洲之一贯煎为骨，而《广笔记》之集灵膏，董思翁之延寿丹，陆九芝之坎离丸等可参也。补火则河间之地黄饮子，阴阳调剂不偏温燥，最堪则效。补中则归脾汤本是正宗，但人之体质各有不同，用古方者止可师其意而斟酌损益，方能合辙，不可如养葵之辈之浑仑吞枣耳。

寇宗爽曰：童年情窦早开，积想在心，月水先闭，盖忧愁思虑则伤心，心伤则血耗竭，故经水闭也。火既受病不能荣养其子，故不嗜食。脾既虚则金气亏，故发嗽。嗽既作则水气竭，故四肢干，木气不充，故多怒，发鬓焦、筋痿，五脏以次传遍，故猝不死而终死也。比于诸劳最为难治。

沈曰：此条亦从《金匮》虚字内分出，实有是证。但此证所愿不得，相火必炽，非补水无以制之，六味地黄汤补阴泻阳固是妙法。然脾虚食减，倘嫌地黄腻膈，炒松可也，不然以女贞易之，顾名思义，并泻相火。

孟英曰：此证最难治，六味碍脾，归脾助火，惟薛一瓢滋营养液膏加小麦、大枣、远志，庶几合法。一瓢又有心脾双补丸，亦可酌用。

笺疏：寇氏所述此症，即《素问》所谓不得隐曲，女子不月者也。意淫纷扰，神志荡矣，相火燔灼，血安得不耗？经安得不闭？其食减而脾不司运化者，血耗不行，脾无所统，安得不承其弊？况病由情志而来，所思既专，忘餐废寝；水谷所供早已置之度外，胃之减纳，初由若人之忘其所以，继而习惯自然，谷神能无困乎？经文特提心脾二脏，真是犀燃牛渚，洞烛隐微。此不得隐曲四字，即以所思不遂而言，特忠厚待人，措辞尤为蕴藉耳。其作嗽者，即相火之上冲，多怒者，即肝阳之外越，发焦筋痿，无一非壮火灼烁津液，一言以蔽之，火炎水竭而已。寇氏必以五行生克附会五脏遁传，未免陈腐气坌集满纸，令人对之欲呕。如此谈医实是魔道，必不足征。沈谓六味补阴泻阳亦嫌肤浅。病到此关，峻补肝肾真阴犹嫌不及，尚何有泻之可言？丹、泽、茯苓岂能制此亢极之火，熟地炒松更有何用？未能免俗，聊复尔尔，窃为尧封不取，惟谓女贞顾名思义云云，可作一则格言读，须知此是心病，非于受病之源，自知忏悔，痛下针砭，无论方药如何，终无逃出鬼门关之望，世恒有及笄之龄得劳怯症已，诸虚接踵，医家望之却步，而于归之后，竟能弗药有喜，渐以康复者，即以此症也。

楼全善曰：经闭有污血凝滞胞门一证，罗谦甫血极膏，一味大黄为末，醋熬成膏服之，利一二行经血自下，是妇科仙药。

沈曰：《金匮》论经闭有冷、无热，非缺文也。盖天暑地热。则经水沸腾，岂反有凝泣不来之理？洁古、东垣降心火泻三焦之说，不可尽信，即骨蒸肉热亦属阴亏，非同实火之可寒而愈也。

孟英曰：王子亨《全生指迷方》，地黄煎以生地汁八两，熬耗一半，纳大黄末一两同熬，候可丸，丸如梧子大，熟水下五粒。未效，加至十粒。治女子气竭伤肝，月事不来，病名血枯。盖瘀血不去则新血日枯也，即《内经》乌鲗芦茹丸、仲景大黄䗪虫丸之义。后人但知彼血枯为血虚，而不知血得热则瘀，反用温补，岂能愈此血枯之病？尧封亦为此论，毋乃欠考。

笺疏：得热则血行，过寒而血瘀，乃理之常。尧封之说自是正论，然近世之人阴虚火旺者最多，先以血本少也而生内热，继则血更少而热更炽，乃火益壮而血益枯，遂并其残余之血液，而灼烁煎熬，尽为瘀垢。罗谦甫之血极膏、王子亨之地黄煎，诚为此症而设。然颐则谓来源已竭，而尚欲从事于疏通，亦是竭泽而渔，少用之则缓不济急，多与之则正不能支，必以大剂滋养之煎方相辅而行，庶几标本两顾，尧封竟谓热则血无凝泣不来之理，是未悟到此层，诚为笔下失检，致贻孟英之讥。然降心火、泻三焦之二说，竟欲以寒药治血闭，则亦是虚家鸩毒，断不可行尧封，固明知骨蒸内热原属阴亏者，既无浪用寒凉之理，亦必不致专用温补以治血热血、瘀者也。

淋漓不断（一名经漏）

陈良甫曰：或因气虚不能摄血，或经行而合阴阳外邪客于胞内。

孟英曰：亦有因血热而不循其常度者。

笺疏：经事延长，淋漓不断，下元无固摄之权，虚象显然。良甫谓经行交合一层，亦是扰动冲任，有开无阖，皆宜封锁滋填，气血并补，此症总是属虚，何有外邪？陈谓阴阳外邪，殊不可解。王谓有因血热而不循其常，亦是肝经疏泄无度，必当潜藏龙相，封固滋填，非仅清血热所能有济。须知淋漓之延久，即是崩陷之先机。古人恒以崩漏二字相提并论，良有以也。

月事异常

经云：七七而天癸竭，有年过五旬经行不止者，许叔微主血有余不可止，宜当归散。《产宝》主劳伤过度，喜怒不时。李时珍作败血论。三说不同，当参脉证。

笺疏：二七经行，七七经止，言其常也。然赋禀不齐，行止皆无一定之候。柔弱者，年未不惑而先绝；壮实者，年逾大衍而尚行。此随其人之体质而有异。故五十经行未必是病，学士谓之有余固可无庸药饵。然亦本无止血之法，《产宝》所言则肝络之疏泄太过，是为病之一端，当从崩例主治，独濒湖以为败血，颇不可解。总之当止而不止，有余者少，不固者多。崩漏根萌，不可不慎，似无认作败坏之血而径投攻破之理。

李时珍曰：月事一月一行，其常也；或先或后，或通或塞，其病也。有行期只吐血、衄血，或眼耳出血，是谓倒经；有三月一行，是谓居经；有一年一行，是谓避年；有一生不行而受胎者，是谓暗经；有受胎后月月行经而产子者，是谓胎盛，俗名胎垢；有受胎数月，经忽大下而胎不陨者，是谓漏胎。此虽以气血有余不足言，而亦异常矣。

孟英曰：有未及二七之年而经水已行者，有年逾花甲而月事不绝者，有无病而偶停数月者，有壮年而汛即断者，有带下过甚而经不行者，有数月而一行者，有产后自乳而仍按月行经者，有一产而停经一二年者，秉赋不齐，不可以常理论也。

笺疏：经行日期应月而转，亦言其常，故或先或后，参差数天，苟无腰酸、腹胀、疼痛及经色或紫或淡或有瘀块诸症，皆因禀赋不齐，不可谓病，妄投药饵。即有经行腹痛、头痛、目晕、腰酸脊楚、胸胁胀满、乳房乳头胀痛及经色不正诸症，治疗之药亦止应中和柔顺，调养肝脾，运行气分为主，不可偏热偏寒、大攻大补，反致欲速不达，故病未已，新病复起。倒经一症，亦曰逆经，乃有升无降，倒行逆施，多由阴虚于下，阳反上浮，非重剂折降无以复其下行为顺之常。盖气火之上扬为病最急，不可认作无病，诿为不必用药，且此是偶然之事，必无一生常常倒行者。若其倒逆频仍，则其后将诸症蜂起，即生大变矣。居经、避年固有因于秉赋者，然总缘体弱血少之故。若其先本不愆期而忽致间月乃行，亦是不足之病，惟间隔之期殊无一定，有偶间一二月者，亦有常三五月者，居经、避年等称亦是随意定名，无甚义理可据。至于暗经之人能孕者少，不育者多，其为虚症，尤可想见。若妊后月月行经又不碍胎，惟旺盛者偶有之，然虽如期而来，亦必不如平时之多，方为有余而溢之征。如其按月能行，且亦如未孕之状，则终恐固摄无权，半产可虑。若胎前血忽大下，则堕者其常，不堕者其偶。且恐有暴崩之变，濒湖概以为禀赋之奇，并不为病，殊难尽信。即孟英所述各种，虽不为病者固亦有之，惟以理法推测，皆属反常，纵令一时尚无病状发见，迨积之日久，必有变幻，亦可断言。颐常见一瘦弱女子及笄而嫁，不及三年孕育两次，即月事净绝而居恒无病者十余年，其后仅病感冒，不三日即至不起，其年才逾三旬，此可征壮年汛断之必非寿征矣。

血　崩（血大至曰崩，此是急病）

《素问》：阴虚阳搏谓之崩。许叔微曰：经云天暑地热，经水沸溢，阴虚者，尺脉虚浮，阳搏者，寸脉弦急。是为阴血不足，阳邪有余，故为失固。内崩宜奇效四物汤或四物汤加黄连。

奇效四物汤

当归酒洗　川芎　白芍炒　熟地黄　阿胶　艾叶　黄芩炒，各一钱

笺疏：《素问》此节俱以脉言，阴脉独虚，则其人真阴不能自固，而阳脉偏搏击有力，则阳气陷入阴中，阴为阳迫，能无崩中妄下之变乎？颐窃谓即以病情言之，亦即此理。惟阴气既虚，则无自主之权，而孤阳乘之搏击肆扰，所以失其常轨而暴崩直注。且肝气善于疏泄，阴虚者，水不涵木，肝阳不藏，疏泄太过，此崩中一证所以多，是虚阳妄动也。奇效四物汤即《金匮》之归芎胶艾汤去甘草而加黄芩。以地、芍、阿胶固护阴营，而川芎以升举下陷之清阳，治此证乃为恰好。惟固摄无权，非大封大固而清理血分之热，亦无以制其阳焰，则龙齿、牡蛎、旱莲、女贞、紫草、地榆之属必须相辅而行，始有捷效。附录：近陈君室人，年逾三旬，庚申十月来校就诊，崩漏

不绝已将两月，易医屡矣。脉细软，神疲色夺，颐授参、术、芪、地、归、芍、龙、牡、地榆、紫草、艾炭、川芎、阿胶、萸肉、乌药骨、桑螵蛸、二至、川柏、杜仲、川断、香附、香砂、陈皮、青皮、乌药等出入为方，三剂知，十余剂而胃纳加餐，脉起色转，渐以即安。

叔微又曰：女人因气不先理，然后血脉不顺，生崩带等证。香附是妇人仙药，醋炒为末，久服为佳。每服二钱，清米饮调下。徐朝奉内人遍药不效，服此获安。

徐曰：叔微理气二字专主怒气、郁气伤肝，故用香附理气以和肝，慎不可用破气药。

笺疏：气为血帅，气调则血不妄行。凡血为病，气固无不先病者，血之妄升妄降，何一非气病为之厉阶。况妇女所见者，偏多郁多怒乎？叔微虽止称香附一味，然陈皮、青皮、乌药、香、砂之类皆当随宜佐使，必不可缺。徐谓不可破气诚是，但香燥之药重用之即是破耗，轻用之所以吹嘘，是在临证时斟酌分量，不如畏如鸩毒。又如玄胡一物，血中气药，能通滞气而亦和平不燥，实治此症理气之良药。而世俗但知破瘀必不敢用实，未尝于临证时细心体验之耳。

薛立斋曰：肝经风热或怒动肝火，俱宜加味逍遥散。

加味逍遥散

当归　白芍　柴胡　甘草　茯苓　白术　丹皮　黑山栀

加薄荷、姜、枣煎。

笺疏：肝经风热而为血崩，仍是肝家火扰，内热生风，震动血络，疏泄太过，是宜滋水清肝，以潜息其风火。若怒动肝火而为崩中，尤宜柔润以平其火，加味逍遥之柴胡、薄荷俱是疏泄，夫岂所宜？立斋之议终是颟顸。即曰崩中是降之太过，升举似无不可，究竟肝肾阴虚升提之法皆在禁例，益气、逍遥断非崩中者所可妄试，立翁惯伎最不可训。

李太素曰：崩宜理气、降火、升提。

笺疏：崩症多因气火横逆，下扰冲任，以致关开不守，漏泄无恒，理气洵是要图。其有火者，诚宜清而固之，然已是火扰于下，又安有降火之可言？惟气火之所以动者，原于肝肾阴虚不能涵阳，况复脱血，下虚益甚，则亦不能再与升提，摇其本根，以速大祸。昔贤论东垣升柴之法，谓利于脾胃阳虚，不宜于肝肾阴虚，最是精切。彼但为阴液暗耗者，言已恐有拔动根株之变，则崩漏之大失其血者，又当何如？虽是症之因，于脾家清阳下陷者，间亦有之，然亦止可补脾气而兼事固摄，决无升举之理。是亦须于脉症参考，于病情上求其源委，必不能举一病名而谓可有通治之大法，即以本条六字言之，降火、升提两层正是自相背谬，而乃可以连类书之，不亦怪哉？

《金匮》云：寸口脉微而缓，微者卫气疏，疏而其肤空。缓者胃弱不实，则谷消而水化。谷入于胃，脉道乃行，水入于

经，其血乃成。营盛则其肤必疏，三焦绝经，名曰血崩。

笺疏：《金匮》虽亦仲景旧本，然今之所谓《金匮要略》者，则宋人王冰于秘阁蠹简中得之，陈振孙《书录解题》言之凿凿，岂独脱烂残缺伪舛讹误所不能免，窃恐改窜点缀亦必不少。是以此书之不可解者，最多此条，谓三焦绝经，名曰血崩，已不可知其命意，何若又谓卫疏则肤空、营盛则肤疏云云，似专以皮毛言之，果与血崩一证何涉？且既谓胃弱不实，而又谓谷消水化，此二句如何连贯得下？究竟胃弱胃强，真是莫名其妙！尧封何以来此，得毋徒乱人意。

赵养葵曰：气为阳，主升。血为阴，主降。阳有余则升者胜，血出上窍。阳不足则降者胜，血出下窍。气虚者，面色必白，尺脉虚大。

笺疏：汤升太过，血出上窍，其说是也。若血出下窍，是阴血之不守，多有阳气下入于阴中。而疏泄无度者，亦是阳之太过，岂可概谓之阳不足？即偶有阳虚不能摄血之症，亦止有固摄真阴而不宜扰动阳焰，此养葵阳不足一层之大不可训者，其意固指脾胃清阳下陷者言。故曰气虚者，面色必白。然补脾欲以统血，亦非补阳之不足，尺脉虚大，养葵固自言之，脉症如是，岂非下元阴虚？此必不可认定降者胜三字，而妄行东垣补中益气之法者。然养葵意中隐隐有当用升清一层在，后之学者切弗用此言外之意。

东垣曰：下血证，须用四君子补气药收功。

笺疏：下血原是脾气无权，失其统血之职，此指便血而言，尚非专论崩漏。然崩漏固亦有脾阴不守一症，止曰四君补气，不说到升举清阳一层，以为便血、崩血善后良图最为允当。

又曰：人伤饮食，医多妄下，清气下陷，浊气不降，乃生䐜胀。所以胃脘之阳不能升举，其气陷下致崩，宜补中汤。

笺疏：血既大下，谓为清气下陷固无不可。然阴脱于下，误用升举，是犹树木根抵已空，而复拔之，无不立蹶，喘汗厥脱之变可以翘足而待。东垣生平升举脾胃清阳是其独得之玄奥，而未悟到不可移治肝肾一层。此条所谓伤食妄下，清气下陷，仍是为脾胃言，崩中病因，岂专在此？未免狃于所长，滥用板方之弊。补中升阳诸法均以升、柴为运用之灵机，药病相当，效固立见。而相反者，害亦随之，夫以明之。手定之方，尚犹未知其蔽，又何怪立斋、养葵辈活仑吞吐，误尽天下后世哉！

丹溪曰：有涎郁胸中，清气不升，故经脉壅遏而降下，非开涎不足以行气，非气升则血不能归隧道。其证或腹满如孕，或脐腹㽲痛，或血结成片，或血出则快、止则闷，或脐上动，治宜开结痰、行滞气、消污血。

沈曰：冲为血海，并阳明之经而行，故东垣、丹溪皆主胃脘之阳不升。顾其病源各异，李曰妄下，朱曰痰郁，有腹满如孕，血出反快，止反闷等症，可认妄下则无有也，非问不得。

笺疏：痰涎积于经隧则络中之血行必滞，郁结成瘘，理有固然。积而愈积，非下脱何以自寻去路，故有腹满疠痛，结成片块之症。所谓宜开痰、行气、消瘀，是治瘀血成崩之不二法门。然所谓涎郁胸中则清气不升，经脉瘘遏降下云云，殊非此病真相，痰血互结不可附会到清气下陷一层，且自谓宜开结痰、行滞气、消污血，此三者皆导瘀攻破之法，更与清气不升无涉。此节语气明明，两面不相照顾，决非丹溪之言。考丹溪论东垣升阳之法，尝谓西北之人阳气易于降，东南之人阴火易于升（见戴九灵《丹溪翁传》），故立知柏降火以救东垣之偏。此条以瘀血立论，既曰开痰行滞，何致杂以升气二字反与自己立法矛盾？此盖后有浅者为之附益。读丹溪书者，不可为其所愚。尧封堕其术中，遂有冲脉并阳明而行之附会，甚至说到胃脘之阳不升，须知瘀血在下，胃脘在上，既欲破瘀，明是下行为顺，尚何得以升举清阳一层丛杂并论，尧封亦未之思耳。

戴原礼曰：血大至曰崩。或清或浊或纯下紫血，势不可止。有崩甚腹痛，人多疑恶血未尽，又见血色紫黑，愈信为恶血，不敢止截。凡血之为患，欲出未出之际，停在腹中即成紫血。以紫血为不可留，又安知紫血之不为虚寒乎？瘀而腹痛，血行则痛止，崩而腹痛，血止则痛止，芎归汤加姜、附止其血而痛自止。

笺疏：大崩而后腹痛，血既脱而气愈乱，故不比乍崩腹痛，血色紫瘀成块成片者，当用行滞消瘀之法。至于离经之血一时未即下脱，即成紫色，其说甚是，亦不可执定紫为瘀血，必投攻破。盖所失既多，断无不以固摄为急之理。若复见痛即破，见紫即攻，虚者益虚，落阱下石，为祸益烈。但紫血之虚寒症毕竟不多，芎归加姜、附决非必能上。止崩之法，是当以脉症参之，不可执一而论。惟脱血既多者，必以补脾养胃，峻滋肝肾真阴而合封固摄纳为治，庶可无投不利。腹痛者，固当运气和肝，如香附、乌药、川楝、玄胡之属必不可少。即无痛者，参、术、归、芪、阿胶、杞、地等气血双补方中亦必加香、砂、青、陈一二味以吹嘘，而运化之始能活泼灵通，补而不滞，否则失之呆笨，非徒无效，且有中满碍化之弊矣。

薛立斋曰：有妇患崩，过服寒药，脾胃久虚，中病未已，寒病复起，烦渴引饮，粒米不进，昏愦时作，脉洪大，按之微弱，此无根之火，内虚寒而外假热也。十全大补加附子。崩减，日服八味丸而愈。又有久崩，服四物汤、凉血剂，或作或止，有主降火，如腹痛，手足厥冷，此脾胃虚寒所致，先用附子理中汤，次用济生归脾、补中益气二汤，崩顿止。若泥痛无补法，误矣。

沈曰：崩证热多寒少，若血大至，色赤者，是热非寒；若色紫黑者，出络而凝。其中有阳虚一症，经云：阳气者，卫外而为固也，营行脉中，卫行脉外。脉外之阳虚，失于卫护，则脉中之营血漏泄，既出络脉，凝而不流，渐渐变紫变黑，然必须少腹恶寒，方可投温。

笺疏：崩中一症，因火者多，因寒者少。然即使属热亦是虚火，非实热可比。纵当清热，止有地榆、紫草、柏叶、柏皮、栀子、丹皮之类择用一二。宜于芩、连者，已不多见，本无纯用寒凉之理，况失血之后，阳气亦馁，更无频服寒凉之法。薛案十全、八味一症，明言过服寒凉则温补，所以治药误，非其本病之果宜于温。但虚热烦渴，不当引饮，薛曰引饮，恐是笔下之失检处，其第二条先服四物凉血，或已过当，再主降火以致腹痛肢厥，亦是为药所误。此颐所以谓纵使有火，已是阳陷入阴，安得有降之一字可言者也。沈论阳虚一症，谓必少腹恶寒，方可投温，固是认证要诀，然须知其余见证，毕竟可参脉状舌苔，亦必有据。惟血去既多，气随血耗，真阳往往无权，多有宜于温煦者（温煦之药乃温和之温，非辛燥大热一类）。昔人谓暴崩宜清，可知久崩者不可恣用凉药，否则执呆方以治活病，正以招立斋之讥矣。

崩证极验方

地榆　生牡蛎各二钱　生地四钱　生白芍三钱　黄芩　丹皮各一钱半　川连五分　甘草八分，炒　莲须　黑栀各一钱水煎服。

沈曰：一妇日服人参、阿胶，血不止，投此即效。因带多，偶以苦参易芩，血复至，用芩即止，去连血又至，加连即止。

颐按：苦参太嫌苦寒，芩、连必因症而投，不可拘泥。

又曰：一妇患崩月余，余诊时大崩发晕，几脱，是方加人参一钱，服之即安，十剂而愈。

颐按：大崩发晕本非人参不可。

又曰：一妇患此，年逾五旬，投人参、阿胶不效，一日加黄连五分，甚不相安。一医云是气病，用炒香附、归、芍、丹皮、黄芩、牡蛎、枣仁、黑荆芥各二钱，郁金一钱五分，橘皮一钱，上沉香磨冲三分，柴胡五分，棕榈皮八分，煎服一剂，崩止。除柴胡、荆芥、棕皮数剂，食进，复加白术为散，服之作胀，减去即安。

颐按：用药必随症加减，乃能活泼灵动。观是案加连不安，可见前方本非呆板必验之药，人参、阿胶皆有应有不应，视佐使之相称否耳。白术亦非必胀者，惟阿胶非胃纳尚佳，不宜早用。

又曰：一崩证少腹恶寒，用桂附八味丸收全效。

笺疏：上方清而不补，微加固涩敛阴。为阴分有火者，立法未尝不轻清灵活，然惟气体尚强、阴火偏炽之症为宜。若血去已多，恐嫌太寒，且固护亦嫌不及。颐治此症，必以介类潜阳，收摄横逆龙相之火。如龙、牡、决明、玳瑁之属，俗子每谓一味兜涩，蛮封蛮锁，甚且望而生畏，不知血之所以妄行，全是雷龙相火疏泄无度，惟介类有情能纳肝肾泛滥之阳，安其窟宅，正本清源，不治血而血自止，非强为填塞之法，视莲须苦涩者不同，故收效捷而无流弊。且沉重质坚纳入煎剂，气味俱薄，非重用不能有功，而无识者见用一两八钱分量，又复舌挢不下，传为谈柄耳。食者不辨真理，一至于此，真是令人绝倒。颐终谓是方牡蛎仅止二钱，难生效力。

孟英曰：经漏崩淋并由精窍出，惟溺血从溺窍而下，妇女虽自知，然赧于细述，医者不知分辨，往往误治。更有因病汛愆而冲脉之血改从大肠而下者，人亦但知为便血也，临证均须细审。

笺疏：由精窍出者，时时自下，其人不能为主；从溺窍出者，小溲可以自主。故溺血一症，必随小溲而见，不小溲则无有也。医者能以此辨症，则闺中人虽不能自述，亦可一问其溲便而知之。王又谓：汛愆改从大肠而下，其治案中确有此一则，然千人之一，不可恒有之症也。

带　下（与男子遗浊同治）

《素问》：任脉为病，男子内结七疝，女子带下瘕聚。

笺疏：任脉以担任身前得名。任脉病则失担任之职，斯气结者成疝，血结者成瘕，或不能固摄则带下作矣。此症有湿热胶结、清浊混淆而淫溢者，有相火亢甚、疏泄太过而渗漏者。其肝肾阴虚不自固摄之症，止是带下之一。而任脉为病一句，实兼此三者而包涵其中，故一见带下，即指为冲任不固、带脉无权之虚症而辄投补涩者，绝少见效。尧封谓：与男子遗浊同治。诚然，治遗浊者，固不可仅以兜涩为能事也。

又曰：**脾传之肾名曰疝瘕，小肠冤结而痛出白名曰蛊。**

笺疏：此脾湿下流，由肾而传之膀胱者，盖即输尿管之清浊不分，故小腹为之冤结作痛，而白液自下，是即男浊女带之因于湿热胶结者也。冤读菀，实即郁塞之郁。

又曰：**少腹冤热，溲出白液。**

笺疏：此亦男子之白浊与女子之白带，少腹郁热是即相火亢甚之所致也。

又曰：**思想无穷，所愿不得，意淫于外，入房太甚，发为白淫。**

笺疏：所思不遂，龙相之火因而外越，是即亢火疏泄太过之带下。入房大甚则冲任不守，是为虚脱之带下。合观《素问》数节，则男子遗浊、女子带下之病因，总不外湿火、相火及阴虚不守三途而已。

沈尧封曰：带下有主风冷入于浮络者，巢元方、孙思邈、

严用和、杨仁斋、楼全善诸人是也；有主湿热者，刘河间、张洁古、张戴人、罗周彦诸人是也；有主脾虚、气虚，赵养葵、薛立斋诸人是也；有主湿痰者，朱丹溪是也；有主脾肾虚者，张景岳、薛新甫是也；又有主木郁地中，方齐之、缪仲淳是也。其所下之物，严主血不化赤而成，张主血积日久而成，刘主热极则津液溢出。其治法有用大辛热者，有用大苦寒者，有用大攻伐者，有用大填补者。虽立论制方各有意义，然其所下之物，究竟不知为何物。惟丹溪云：妇人带下与男子梦遗同。显然指着女精言，千古疑窦一言道破。但精滑一证，所因不同，惜其所指之方囿于痰火二字中耳。由是言之，白带即同白浊，赤带即同赤浊，此皆滑腻如精者。至若状如米泔，或臭水不黏者，此乃脾家之物，气虚下陷使然。高年亦有患此，非精气之病，不可混治。

笺疏：古病多属虚寒，故巢氏《病源》、孙氏《千金》皆以辛热治带下，此今时所绝无仅有之候，可以存而弗论。若湿热则今病最多，而亦最易治。其所下者，必秽浊腥臭，甚者且皮肤湿痒，淫溢欲腐。若夫脾虚气虚之证，固亦有之，即东垣之所谓清阳下陷，果属气陷，温煦脾土而少少升清，亦尚易治。但立斋、养葵所言则几几万病尽然，断不足据。丹溪以湿痰立论，实即湿热之病，不足为异。景岳以脾肾两虚为言，则带出精窍，言肾较为切近。视专论脾胃清气不升者，颇觉言之有物。新甫即立斋，而尧封几认作二人，未免失检，若缪仲淳以为木郁地中，实即相火郁窒横行而疏泄太过耳。古人治法惟戴人大攻，断不可法。此外则大温、大寒、大补各有对药之症，因症立方，俱有至理，不可偏废。丹溪谓带下同于梦遗，颐愚谓遗之与浊，虽同是精窍为病，但遗则一泄而即止，浊则自下而无时，其证不同。带下是时时频下，非遗症之发作有时者可比，当以浊症论，不当以梦遗为拟。虽用药无甚分别，但病状确是不同，不可混合为一。丹溪专以痰火主治，亦以是症之属于湿热者最多耳。若大腥秽不黏之带下，则是溺窍为病，由肾之输尿管来，不出于输精之管，脾胃湿浊下流，肾中输溺管不能泌别清浊所致，高年童稚皆有此症。在湿盛热甚之人，当以实火论，未必皆气虚之下陷，是当淡渗以通理水道，尧封固亦知其非精气病也。

沈尧封曰：戴原礼论赤浊云精者，血之所化，有浊去太多，精化不及，赤未变白，故成赤浊，此虚之甚也。何以知之？有人天癸未至，强力好色，所泄半精半血。若溺不赤，无他热症，纵见赤浊，不可以赤为热，只宜以治白浊法治之。观此则以赤带为热者，谬矣。

笺疏：赤浊、赤带本因相火太亢，热毒扰其工分使然，其人小溲必少，热如沸汤，一问可知，此非大剂清火泄导，何能有效？戴氏所论，确有是症。然止其一端，非凡是赤浊皆如此也。无论何症，各有真源，本不可仅据症状以断寒热虚实，毕竟各有其他之脉症可据，不可一概论也。

孟英曰：带下，女子生而即有，津津常润，本非病也。故扁鹊自称带下医，即今所谓女科是矣。《金匮》亦以三十六病隶之带下。但过多即为病。湿热下注者为实，精液不守者为虚。苟体强气旺之人，虽多亦不为害，惟干燥则病甚，盖营津枯涸即是虚劳。凡汛愆而带盛者，内热逼血而不及化赤也。并带而枯燥全无者，则为干血劳之候矣。汇而观之，精也，液也，痰也，湿也，血也，皆可由任脉下行而为带。然有虚寒、有虚热、有实热三者之分。治遗精亦然，而虚寒较少，故天士治带必以黄柏为佐也。

笺疏：孟英谓女子生而带下，不足为病，即其所谓津津常润者，本属无多，亦不秽恶。俗有十女九带之谚，诚不必药。且闺中隐曲原不告人，亦未有以此求治者。如其太多，或五色稠杂，或五臭间作，斯为病候。虚寒、虚热、实热三层，已足包涵一切浊带诸症。果能明辨及此，治法已无余蕴。至谓枯燥全无者，即是虚劳之候，此即《褚氏遗书》之所谓枯则杀人者，苟非真阴之告匮，皆其斫丧太过，合多而津干液耗者也。孟英体验及此，确是古人未道之语。

妙香散 治脉小、食少或大便不实者。

龙骨 益智仁 人参各一两 白茯苓 远志去心 茯神去木，

各五钱　朱砂二钱五分　炙甘草钱半

为末，每服酌用数钱。

笺疏：此王荆公方，为虚证之遗浊带下设法。于固涩之中仍以利水化痰辅之，补而不滞，颇为灵动。

地黄饮子去桂、附　肾阴不足，肝阳内风。

鼓动而滑精，其脉弦大者，宜之。叶云：天地温和，风涛自息。又云：坎中阳微，下焦失纳。又云：肝为刚脏，不宜刚药，只宜温柔养之。

水制熟地八钱　川石斛　麦冬　茯苓各一钱五分　石菖蒲　远志肉　巴戟肉　干淡苁蓉各一钱　五味子　山萸肉

沈曰：末二味酸药可去。

笺疏：河间地黄饮子治猝然音喑，支废不用，是为肾脏气衰，阴阳两脱于下，而浊阴泛溢于上，气血冲激，扰乱神经者立法。其证必四逆支清，或冷汗自出，其脉必沉微欲绝，其舌必滑润淡白。故以麦冬、熟地峻补真阴；桂、附、戟、蓉温养元气；五味、萸肉酸以收之，所以招纳涣散，返其故宅，理法极密。本不可以治肝阳上冲之脑神经病，今去桂、附，借用以治阴虚阳扰之遗浊崩带，填摄真阴，本欲以静制动，以阴固阳，则方中昌、远开泄尚非所宜，而巴戟、苁蓉更嫌其温煦之性反以助阳，尚宜斟酌损益，而尧封反谓萸肉、五味酸收可去，似失之制方之意。盖本为虚而不固者立法，正是利用其酸收，既无湿热实邪，尚复何嫌何忌？又引叶氏说：天地温和，风涛自息，则为阴霾肆逆之病而言，可论地黄饮之全方既去桂、附，而治肝风鼓动。叶说已全不相涉，而坎中阳微、下焦失纳二句，更是盲人扪烛，无此情理。须知坎中阳微而不能固者有之，何所谓纳？若曰肝为刚脏，不宜投刚燥之药，则滋养肝阴惟以甘润为主，亦宜柔而不宜温。要之，肾家阴虚相火鼓动而为遗浊崩带之病，本是最多，脉弦且大，龙雷方张，是方与缪氏《广笔记》之集灵膏、柳洲《续名医类案》之一贯煎，皆滋养真阴，摄纳浮阳之上乘禅也。

补肾阴清肝阳方　王宇泰曰：肾为阴，主藏精，肝为阳，主疏泄。故肾之阴虚则精不藏，肝之阳强则气不固。沈尧封曰：此方以清芬之品清肝，不以苦寒之药伤气。

藕节　青松叶　侧柏叶各一斤　生地　玉竹　天冬各八两　女贞子　旱莲草各四两

熬膏服。

笺疏：此治肝肾相火亢而疏泄无度之遗浊崩带。火之偏旺，实由于阴之不涵，故清火不在苦寒，而在甘润。又选用清香芬芳之品，以疏络中郁热之气，尤为心灵智巧。

八味丸　戴原礼曰：有赤白浊人服玄菟丹不效，服附子八味丸即愈者，不可不知。沈尧封曰：此即坎中阳微，下焦失纳之意，屡用有效。

王孟英曰：阴虚而兼湿火者，宜六味丸。甚者加黄柏尤妙。

笺疏：浊带之因于下元阳虚不能固摄者，其症甚少。如不见有确切之脉症，不可轻率引用是方，仍以养阴为主，稍加桂、附燠煖下元，而仍赖丹、泽、茯苓通泄水道，本非专为补阳之药用于是症，方与崔氏肾气丸之主旨符合，与立斋、养葵竟认作温补元阳主剂者，识见不同，胡可以道理计？孟英谓阴虚而兼有湿火，宜六味加黄柏。惟其有湿火在下，六味全方始为合辙，则彼之竟谓六味补水者，其谬何如？

松硫丸 此是方外之方。治赤白浊、赤白带日久不愈无热证者，其效如神。

松香、硫黄，铁铫内溶化，将醋频频洒上，俟药如饴，移铫置冷处，用冷水濡手，丸如豆大，必须人众方可，否则凝硬难丸，每服一钱。

孟英曰：此方究宜慎用。

笺疏：此必下焦无火，而虚不能固之浊带方是对症。然此症极少，如其有之，则硫能温养肾火而性滑利，非蛮钝封锁之比，所以神效。

固精丸 选注云：阳虚则无气以制其精，故寐则阳陷而精道不禁，随触随泄，不必梦而遗也。必须提阳固气，乃克有济。

鹿茸一具　鹿角霜分两同茸　韭子　淡干苁蓉各一两　五味子　茯苓　熟附子　巴戟肉　龙骨　赤石脂各五钱

酒糊丸。

笺疏：此方专为肾家无阳、关闸不守者立法。选注谓：寐则阳陷，正以阴分本弱，寐则气静而阳陷入阴。故以茸角通督脉之阳而举其陷，制方确有精义。然须知阳陷之阳，与相火不藏之阳大有区别，不可混治。

温柔涩法，叶氏治白淫

白龙骨　桑螵蛸　湖莲　芡实　茯苓　茯神　金樱子　覆盆子　远志肉

蜜丸。

笺疏：此方一派收涩，必纯属虚不能固者可用。然未免呆笨，难收实效，且莲子、芡实，终是食物，混入药剂，用非所用，殊觉无谓。自天士老人笔头弄巧以开其端，而吴子音为撰三家医案随其流而扬其波，于是海参、淡菜、鱼胶之属，悉入煎方，颐戏谓之厨子开单，惜乎！不调酸咸而杂入草木队中，物苟有知，亦当叫屈。

《赤水玄珠》端本丸　治脉大体肥，大便晨泄不爽，湿热遗精极验。叶云：湿热之病，面色赤亮可证。

苦参　川柏各二两　牡蛎　蛤粉　葛根　青蒿　白螺蛳壳煅，各一两神曲和丸。

笺疏：苦能胜湿，兼以固涩，而葛根能升胃气，以治湿热遗浊，亦能分清泄水，选药自有巧思。但白螺蛳壳有处极多，而无处难见，究属非主任之药，不如牡蛎取净粉用之，摄纳固下而亦清利湿热，颇有实效。

《本事方》清心丸 戴原礼曰：有经络热而滑精者，此方最妙。大智禅师云：腰脊热而遗者，皆热遗也。

黄柏　冰片

盐汤为丸。

徐曰：亦有阴亏之极，致腿足腰脊肝肾部位作热而遗者，又宜填阴固涩，以敛虚阳，非可妄投清火，宜详辨脉证。

笺疏：冰片大寒，非热症不可用。且分两不可过多。许白沙方，为相火不藏者立法，是实证。徐氏则言虚甚而火反外浮者，病情天渊。然脉症必有不同，孟英所谓凡勘一症，有正面必有反面，治医者胡可以心粗气浮？

导赤散 李濒湖曰：一壮年男子，梦遗白浊，少腹有气上冲，每日腰热，卯作酉凉，腰热则手足冷，前阴无气，腰热退则前阴气动，手足温。又旦多下气，暮多噫气，时振，逾旬必遗，脉弦滑而大，偶投涩药，则一夜二遗。遂用此方大剂煎服，遗浊皆止。

生地　木通　甘草梢

笺疏：东壁所述正在壮年，明是相火太亢，郁极而泄。少腹气冲是肾火之上奔，正与《伤寒论》之奔豚症为肾中寒水上溢者，一水一火，两相对峙，而其属于肾气上奔则一。又是孟英之所谓同症，而一正一反者。腰热卯作酉凉又是实热见症，故盛于日中阳气正旺之时。其手足冷者，热聚于里而四末反寒，亦即热深厥深之义。而前阴气定则其热别有所注也。腰热退而手足温，前阴气动，亦是此往彼来，但气运作用未易说明其实在理由耳。且腰是肾之部，此部独热，非肾热而何？脉弦滑大，情状昭著，涩之则郁热反盛，肾肝愈郁则疏泄之力愈甚，所以一夜二遗。木通苦泄宣通，以治火亢郁热，恰合分寸，大剂灌沃，尤为力专任重，是方是症，大有心思，此条见症颇与上条所主之病相近，然上方较呆，此方灵活，在木通一味以通为用故也。

王孟英曰：任脉虚而带下不摄者，往往滋补，虽投而不能愈，余以海螵蛸一味为粉，广鱼鳔煮炼，杵丸绿豆大，淡菜汤下，久服无不收效，真妙法也。

笺疏：虚不能固，滋填收涩最无近功，良以奇经滑泄，草木无情，故未易奏全绩。孟英此法，血肉有情，竹破竹补，别有会心，虽奇而不离于正。妙在丸以缓治，方能渐入下焦。视叶派竟以海味作汤药之腥腻难咽者，自有泾渭之别，颐尝以海金沙真者合川柏末两味，用鲜生猪脊髓打和丸，治阴虚有火之浊带多效，亦引清理之药，直入督任者也。

求　子

《素问》：女子二七而天癸至，任脉通，太冲脉盛，月事以时下，故有子。七七而任脉虚，太冲脉衰少，天癸竭，地道不通，故形坏而无子。

沈尧封曰：求子全赖气血充足，虚衰即无子。故薛立斋曰：至要处在审男女尺脉，若右尺脉细或空大无力，用八味丸，左尺洪大，按之无力，用六味丸，两尺俱微细或浮大，用十补丸。此遵《内经》而察脉用方，可谓善矣。然此特言其本体虚而不受胎者也。若本体不虚而不受胎者，必有他病。缪仲淳主风冷乘袭子宫，朱丹溪主冲任伏热，张子和主胞中实痰，丹溪于肥盛妇人主脂膜塞胞，陈良甫谓二三十年全不产育者，胞中必有积血，主以荡胞汤。诸贤所论不同，要皆理之所有。宜察脉辨症施治，荡胞汤在《千金》为妇人求子第一方，孙真人郑重之。

笺疏：生育之机，纯由天赋，本非人力之所能胜天，更何论乎药物。惟能遂其天机，而不以人欲乱性，断无不能生育之理。世之艰于孕育者，大率皆斫丧过度自损其天真者，欲求孕育，惟有节欲二字。善乎！袁简斋之引某理学家答其门人问求子者，谓汝能学鸟兽则有子矣。乍聆此论，岂不可骇？须知鸟兽之合，纯是天机，不妄作为，应时而动，所以无有不生，而亦无有不长者。简斋更为之中一说曰：行乎其所，不得不行，止乎其所，不得不止，即生乎其所不得不生，是岂草木根荄所能代天宣化者。《素问·上古天真论》谓：任脉通，太冲脉盛，则有子。任脉虚，太冲脉衰少，则无子。虽为女子言之，亦岂仅为女子言之？冲脉、任脉，阳施阴受，胥由此道。尧封气血充足四字，固已包举一切，则反是以思行于其所不当行，天癸那不早竭，地道不通，形坏无子，又岂必俟乎七七八八之龄耶！立斋审察尺脉一言，其理不可谓不切，而八味、六味、十全三方，岂是确当之药？若沈所谓本体不虚而不受胎，则不虚即实，子宫必有所蔽，故不能感。诸贤持论，未尝不极其理想之能事。然生理之真，亦未必果与诸家所论尽能符合，所以如法用药，纵使脉症近似，亦必不能一索而得。而《千金方》之主破瘀，张戴人之主荡涤，尤恐不顾其后，利未可得而弊即随之，学者必不可孟浪从事。

荡胞汤

朴硝　丹皮　当归　大黄　桃仁生用，各三铢　厚朴　桔梗　人参　茯苓　桂心　甘草　牛膝　橘皮各二铢　附子六铢　虻虫　水蛭各十枚

上十七味，㕮咀，以清酒五升合，煮取三升，分四服，日三夜一，每服相去三时，更服如前。覆被取微汗，天寒汗不

出，着火笼之，必下脓血，务须斟酌下尽，二三服即止。如大闷不堪，食酢饭冷浆，一口即止。然恐去恶不尽，忍之尤妙。

孟英曰：子不可以强求也。求子之心愈切，而得之愈难，天地无心而成化，乃不期然而然之事，非可以智力为者。惟有病而碍于孕育之人，始可用药以治病。凡无病之人，切勿妄药以求子，弄巧反拙，岂徒无益而已耶。纵使有效，而药性皆偏，其子禀之，非夭札，即顽悖，余历验不爽。

笺疏：孕育之事，无所为而为，岂有人力可以矫揉造作之理。所谓夫妇之愚，可以能知能行，而圣人有所不知不能者，如谓金石草木可以强无为有是直以人欲胜天理，使造物退处于无权。吾知虽有高贤，断不敢作无端之梦想，而俗子偏能为此说者，止以逢迎富贵，为衣食计，当亦智者所共谅。不意孙氏高明，《千金方》以妇人居首而求嗣，又为妇科之开宗明义第一章，一若药石无情，果有挽回造化之能力，盖亦未脱方士习气。孟英谓：非可以智力为顶门一针，吾知求方者、与方者闻此不啻冷水浇背，默尔而息，快人快事，揭尽俗子丑态，那不曲踊三百。又谓有病而碍于孕育者，始可用药以治病，须知所以不得不用药者，止是为治病计，实非作蓝田种玉想，然后知《千金方》求嗣一门，绝非医家分内之事。颐恒见艰于子嗣者，不悟其丧失之多日，以求方求药为当务之急，而医家工于献媚，乐为处方，抵掌高谈，莫不自谓，果有奇术，令人一索，可得究竟，罗列温补兴阳数十味，欲以搜括老人垂竭之脂膏，妄冀背城借一。纵令如愿以偿，而先天既薄，又以燥烈之药石助之，生儿必多胎毒，奇病百出，长育极难。颐已屡见之，而苦不敢为乃翁说明原始，以重伤垂暮之心。孟英更说到顽悖一层，正是阳药刚烈之余焰，有以成其禀赋，此理之常，无足怪者。彼痴心梦想之流，读此当亦可以废然返矣。

孟英又曰：荡胞汤虽有深意，其药太峻，未可轻用，惟保胎神祐丸善舒气郁，缓消积血，不但为保胎之良药，亦是调经易孕之仙丹，每日七丸，频服甚效。余历用有验，最为稳妙（方见下卷）。

笺疏：荡胞汤，以荡涤胞中恶瘀取义，其意盖谓妇人无不生育之理，其所以不孕者，由瘀毒积于胞中故耳。颐谓此是理想，已不足据，而许多荡涤走窜之物，足以扰乱之而有余，果用是方，必犯孟英所谓岂徒无益之弊，虽是古方，断不可信。惟孟英所称之保胎神祐丸，亦极平常，且每服止桐子大之七丸，何能有效，乃孟英颇推重之，谓有殊功，极不可解，岂聊以徇求方种子者之意，姑以和平淡泊、万全无弊者应之耶？此亦仁人之用心，惟恐俗子谬服毒药反以为祸耳。若曰果为调经之仙丹，颐敢断其必无是事，惟谓其善舒气郁，庶几近之。

孟英又曰：世有愚夫愚妇，一无所知，而敏于生育者，此方灵皋。所谓此事但宜有人欲而不可有天理也。观于此，则一切求子之法，皆不足凭。况体气不齐，岂容概论？有终身不受孕者，有毕世仅一产者，有一产之后逾十余年而再妊者，有按年而妊者，有娩甫弥月而即妊者，有每妊必骈胎者，且有一产三胎或四胎者，骈胎之胞有合有分。其产也，有接踵而下者，有逾日而下者，甚有逾一旬半月而下者，谚云：十个孩儿十样生。是以古人有宁医十男子，莫医一妇人之说。因妇人有胎产之千态万状，不可以常理测也。世之习妇科者，不可不究心焉。

笺疏：孕育纯是天然，即胎前状态亦复万有不齐，莫名其妙，脉不足凭，证不可据，阅历愈多而所见愈奇，孟英谓：千态万状不可以常理测，真是从见闻广博得来，非浅学者所能道只字。

孟英又曰：古人五种不男，曰螺、纹、鼓、角、脉，而人多误解。余谓螺乃骡字之讹，骡形之人，交骨如环不能开坼，如受孕必以产厄亡。纹则阴窍屈曲，如螺纹之盘旋，碍于交合，俗谓之石女是也。后人不知骡形之异，而改为螺，遂以纹之似螺者，有混于鼓。鼓者，阴户有皮鞔如鼓，仅有小窍通溺而已。设幼时以铅作铤，逐日纴之，久则自开，尚可以人力为也。角则阴中有物，兴至亦有能举者，名曰二阴人，俗云雌雄人是也。脉则终身不行经者，理难孕育。然暗经亦可受胎。钱国宝云：兰溪孙篾匠之妻，自来无经，而生四子一女。故五种之中，惟三者非人力所能治，而纹、角二种并不可交也，特考定之，以正相传之讹（骡形之女，初生时稳婆技精者扪之即知。其可男可女之身，名人病亦角类也）。

笺疏：此所谓不男者，言妇女不能与男子相接者也。王谓：螺当作骡，是骡不生育，惟以交骨不能开坼之故。妇人禀此，则受孕而必不能产。颐所知者，有一人尝两次受孕，其先则由接生婆用锋刃将小儿脔割而下。其后又妊身弥月，则到沪上医院中，经西医剖腹取儿，仅保残喘，然后知天地之大，果有此诡异之事。至所谓角者，并有时而可男，正史《五行》志中咤为人妖，实亦禀赋之自然，但不恒有，故世以为怪耳。

受胎总论

李东壁曰：《易》云男女构精，万物化生。乾道成男，坤道成女。褚澄言：血先至裹精则生男，精先至裹血则生女，阴阳均至，非男非女之身，精血散分，骈胎、品胎之兆。《道藏》言：月水亡后一三五日成男，二四六日成女。东垣言：血海始净一二日成男，三四五日成女。《圣济》言：因气而左动，阳资之则成男，因气而右动，阴资之则成女。丹溪乃非褚氏而是东垣，主《圣济》左右之说，立论归于子宫左右之系，可谓悉矣。窃谓褚氏未可非，东垣亦未尽是也。盖褚氏以气血之先后言，《道藏》以日数之奇偶言，东垣以女血之盈亏言，

《圣济》、丹溪以子宫之左右言。各执一见，会而通之，理自得矣。盖独男独女可以日数论，骈胎、品胎亦可以日数论乎？史载一产三子四子，有半男半女，或男多女少，或男少女多，则一三五日为男，二四六日为女之说，岂其然哉！褚氏、《圣济》、丹溪主精血子宫左右之论为有见，而《道藏》、东垣日数之论为可疑矣。叔和《脉经》以脉之左右浮沉辨所生之男女，高阳《脉诀》以脉之纵横逆顺，别骈、品之胎形，恐臆度之见，而非确论也。

王孟英曰：《阅微草堂笔记》云：夫胎者，两精相搏，翕合而成者也。媾合之际，其情既洽，其精乃至。阳精至而阴精不至，阴精至而阳精不至，皆不能成。皆至矣，时有先后，则先至者气散不摄亦不能成，不先不后而精并至，阳先冲而阴包之则成男，阴先冲而阳包之则成女。此化生自然之妙，非人力所能为。故有一合即成者，有千百合而终不成者。愚夫妇所知能，圣人有所不知能，此之谓矣。端恪后人沈君辛甫云：胎脉辨别处诚医者所当知，若受妊之始，曷以得男，何缘得女？生化之际，初无一定，诸家议论虽奇，无关损益，置之可也。

笺疏：孕育之理，天然生化，既非人力所能作为，又岂理想可以推测。濒湖所引诸说，无非凭空结撰，虽竭尽理想之能事，终是扪烛扣槃，殊可不论。纪文达天资聪颖，理想尤精。《阅微草堂笔记》一节，托之神怪，本是小说家体裁，所论较之从前诸家，确是高出一层。究竟亦是笔上生花，粲莲妙舌，何可认作实事。沈辛甫一律置之不问，真是快刀斩乱丝之无上妙法。

辨　胎

《素问》：妇人足少阴脉动甚者，妊子也。

沈尧封曰：足少阴，肾脉也，动者，如豆厥厥动摇也。王太仆作手少阴，手少阴脉应在掌后锐骨之后，陷者中，直对小指，非太渊脉也。必有所据。全元起作足少阴，候尺中。经云：尺里以候腹中，胎在腹中，当应在尺，此为近理。

笺疏：气血结滞，脉象应之而不条达，故其形如豆如珠，一粒突起，指下厥厥动，因谓之动。所以大痛之病，于脉为动，以痛则气血交结，脉亦缩而不舒也。妊娠之初，胎元乍结，正是阴阳凝合之时，其应在脉，于是亦呈凝聚之态。《素问》脉动主妊一条，其理极精。而注家似未有能申明其真义者，但必在结胎数日之间，乃有此象。若日久则胎孕已有明征，生机洋溢，何致更有结塞之态形之脉上？此所以脉滑亦主妊身，即是生气盎然之朕兆。故滑脉必于一月后始可见之。盖动之与滑，一为蕴蓄不行，一为活泼爽利，形势态度，适得其反，而以论妊子，固是各有至理，必不可诬。惟足少阴当从全元起本为是，胎结下元，自宜应之于尺，启玄本误足为手，必不可通。

又曰：阴搏阳别，谓之有子。

沈曰：王注，阴，尺中也，搏，谓搏触于手也，尺脉搏击，与寸迥别，则有孕之兆也。

笺疏：搏是应指迫迫有力，而形势分明。与动甚妊子之意相合，但是于阴分之尺部与阳分寸部显然有别，正其阴阳团结之初，当有是象。启玄注：此亦知以尺中立论，则动甚妊子一节，作手少阴者，岂非讹误。

又曰：何以知怀子之且生也。曰：身有病而无邪脉也。

笺疏：身有病者，谓妇人不月，岂非病状！且多有食减呕恶之证，亦是病征，但以脉察之，则调而有序，不见其病，是为怀子无疑。凡恶阻之甚者，食减神疲，病状昭著，然脉必无恙，临证以来确乎可据，始知经说之精。

《难经》曰：女子以肾系胞，三部脉浮沉正等，按之不绝者，有妊也。

笺疏：三部脉浮沉正等，按之不绝，是即活泼流利之滑脉，故知有妊。

沈尧封曰：妇人三部脉浮沉正等，以手按之不绝者，孕子也。妊脉初时寸微，呼吸五至，三月而尺数也，脉滑疾，重以手按之散者，胎已三月也，脉重手按之不散，但疾不滑者五月也，此即阴搏阳别之义。言尺脉滑数，寸脉微小，尺与寸脉别者，孕子也。

笺疏：三月尺数，三月滑疾而散云云，不确。

辨男女胎

王叔和曰：妊娠四月，其脉左疾为男；右疾为女，俱疾为生二子。

笺疏：疾即滑利之意，左脉滑应男胎，右脉滑主女胎，自有确征。

又曰：左尺偏大为男，右尺偏大为女，左右俱大产二子。大者如实状，即阴搏之意，尺脉实大与寸迥别，但分男左女右也。

又曰：左脉沉实为男，右脉浮大为女。

笺疏：沉实亦即阴搏之义，亦当于尺征之。右脉浮大为女，则不知其意何在？然理不可通，不足信也。

楼全善曰：按丹溪云，男受胎在左子宫，女受胎在右子宫。推之于脉，其义亦然。如胎在左，则气血护胎必盛于左，故脉左疾为男，左大为男也。胎在右，则气血护胎必盛于右，故脉右疾为女，右大为女也。亦犹经文阴搏阳别谓之有子，言胎必在身半之下，气血护胎必盛于下，故阴尺鼓搏与阳寸迥别也。

笺疏：天地之气左升而右降，升属阳，而降属阴。故左为阳，而右为阴。且南面而立，左在东，而右在西，东主升而右主降，故东为阳而右为阴。男女胎之分主于左右脉，即是阴阳升降之气为之，确有征验，而亦自有至理。丹溪以左右子宫受胎为分别，却非生理之实。读西学家言，子管子核确有左右两处，而子宫则有一无二，此是实在形骸，不可信笔写来，惟吾所欲者也（卷末附英医合信氏《全体新论》可征）。

《千金》云：令妊妇面南行，从背后呼之，左回首者是男，右回首者是女。又女腹如箕，以女胎背母，足膝抵腹，下大上小故如箕；男腹如釜，男胎向母，背脊抵腹，其形正圆，故如釜也。

沈尧封曰：《内经》妊娠数条，惟阴搏阳别尤为妙谛。《素问》诊法上以候上，下以候下，气血聚于上则寸脉盛，气血聚于下则尺脉盛。其势然也，试之疮疡无不验者。况胎在腹中，气血大聚，岂反无征验之理！胎系于肾，在身半以下，故见于尺部，但人脉体不同，有本大者，有本小者，即怀妊时有见动脉者。然尺中或疾或数，总与寸脉迥然有别，细审自得，即左右男女亦然。受胎时偏左成男，气血聚于左则左重，故呼之则左顾便，脉必形于左尺；受胎时偏右成女，气血聚于右则右重，呼之则右顾便，脉必形于右尺。此一定之理也。至若丹溪男受胎于左子宫，女受胎于右子宫，此是语病，犹言偏于子宫之左，偏于子宫之右耳，原非有二子宫也。惟左男右女指医人之左右手言，恐未必然。

笺疏：左顾右顾之说，殊属不确。尧封偏左偏右亦是空话。子宫惟一，教他偏到何处去？此非《礼记·月令》之九宫，可以左个右个择居其一者也。

王孟英曰：诸家之论皆有至理，而皆有验有不验。余自髫年即专究于此，三十年来见闻多矣。有甫受孕而脉即显呈于指下者，有半月一月后而见于脉者，有二三月而见于脉者，有始见孕脉而五六月之后反不见孕脉者，有始终不见于脉者，有受孕后反见弦涩细数之象者，甚有两脉反沉伏难寻者。古人所论，原是各抒心得，奈死法不可以限生人，纸上谈兵，未尝阅历者，何足以语此。惟今春与杨素园大令谈之，极蒙折服，殆深尝此中甘苦也。忆辛丑秋，诊周光远令正之脉，右寸关忽见弦大滑疾，上溢鱼际之象，平昔之脉未尝见此，颇为骇然，及询起居，诸无所苦，惟汛愆半月耳。余曰：妊也，并可必其为男。继而其父孙际初闻之，诊乃女脉，曰：妊则或然，恐为女孕。余曰：肺象乎天，今右寸脉最弦滑且见上溢之象，岂非本乎天者亲上耶！孙曰：此虽君之创解，然极有理，究不知后验何似耳。迨壬寅夏果举一男，聊附一端，以为凿凿谈脉者鉴。

笺疏：孟英有验有不验之说，以阅历得之，最宜真谛。古人所论或凭理想，或偶然符合，而自以为确。究竟禀赋不齐，各如其面，岂可执板法以谈天然之生化，故孕脉最难凭。颐亦留心二十余年，而始敢为此说，若门外人闻之，必嗤为脉理之不精矣。知凡百学问，必亲自体验，潜心默察，而后能于板法中参活法，彼笃信好古，常在故纸堆中求生活者，何足以语此。然亦止可为知者道，不足为俗人言也。王论周氏夫人一证，弦滑上溢而断为妊，且断为必男，必无真切理由可说，本乎天者亲上一句，空空洞洞，何可为训！然竟协征兰之兆，此正颐之所谓偶然符合，而自以为确者，请教后人，更从何处学步！然即此更可征孕脉之变幻无穷，万不能刻舟求剑，按图索骥矣。

妊妇似风（孟英曰：即子痫证）

沈尧封曰：妊妇病源有三大纲。一曰阴亏，人身精血有限，聚以养胎，阴分必亏；二曰气滞，腹中增一障碍，则升降之气必滞；三曰痰饮，人身脏腑接壤，腹中遽增一物，脏腑之机括为之不灵，津液聚为痰饮。知此三者，庶不为邪说所惑，妊妇卒倒不语，或口眼歪斜，或手足瘈疭，皆名中风。或腰背反张，时昏时醒，名为痉，又名子痫。古来皆作风治，不知卒倒不语病名为厥，阴虚失纳，孤阳逆上之谓。口眼歪斜，手足瘛疭，或因痰滞经络，或因阴亏不吸，肝阳内风暴动。至若腰背反张一证，临危必见戴眼，其故何欤？盖足膀胱从太阳之脉起于目内眦，上额交巅，循肩膊内夹脊，抵腰中。足太阳主津液，虚则经脉时缩，脉缩故腰背反张。经云：童子高者，太阳不足，谓太阳之津液不足也，脉缩急则童子高，甚则戴眼。治此当用地黄、麦冬等药滋养津液为主。胎前病阳虚者绝少，慎勿用小续命汤。

王孟英曰：阴虚气滞，二者昔人曾已言之，痰饮一端，可谓发前人之未发，因而悟及产后谵妄等症，诚沈氏独得之秘，反复申明，有裨后学之功，不已多乎。

笺疏：妊身阴虚，以精血凝聚下元，无暇旁及，致令全身阴分偏于不足，至理名言，必不可易。颐因此而悟及子痫发痉，即从此阴虚二字而来，盖痫症痉厥猝然而作，亦可倏然而安，近人脑经病之真理，早已发明，已是万无疑义。颅脑神经之所以为病者，无非阴不涵阳，孤阳上逆，冲激震荡，扰其神经，以致知觉运动顿失常度。若产后得此，明是阴夺于下，阳浮于上，其理易明。独妊脉之时真阴团结，必说不到阴虚二字，何以而阳亦上浮至于此极？今得尧封精血有限、聚以养胎阴分必亏三句为之曲曲绘出原理，乃知阳之所以升浮者，正惟其阴聚于下，有时不得上承，遂令阳为之越，发生是证。然究属阴阳偶尔乖离，非真阴大虚者可比，则阳气暴越，能升亦自然降，所以子痫病自动亦即自安，不为大患，亦与其他之癫痫发作有时，恒为终身痼疾者不同。尧封阴虚失纳，孤阳逆上及阴亏不吸肝阳，内风暴动四句，说明痫痉根源，早已窥透此中鹥结。惜乎当时脑神经之病情尚未传播，遂以卒倒不语、口眼歪斜、手足瘈疭等症，仅能以痰滞经络解说，尚是未达一间。而论腰背反张、临危戴眼，亦不得不从足太阳经起于内眦上额交巅说入引作确证。岂知反张戴眼亦是脑经变动，必与足太阳经无涉，经谓童子高者太阳不足，乃指平时无病而言，不能援为猝然戴眼之证，而足太阳主津液一说，则经言膀胱者津液之腑本属可疑，亦复可笑（膀胱储尿，原是应当排泄之废材，何得谓之津液），抑且治反张戴眼，猝然为变者，必以潜降为主，摄纳浮阳，决非地黄、麦冬滋养津液所能有效。况尧封既以歪斜、瘈疭、反张等症作为痰滞经络，则地黄、麦冬宁不与痰饮一说自相矛盾？总之气火既浮上冲激脑者，必挟胸中痰浊，随气而升，所以痫病发作之时无不口涌冷涎者，滋腻养阴之药必不可投，何以沈氏附会津液不足而谓常用地黄、麦冬等耶？末谓弗用小续命汤，则所见最真。凡吾同道不可不书，诸绅无论昏愦、歪斜、不仁、不遂、痉厥、瘈疭、癫痫、谵妄，苟投续命，必为催命之符，此则颐之所敢断言者。孟英谓痰饮一端，沈氏独得之秘，洵是确论。子痫、痉厥、产后昏冒，类多由此，其实皆虚阳挟痰上逆，所以沈氏蠲饮六神一方最多奇效。然则地黄、麦冬更不可不谓智者之一失矣。

沈尧封曰：钱鹄云正室饮食，起居无恙，一夜连厥数十次，发则目上窜，形如尸，次日又厥数十次，至晚一厥不醒。

以火炭投醋中，近鼻熏之不觉。切其脉，三部俱应，不数不迟并无怪象。诊毕，伊父倪福增曰：可治否？余曰：可用青铅一斤，化烊，倾盆水内，捞起再烊，再倾三次，取水煎生地一两、天冬二钱、细石斛三钱、甘草一钱、石菖蒲一钱，服。倪留余就寝书室，晨起见倪复治药，云昨夜服药后至今止厥六次，厥亦甚轻，故照前方再煎与服，服后厥遂不发。后生一子，计其时，乃受胎初月也。移治中年非受胎者亦屡效。

笺疏：猝厥一症，总是阳气上浮，冲激脑经，所以顷刻之间能失知觉运动。其脉有变，有不变，有伏，有不伏，其支体亦有冷有不冷，病情与痫症大同。但猝厥者无涎沫，痫必有涎沫，故治痫必兼涤痰，治厥可投滋腻养阴，兼顾其本，而必赖潜阳镇坠之品始克有济。则是症必无二治，其脉之不皆伏亦以脑经为病，本与血管无涉。大抵脉不伏而肢温者，其症尚轻，脉伏绝而支冷者，其症为剧，是其神经之激动尤甚，更进一步，即《素问》之所谓气不返者死矣。尧封此案虽不能识破脑神经病，而以青铅水煎汤正合镇定气火，使不升腾之意。所以覆杯得效，如鼓应桴。此症之发于初结胎时者，固以真阴凝聚于下，不暇他顾，致令孤阳无宅，俄顷飞扬，既得青铅摄引，而复峻养真阴，标本双顾，所以定厥，而并无碍胎之虑，宜为子痫猝厥之无上神丹，自谓屡效，必非虚语。

吴门叶氏治一反张，发时如跳虫，离席数寸，发过即如平人。用白芍、甘草、紫石英、炒小麦、南枣煎服而愈。《捷径方》载一毒药攻胎，药毒冲上，外证牙关紧急、口不能言、两手强直、握拳自汗、身有微热，与中风相似，但脉浮而软，十死一生，医多不识，若作中风治，必死。用白扁豆二两生去皮为末，新汲水调下即效。

笺疏：叶氏此案，石英镇纳，合甘、麦、枣、芍柔润养液，与上条尧封用药异曲同工，真是双璧双珠，无独有偶，读此可悟善学古人者止当师其意，而不必拘其方，若必依样葫芦描写一遍，则抄书胥矣。至《捷径方》所述亦即此症，生扁豆末何以必效，恐是𧮪言，吾斯未信。

沈尧封曰：痰滞经络，宜二陈加胆星、竹沥、姜汁。

笺疏：痫虽皆有痰，然特其显而易见者耳。其实病在脑，经气升为本，痰为标，尧封此条是未知脑经为病，尚觉隔膜。

初娠似劳

沈尧封曰：钱彬安室人内热，咳呛涎痰，夜不能卧，脉细且数，呼吸七至。邀余诊视，问及经事，答言向来不准，今过期不至。余因邻近，素知伊禀怯弱，不敢用药，就诊吴门，叶氏云：此百日劳，不治。归延本邑书浦亭疗，投逍遥散不应，更萎蕤汤亦不应。曰：病本无药可治，但不药必骇，病者可与六味汤，聊复尔尔。因取六味丸料二十分之一煎服，一剂咳减，二剂热退，四剂霍然，惟觉腹中有块，日大一日，弥月生一女，母女俱安，越二十余年女嫁母故。后以此法治怀妊咳呛涎痰，或内热，或不内热，或脉数，或脉不数，五月以内者俱效，五月以外者，有效有不效。

笺疏：素禀本弱，而又结胎，则阴不上承，虚火燔灼，致为咳呛涎痰、内热诸症，六味本可以养阴，而亦摄纳清热，投之极轻，不嫌呆笨，正是恰如地位。王孟英曰：亦有劳损似娠者。盖凡事皆有两面也。

喘

丹溪曰：因火动胎逆上作喘急者，用条芩、香附为末，水调服。

笺疏：此节以胎前言之，喘是气逆而上奔，寻常治法，皆宜开泄抑降。然在有娠，则重坠之药皆有堕胎之虑，不可不防。故丹溪止以条芩、香附治胎火，则反是以思，如有寒饮泛溢之喘逆，自当举一反三，不能仅以黄芩为定喘之主药，亦自可悟但喘逆甚者，开肺肃降亦不必忌，正以有病则病当之，适可而止，未必开泄皆致堕胎。观上文尧封用青铅一条，胎元乍结之时，尚不为害，其故可思，但不可大剂，金石只止镇压耳。

吕沧洲曰：有妇胎死腹中，病喘不得卧。医以风药治肺，诊其脉气口盛人迎一倍，左关弦动而疾，两尺俱短而离经，因曰：病盖得之毒药动血，以致胎死不下，奔迫而上冲，非外感也。大剂芎归汤加催生药，服之下死胎。其夫曰：病妾有怀，室人见嫉，故药去之，众所不知也。

笺疏：此胎死而气迫上冲，非下死胎必不可救。然亦有子悬重症，母命危在旦夕，苟再顾护胎元，势且母子莫保，则急用大剂镇逆，不遑保胎，亦是两害相权，处其轻者而已。下文子悬条有旋覆代赭汤胎堕得生一节，正合此旨。颐十年前荆人两度子肿，寒水上溢，喘急危极，皆投真武汤合旋覆代赭，俱胎堕而后即安，实迫于事势之无可奈何。如其为他人处方，似不当为此背城借一之计，即使幸而得安，容或有以胎堕为口实者设。或元气不支，俱伤两败，则悠悠之口更当如何？然为医家事实上思之，但求吾心之所安，成败听之天命，则当危急存亡之秋，亦不妨用此法，盖舍此必无可以两全之策，无宁放胆图之，尚有一线生机。惟必以此中理由，先为病家说明，听其自主可耳。

沈尧封曰：外感作喘，仍照男子治，故不录，他病仿此。王海藏《医垒元戎》曰：胎前病唯当顺气，若外感四气，内伤七情以成他病，治法与男子同，当于各证类中求之，惟动胎之药切不可犯。

恶　阻

《金匮》曰：妇人得平脉，阴脉小弱，其人渴不能食，无寒热，名妊娠。于法六十日当有此证，设有医者治逆，却一月加吐下者，则绝之。

沈尧封曰：楼全善云恶阻谓呕吐、恶心、头眩、恶食、择食是也。绝之者，谓绝止医药，候其自安也。余尝治一二妊妇呕吐，愈治愈逆，因思绝之之旨，停药月余自安。

笺疏：恶阻是胎元乍结，真阴凝聚，不得上承而虚阳上越，故为呕吐、恶心、头眩、恶食等证。但阴结于下，阴脉当沉实，而不当小弱，《素问》谓少阴动甚，亦是有力搏击之状，即证以阅历所得，必尺部有神而后敢信为妊兆，如其两尺微弱即未必是妊。而《金匮》乃谓阴脉小弱者为妊娠，殊不可晓。即谓六十日当有此证，亦觉太泥。凡恶阻早者，珠胎乍结，才十余日而即有见症，其迟者，亦有发见于两三月后者，亦有连举数胎而不知不觉者，大率强壮之体，皆无此症。其恶食、择食、呕吐、泛恶者，皆柔脆者也，而治之应否又各各不同，其应手者三五剂即有大效，其不应者，虽竭尽智能，变尽方法，而呕不可止，则又本乎其人之性质，非药石所能为力。医者必不能自恃才力，可操胜算，停药一说，虽似有理，其实停药而不能自安者，亦正不少。

朱丹溪曰：有妊二月呕吐眩晕，脉之左弦而弱，此恶阻因怒气所激，肝气伤又挟胎气上逆，以茯苓半夏汤下抑青丸。

笺疏：呕吐，皆肝气之上逆，纵无怒气激动，其病亦本于肝，是方主治所以多效。

《千金》半夏茯苓汤　治妊娠阻病，心中愦闷，空烦吐逆，恶闻食气，头眩、体重，四肢百节疼烦沉重，多卧少起，恶寒汗出，疲极黄瘦。

半夏　生姜各三十铢　干地黄　茯苓各十八铢　橘皮　旋覆花　细辛　人参　芍药　芎䓖　桔梗　甘草各十二铢

上十二味，㕮咀，以水一斗，煮取三升，分三服。若病阻，积月日不得治及服药冷热失候，病变客热烦渴，口生疮者，去橘皮、细辛，加前胡、知母各十二铢。若变冷下痢者，去干地黄，入桂心十二铢。若食少，胃中虚，生热，大便闭塞，小便赤少者，宜加大黄十八铢，去地黄加黄芩六铢。余依方服一剂得下后消息，看气力冷热，增损方更服一剂汤，便急使茯苓丸，令能食便强健也，忌生冷醋滑油腻。

笺疏：是方开泄、降气、化痰、定逆，而以旋覆斡旋乾运，参、地固护真阴，又加细辛以通中州阳气，则脾之消化健，而痰浊自退，呕吐可定。但芎䓖太升、甘草大腻，是可减之，或谓细辛气味俱雄，古人谓其直透巅顶，是升腾之势，较之川芎殆将倍蓰，如谓眩晕呕吐不宜于升，似当先除细辛，而后再议芎䓖。颐则谓细辛质坚而细，气虽升而质则降，用以开中州郁窒而化痰浊，尚无不可，惟川芎形质气味无一不升，呕恶必非所宜，是有至理，非臆说也。

《千金》茯苓圆 服前汤两剂后服此即效。

茯苓 人参 桂心熬 干姜 半夏 橘皮各一两 白术 葛根 甘草 枳实各二两

上十味，蜜丸梧子大，饮服二十丸，渐加至三十丸，日三次。

徐曰：《肘后》不用干姜、半夏、橘皮、白术、葛根，只用五物。又云妊娠忌桂，故熬。

王孟英曰：雄按胎前产后，非确有虚寒脉证者，皆勿妄投热剂，暑月尤宜慎之。

又方

青竹茹 橘皮各十八铢 茯苓 生姜各一两 半夏三十铢

上五味，水六升，煮取二升半，分三服。

《千金》橘皮汤 治妊娠呕吐不下食。

橘皮 竹茹 人参 白术各十八铢 生姜一两 厚朴十二铢

上六味，水七升，煮取二升半，分三服。

沈尧封曰：费姓妇怀妊三月，呕吐饮食，服橘皮、竹茹、黄芩等药不效，松郡车谓津用二陈汤加旋覆花、姜皮水煎，冲生地汁一杯，一剂吐止，四剂全愈。一医笑曰：古方生地、半夏同用甚少，不知此方即《千金》半夏茯苓汤，除去细辛、桔梗、芎䓖、白芍四味。又曰：呕吐不外肝胃两经病，人身脏腑本是接壤，怀妊则腹中增了一物，脏腑机括为之不灵，水谷之精微不能上蒸为气血，凝聚而为痰饮窒塞胃口，所以食入作呕，此是胃病，又妇人既娠，则精血养胎，无以摄纳肝阳，则肝阳易升。肝之经脉夹胃，肝阳过升则饮食自不能下胃，此是肝病。《千金》半夏茯苓汤用二陈化痰以通胃也，用旋覆高者抑之也，用地黄补阴以吸阳也，用人参生津以养胃也。其法可谓详且尽矣。至若细辛亦能散痰，桔梗亦能理上焦之气，芎䓖亦能宣血中之滞，未免升提，白芍虽能平肝敛阴，仲景法胸满者去之，故车氏皆不用斟酌尽善，四剂获安有以也。王孟英曰：发明尽致，精义入神。

沈尧封曰：蔡姓妇恶阻，水药俱吐，松郡医用抑青丸立效。黄连一味为末，粥糊丸麻子大，每服二三十丸。

又曰：肝阳上升，补阴吸阳，原属治本正理，至肝阳亢甚，滴水吐出，即有滋阴汤药亦无所用，不得不用黄连之苦寒，先折其太甚，得水饮通，然后以滋阴药调之，以收全效。

王孟英曰：左金丸亦妙。

沈尧封曰：沈姓妇恶阻，水浆下咽即吐，医药杂投不应，身体骨立，精神困倦，自料必死，束手，医亦束手。一老妇云：急停药八十日当愈。后果如其言。停药者，即《金匮》

绝之之义也。至八十日当愈一语，岂《金匮》六十日当有此证之误耶？不然何此言之验也。

笺疏：恶阻甚者，每每百药不效，有至八九月而渐安者，亦有直待分娩而始平者，停药者有之，亦未必皆安，老妇所谓八十日当愈者，想亦屡验，而始有此说。然终是偶尔巧合，不必一概皆然也。

沈尧封曰：朱宗承正室甲戌秋，体倦吐食，诊之略见动脉，询得停经两月，恶阻证也。述前治法有效，有不效，如或不效，即当停药录半夏茯苓汤方与之，不效，连更数医。越二旬复邀余诊，前之动脉不见，但觉细软，呕恶日夜不止，且吐蛔两条，余曰恶阻无凝，吐蛔是重症，姑安其蛔以观动静。用乌梅丸早晚各二十丸，四日蛔止，呕亦不作，此治恶阻之变局也，故志之。

笺疏：呕之甚者，即不吐蛔用乌梅丸亦佳，以酸收合苦辛，发中有合斡旋枢机，最有妙理。呕字从区，正是枢关之失于运用，乃有此症。颐治呕吐，习用川椒、红乌梅炭，或少加细辛，效者不少，功在左金丸之上。椒红至多不过十粒，乌梅、细辛各三四分，皆不可多，少则神应，重则辛烈大过，大耗津液，不可不知。

子　烦（妊妇烦名子烦）

丹溪曰：因胎元壅郁热气所致。

沈尧封曰：子烦病因，曰痰、曰火、曰阴亏。因痰者，胸中必满。仲景云：心中满而烦，宜瓜蒂散，此是吐痰法。妊妇禁吐，宜二陈汤加黄芩、竹茹、旋覆花，阴亏火甚者，仲景黄连阿胶汤最妙。

笺疏：烦是内热心烦，闷闷不乐，亦以阴聚于下不得上承，总是阴虚火扰。但挟痰者，十恒七八，黄连温胆汤、蠲饮六神汤皆佳。瓜蒂吐法不独妊身不宜，即常人亦不可用，以其本是痰热上壅，更与激越，适以引动其气，是助虐矣。

《医方集解》汪讱庵有竹叶汤一方，治妊娠心惊、胆怯，终日烦闷，名子烦。因受胎四五月，相火用事或盛夏君火大行俱能乘肺以致烦躁胎动不安，亦有停痰积饮滞于胸膈，以致烦躁者。

麦冬半钱　茯苓　黄芩一钱　人参五分　淡竹叶十片

竹叶清烦，黄芩消热，麦冬凉肺。心火乘肺，故烦出于肺，茯苓安心，人参补虚，妊娠心烦固多虚也。如相火盛者单知母丸，君火盛者单黄连丸，神不安者，朱砂安神丸，切不可作虚烦用栀、豉等药治之。一方茯苓为末，无人参有防风。一方有防风、知母无人参，有痰者加竹沥。

笺疏：妊身心烦，果是虚火无痰，是方极合。然挟痰者，十之七八，参、麦胡可妄投？讱庵方下谓亦有停痰积饮，滞于胸膈，是渠亦未尝不知有此一症，而乃并列于本方之下，一似此方并可治停痰积饮者，岂非大谬！方后且谓人参补虚，妊娠心烦固多虚症，云云。又与停痰积饮一层两不照顾，汪氏书之颟顸模糊，最易引初学入重雾中，皆此等骑墙两可之说，误人实是不浅。又谓不可作虚烦用栀、豉等药，颐谓栀子清心而不大苦大寒，心家有火，胡不可用？且香豉质松，本治心中烦热之药，惟今之江浙市肆中以麻黄汤制过，用为发汗之药，则非心烦者所宜耳。方后既曰心烦多虚，而又曰切不可作虚烦，出尔反尔，更是可笑。

子　悬

严氏紫苏散　许叔微曰：治怀胎近上，胀满疼痛，谓之子悬。陈良甫曰：妊至四五月，君相二火养胎，热气逆上，胎凑心胸，腹满痞闷，名曰子悬。用此加黄芩、山栀之类，一方无川芎，名七宝散。许叔微云：六七月子悬者，用之数数有验，不十服便近下。

紫苏一两　腹皮　人参　川芎　橘皮　白芍　当归三分　甘草一分，锉

分三服，水一盏，生姜四片，葱白煎，去渣服。

徐蔼辉曰：去川芎因避升提之故。

汪讱庵曰：治胎气不和，凑上胸腹，腹满，头疼，心腹腰胁皆痛，名子悬。因下焦气实，相火旺盛，举胎而上，上通心

胸也，每服止用苏叶一钱，当归七分，腹皮以下皆五分，甘草二分，无葱白。心腹痛者加木香、延胡。

陈来章曰：芎、归、芍药以和其血，苏、橘、大腹以顺其气，气顺血和则胎安矣。既利其气，复以人参、甘草养其气者，顺则顺其邪逆之气，养则养其冲和之气也。

徐蔼辉曰：延胡动血，恐未可用。

笺疏：子悬是胎元之上迫，良由妊妇下焦气分不疏，腹壁逼窄，所以胎渐居上而胀满疼痛乃作。《济生》紫苏饮用苏叶、腹皮、橘皮、芎、归疏通下焦之气，再加姜、葱亦是通阳作用，不可认作发散通套。程钟龄《医学心悟》解释保生无忧散一方，谓全用撑法，故使易产。颐谓严氏此方，亦是撑法，令其腹壁开展，而胎自安于故宅。惟其分两甚轻，故疏展而无扰动之虑。陈氏不用川芎，徐蔼辉谓其嫌于升提，洵是确论。但本方止用三分开展气机，亦无不可，若不知此理，而重用之则大谬矣。讱庵所谓相火旺盛，认症未切，须知方中并无清火之药，并不为火旺而设。总之汪氏书中议论不少，总觉肤浮，甚则溢出题外，所以徒授俗子简陋恶习，而此道乃愈趋愈下。又谓心腹痛加木香、延胡，则运行气滞尚是正着，徐虽谓延胡动血，惟恐碍胎，然止是行血中之气，俗虽谓其破血，其实气体旺者尚可无妨，惟柔脆者忌之。陈来章说解亦极浮泛，是汪讱庵之流亦非能阐发医理之实用者。

赵养葵有命门虚寒，胎下凑心就暖一说。

沈尧封曰：此是百中仅一，非实是虚寒脉证，热药不可尝试。

笺疏：养葵此条纯是谬想，心虽属火，而位居膈上，岂胎能凑得其暖气者。且腹中岂无热度，命门虚者将全腹寒，止有其心独暖耶？响壁虚构而不顾，其理有难，安养葵之谬一至于此，尧封采之得毋失检。

沈又曰：郁姓妇怀妊九月，偶因劳动，遂觉腹痛，胎渐升至胸中，气塞不通，忽然狂叫咬人，数人扶持不住，病名子上撞心，即子悬之最重者。用旋覆花代赭汤去参、枣，连灌两剂，胎堕得生。又一妇证亦如之，服前药胎堕而死。

笺疏：此诚是子悬之重症，上逼太甚，竟致神志为蒙，此非重剂镇坠复有何药可以救急？胎之堕否本已不暇兼顾，即使堕胎而母命难全，亦止有尽人力以听气数而已。颐谓代赭石入煎剂尚非末子，中服可比，亦未必皆堕胎，果有急症，不妨借用，此时母命极危，更不当疲药塞责，并此一线可生之机而绝之也。案中升至胸中四字，终是言之大甚，胎在腹部，必不能撞破膈膜直犯心主，此是古人下笔之不慎，读者不可误认。

沈又曰：陆检修正室，子上撞心，江稳婆教磨代赭汁服，遂产两子。一子在上横于心下，一子撞着上子，故经一昼夜不至撞心得不死，产下遂安。

笺疏：此条一子在上横于心下，一子撞着上子三句，亦是理想而云。然谁能入其母怀，认得清楚如是。

葱白汤 治胎上逼心烦闷，又治逼动困笃。本草云：葱白通阴安胎。楼全善曰：此方神效，脉浮滑者宜之。葱白二七茎浓煮汁饮之，胎未死即安，已死即出。未效再服。

笺疏：葱白是根茎，故以达下焦而通阳气。此亦颐之所谓撑法，其阳气宣通，腹壁不窄，则胎自安矣。

陈良甫曰：治一妇孕七个月，远归，忽然胎上冲作痛，坐卧不安。两医治之无效，遂云：胎已死矣。用蓖麻子研烂和麝香贴脐中下之，命在呼吸。召余诊视，两尺脉绝，他脉和平。余问二医作何证以治之，答云：死胎。余问：何以知之？曰：两尺沉绝，以此知之。余曰：此说出何书，医无答。此子悬也。若是死胎，却有辨处，面赤舌青，子死母活，面青舌赤吐沫，母死子活，唇舌俱青，子母俱死。今面不赤舌不青，其子未死，是胎上逼心。宜以紫苏饮连进至十服，而胎近下矣。

笺疏：子死而舌青者，以胎死则阴寒之气上乘，故舌无华采而现青黯之色。

李氏曰：子悬证火盛极一时，心气闷绝而死，紫苏饮连进可救。若两尺脉绝者，有误服动胎药，子死腹中则增寒，手指唇爪俱青，全以舌为证验，芎归汤救之。

笺疏：子悬本非火盛之证，所以苏叶、葱白皆能桴应。李氏此言真是臆说。

王孟英曰：戊申秋，荆人妊八月而患咳嗽，碍眠，鼻衄如射，面浮指肿，诸药不应，谛思其故，素属阴虚，内火自盛，胎因火动上凑心胸，肺受其冲，咳逆乃作。是不必治其嗽，仍当以子悬治之，因以七宝散去参、芍、生姜，为其胸满而内热也，加生石膏以清阳明之火，熟地黄以摄根蒂之阴，投匕即安。今年冬仲，亦以八月之娠而悲哀劳瘁之余，胎气冲逆眩晕，嗽痰，脘胀，便溏，苔黄，口渴，予蠲饮六神汤去胆星、茯苓，加枳实、苏叶、大腹皮以理气开郁，黄芩、栀子、竹茹以清热安胎。一剂知，二剂已。凡子悬因于痰滞者，余每用此法，无不应如桴鼓。

笺疏：此症是阴虚有素，气火上升，为咳为衄，为面浮肤肿，尚非胎元之上逼。然凡胎之能逆上者，亦无非气升使然。病状虽殊，其理则一，故治法皆同。且凡所谓子悬者，本是气升为多，亦不必其胎之果能上升也，七宝、六神只是顺气化痰，所以不致碍胎，若使投以大剂重坠之药，亦将有伤胎之变。

妊娠肿胀

沈尧封曰：妊妇腹过胀满，或一身及手足面目俱浮，病名子肿，或名子气，或名琉璃胎。但两脚肿者，或名皱脚，或名肥脚。名色虽多，不外有形之水病与无形之气病而已，何则？胎碍脏腑，机括不灵。肾者，胃之关也，或关门不利，因而聚水，或脾不能散精行肺，或肺不能水精四布，此有形之水病也。又腹中增一物，则大气升降之道窒塞，此无形之气病也。病在有形之水，其证必皮薄色白而亮，病在无形之气，其证必皮厚色不变。说见《内经·胀论》，细玩自明。更有痰滞一证，痰虽水类，然凝聚质厚，不能遍及皮肤，惟壅滞气道，使气不宣通，亦能作肿，其皮色亦不变，故用理气药不应，加化痰之品自然获效。

笺疏：妊身发肿，良由真阴凝聚以养胎元。而肾气不能敷布则肾中之输尿管无权，遂致水道不通，泛溢莫制，治当展布肾气，庶几水行故道，小溲利而肿胀可消。此惟仲景肾气丸最为正治。但附子最是碍胎，苟非症势危急，慎弗轻率援用，以贻口实。其头面肿者，则肺气不降，上源不清，而水道亦不利，则当开宣肺气，复其肃降之常，面即不浮。

徐蔼辉曰：《灵枢·水胀》论曰：水始起，目窠上微肿，如新卧起之状，其颈脉动，时咳，阴股间寒，足胫肿，腹乃大，其水已成矣。以手按其腹，随手而起，如裹水之状，此其候也。肤胀者，寒气客于皮肤之间，嗀嗀然不坚，腹大，身尽肿皮厚，按其腹，窅而不起，腹色不变，此其候也。愚按：于肤胀言皮厚色不变，则水胀之皮薄色变可知矣。存参。

《千金》鲤鱼汤 治妊娠腹胀，胀满，或浑身浮肿，小便赤涩。

沈按：此治有形之水也。以腹胀满为主，身肿溺涩上加一或字，乃或有或无之词，不必悉具。

陈良甫曰：胎孕至五六个月，腹大异常，此由胞中畜水，名曰胎水。不早治，恐胎死，或生子手足软短，宜《千金》鲤鱼汤。盖鲤鱼归肾，又是活动之药，臣以苓、术、姜、橘，直达胞中去水，又恐水去胎虚，佐以归、芍使胎得养，真神方也。

当归 白芍各一钱 茯苓一钱五分 白术二钱 橘红五分 鲤鱼一尾，去鳞肠

作一服，白水煮熟，去鱼用汁一盏半，入生姜三片，煎一盏，空心服，胎水即下。如腹闷未尽除，再合一服。

《金匮》葵子茯苓汤 治妊娠有水气，身重小便不利，洒淅恶寒，起即头眩。按此滑利之剂，亦治有形之水。

葵子一斤 茯苓三钱

为散，饮服方寸匕，日三服，小便利则愈。

笺疏：葵子滑而下行，近人有伤胎之说，虽是古方，必须慎用。

天仙藤散 治妊娠自三月成胎之后，两足自脚面渐肿至腿膝，行步艰难，喘闷妨食状似水气，甚至足指间出黄水者，谓

之子气。此元丰中淮南名医陈景初制也，本名香附散。后李伯时更名天仙藤散。按：此理气方也，脚面渐肿至腿膝，并足指间黄水出，是水与气同有之证，不得即谓之气病，必皮厚色不变，方是气病，用此方为对证。

天仙藤即青木香藤，洗，略焙　香附炒　陈皮　甘草　乌药　木香

等分锉末，每服五钱，加生姜三片、紫苏五叶水煎，日三服，肿消止药。

笺疏：是方专从气分着想，意谓气得通调而肿可自愈。然方下则谓三月成胎之后，脚肿至膝，甚至喘闷妨食，足指间出水则水之泛滥甚矣，岂仅理其气所能有效？沈尧封谓：必皮厚色不变方是气病，用此为对症乃是认症要诀。

齐仲甫曰：妊娠八九月，见脚肿不必治，当易产，固胎中水血不多不致燥胎故也。若初妊即肿者是水气过多，见未成体恐胎伤坏。

笺疏：妊至八九月而始有脚肿，尚是常事。其症本轻，既不上升大肿，则娩后自消，固不必治。非若妊身三四月而即肿者可比也。

脚肿主男胎，宋少主微行，徐文伯从，见一妊妇不能行，少主脉之曰：此女形也。文伯诊之曰：此男胎也，在左则胎色黑。少主怒，欲破之。文伯恻然曰：臣请针之，补合谷，泻三

阴交，应手而下？男形而色黑。

笺疏：此节出于正史，似乎必有此事，然言其然，而不能言其所以然。虽针刺家书言之凿凿，曲为附会，咸推徐氏仁心妙手。颐窃谓文士言医，不谙此中真理，每每侈诩新奇，而实无理可喻。《二十四史》方伎术中，十九难信，更何论诸家文籍及郡县志乘，而此外之小说家言益可知矣。江氏、魏氏《名医类案》不知芟薙，以多为贵，可笑者不知凡几。又《图书集成》医部之末数卷，搜辑医术名流列传，专采省县志书奇奇怪怪，复叠重累，依样描摹者，甚至前后十余条如出一手，文人之笔，鄙俚一至于此，颐戏为之集成一编，名之曰《古今怪案》，可为医界中一部笑史。文伯此条亦其一耳，必不可信。

薛立斋案云：一妊妇腹胀小便不利，吐逆，诸医杂进温胃宽气等药，服之反吐，转加胀满凑心，验之胎死已久，服下死胎药不能通，因得鲤鱼汤。其论曰：妊妇通身肿满，或心胸急胀，名曰胎水。遂看妊妇胸肚不分，急以鲤鱼汤三五服，大小便皆下，恶水肿消胀去，方得分娩死胎。此证盖因怀妊腹大不以为怪，竟至伤胎，可不慎哉！

笺疏：水既洋溢，抬浸其中，安有不坏之理？必二便畅行而死胎始下，亦是至理。

妊娠经来

王叔和曰：妇人月经下，但少师脉之，反言有娠，其后审然，其脉何类？曰：寸口脉，阴阳俱平，营卫调和（沈注：寸口脉阴阳俱平，自然营卫调和也），按之则滑，浮之则轻（沈注：重按之以候阴分，则滑是有余之象，浮取之以候阳分，则轻是不足之象。窃谓此即阴搏阳别之义）。阳明、少阴各如经法（沈注：冲隶阳明，主血，任隶少阴，主精。各如经法，精血无损，是有娠而不堕之象），身反洒淅，不欲食，头痛心乱，呕吐（沈注：诸症经所谓身有病而无邪脉，妊子也），呼之则微，吸之不惊，阳多气溢，阴滑气盛。滑则多实，六经养成，所以月见（沈注：呼出之气微数，吸入之气舒徐不惊，是阳气多溢于外。今阳气不足于内，阴脉滑则阴血内盛，所以月见经来，六经养成句无解，尚须查详）。阴见阳精汁凝胞散，散者损胎（沈注：若阴分虚而阳精乘之，胞中必散。方是胎堕，然胞中若散，脉必散而不滑，今脉滑无虞也）。设复阳盛双妊二胎，今阳不足故令激经也（沈注：设阴阳俱盛，必双胎，今气不足而血有余，非双胎，乃激经也）。

笺疏：此节出《脉经》第九卷。考《脉经》一书，单行佳本极不易得，金山钱氏《守山关丛书》有之。光绪十七年，皖南周澄之亦刻入《医学丛书》中，则据嘉定黄氏道光周校刻本，颇与钱本微有出入，兹据周本校沈氏所引此节，录其同异于下，以备考究。但本节文义亦颇有不甚明了者，吾国极古，医书多有此可疑之处，本不能勉强注释，强求真解，亦不容自吾作古，妄诩聪明，姑付阙如，以俟贤者。

考异：月经下，周本作经月下。但少，作但为微少。娠作躯。何类周本下有何以别之四字。按之则滑，周无则字。不欲食，周本下有饮字。呕吐，周本作呕哕欲吐，呼之则微，周作呼作微数。吸之不惊，周作吸则不惊。散者损胎，周作散者损堕。

《产乳集》曰：妊妇月信不绝，而胎不损，问产科，熊宗立答云：此妇血盛气衰，其人必肥。既妊后月信常来而胎不动，若便以漏胎治之，则胎必堕，若不作漏胎治则胎未必堕。宗立之言，诚为有见。然亦未必因血盛者荣经，有风则经血喜动，以风胜故也。则所下者，非养胎之血。若作漏胎治，投以滋补是实实也，胎岂有不堕？若知是风，专以一味风药投之，经信可止，即不服药，胎亦无恙。然亦有胎本不固，因房室不节，先漏而后堕胎者，须作漏胎治，又不可不审也。

沈尧封曰：妊娠经来与漏胎不同，经来是按期而至，来亦必少，其人血盛气衰，体必肥壮。漏胎或因邪风所迫，或因房室不节，血来未必按期，体亦不必肥壮，且漏胎因不尽风邪，房室更有血热、肝火诸证，不可不察脉辨证。风入脉中，其脉乍大乍小，有时陇起，所云一味治风药是举，即古拜散（沈注：即华佗愈风散，荆芥略炒为末，每服三钱，黑豆淬调服）。血热证，必五心烦热，治以黄芩、阿胶凉血之药，肝火内动，脉必弦数，并见气胀腹痛，治以加味逍遥散。房劳证脉必虚，宜人参，或虚而带数，宜六味汤。

笺疏：《产乳集》，今未见此书，考《四库书目提要》，《产育宝庆方》二卷，系从《永乐大典》录出重编，尝引《产乳备要》，似即此书，乃宋人旧本。颐谓荣经有风一层殊不可信，荆芥一味非可浪投。尧封所谓血热、肝火二者，其症最多，可师可法。房室不节，扰动冲任，尤为堕胎半产之根萌，则必有腰酸等证，亦不仅脉虚二字足以概之。并非人参所能有效，六味太泛亦非必需之药。

虞天民曰：或问妊妇有按月行经，而胎自长者，有三五个月间其血大下，而胎不坠者，或及期而分娩，或逾月而始生，其理何欤？曰：按月行经而胎自长者，名曰盛胎。其妇气血充盛，养胎之外其血有余故也。有数月之胎而血大下，谓之漏胎。因事触胎，动其冲脉，故血下而不伤子宫也。然孕中失血，胎虽不堕，气血亦亏，多致逾月不产，曾见十二三月，十七八月，或二十四五月生者，往往有之，俱是气血不足，胚胎难长故耳。凡十月之后未产者，当大补气血以培养之，庶无分娩之患也。

笺疏：花溪老人此论分别有余不足，甚是明析，谓逾月不产，因子不足，宜用培养一层，洵是要诀。纵使其人本未漏胎，而既以逾期不生，母气不旺，亦复何疑。

李氏曰：胎漏自人门下血，尿血自尿门下血。

笺疏：此胎漏与溲血之辨别处，一由精窍，一由溺窍。此惟患者有能知之，非善问不可然。闺中人赧于启齿，即问之亦不易得其详，则下条萧氏一说，尤握其要。

萧赓六云：胎漏下血，频出无时；尿血，溺时方下，不溺则不下。

沈尧封曰：尿血小蓟饮子妙。

笺疏：溺血多膀胱蕴热，清热利水是也。然在妊身则伤胎之药宜避。

王孟英曰：怀孕屡漏之后，气血耗伤，有迟至三四十月而生者。若妊娠带下，多主生女，亦大不然也。吴酝香大令五令媳素患带，婚后带益盛，继渐汛愆，医皆以为带所致也，久投温涩无效。余诊之脉甚滑数，以怀麟断清其胎火而愈，及期果诞一子。

笺疏：带下属热者多是，必有脉症可凭，俗子辄认为虚，本极可笑。

终

沈氏女科辑要笺疏　卷中

沈文彭尧封先生原辑
徐政杰蔼辉先生补注
海监王士雄孟英先生参
嘉定张寿颐山雷甫笺疏

子淋　转胞

徐蔼辉曰：此淋字与俗所云赤淋淋字不同，彼指赤带言，系女精，此系指小水言也。

笺疏：小便频数短涩热痛，乃谓之淋。妊妇得此是阴虚热炽、津液耗伤者为多，不比寻常淋痛，皆由膀胱湿热郁结也。故前人治此多于毓阴之中，参以清泄，非一味苦寒胜湿、淡渗利水之比。转胞之症，亦是小溲频数，不能畅达，但不必热，不必痛，则胎长而压塞膀胱之旁，腑气不得自如，故宜归、芎之升举。窃谓此症与子悬正是两两对峙，彼为胎元之太升，此是胎元之太降，则子淋与转胞似不可认作同类，但就病状言之，约略相似耳。徐谓赤淋赤带，则确与子淋不同，彼出精窍，即不小溲，而亦时时自下，此则惟小溲时作痛，不溲亦必不痛。

妊妇淋曰子淋，小便不出曰转胞。子淋，小便频数，点滴而痛。转胞，频数，出少，不痛。淋属肝经阴亏火炽，转胞因膀胱被胎压住。膀胱止有一口，未溺时，其口向上，口端横一管，上半管即名下焦，下半管即溺孔。未溺时膀胱之底下垂如瓶状，其口在上，与下焦直对，溺从下焦渗入，故曰下焦者，别回肠而渗入膀胱焉。欲溺时大气举膀胱之底，如倾瓶状，其口向下，从溺孔注出，故曰气化则能出矣。转胞一证，因胞大压住膀胱，或因气虚不能举膀胱之底，气虚者补气，胎压者托胎，若浪投通利，无益于病，反伤正气。徐蔼辉曰：汪讱庵又谓胞系转戾，脐下急痛，为转胞。溲或数或闭，二说小异。

笺疏：淋则痛，转胞则不痛，辨症甚是。胎大压住膀胱，气虚不举，亦是确论。浪投通利无益，于病至理名言，有如皎日。若谓膀胱止有一口，不溺则其口在上云云，以转胞二字，造出许多怪语，那不令人笑死。须知近人绎泰西生理家言，膀胱明有上源，岂有频频倒转之理，此即古人转胞之名，有以误之，此等臆说，扣槃扪烛，实是中医之绝大污点，何可不正！汪讱庵胞系转戾四字，亦是盲人谈天最为得意之笔。

子淋方

生地　阿胶　黄芩　黑山栀　木通　甘草

水煎服。

丹溪治一妊妇，小便不通，令一妇用香油涂手自产门入，托起其胎，溺出如注，即用人参、黄芪、升麻大剂煮服。又治一妇转胞，用参、归煎服，探吐得愈。

沈尧封曰：讱庵载其方名参术饮。盖当归、熟地黄、芎䓖、芍药、人参、白术、留白陈皮、半夏、炙甘草加姜煎，空心服。丹溪论曰：窘胞之病，妇人禀受弱者，忧闷多者，性躁急者，食味厚者多有之。古方用滑药鲜效，因思胞不自转，为胎被压，胎若举胞，必自疏水道自通矣。近吴宅宠人患此，脉似涩，重则弦，予曰：此得之忧患。涩为血少气多，弦为有饮。血少则胎弱不能举，气多有饮，中焦不清而溢，则胎避而就下。乃以上药与饮，随以指探喉中吐出药汁，候气定又与之而安。此恐偶中，后治数人皆效。

笺疏：清阳之气不举，以致胎压膀胱，小溲不畅，其理可信，故宜川芎、黄芪、升麻等药。丹溪书中竟谓令人手入产门，托起其胎，岂不知产妇不到临盆，交骨不开，安有可以伸入人手之理！此荒谬极端之妄想。全不知从实际上稍稍体会，可骇，亦最可杀，而乃出于堂堂正正丹溪之书，则人皆信以为真，竟不为之思索一番，一盲群盲，大为可怪。尧封胞不自转一句说得尚是模糊。盖古人命名，用一转字，本是大误，须知膀胱之腑，位在腹中，决非能自翻覆之物。惟被压于胎一层，断为至当不易之理。尧封所谓胎若举则胞必自疏、水道自利之说，最是明白晓畅，拨重雾而见青天矣。吴宅宠人案中涩为血少气多一句，亦踵古人之误。要知气为血帅，血随气行，两者并辔而驰，本无须臾可离之理，乃古者竟能创为滑脉血多气少，涩脉血少气多两言，必以气血二字判分畛域，宁非琢句之失检，而读者偏能不假思索，奉若南针，抑亦过矣。

丹溪又谓中气不清而溢，措词亦未妥。

仲景云：妇人本胎盛，今反羸瘦，胞系了戾，但利小便则愈，宜服肾气丸，以中有茯苓故也。地黄为君，功在补胞。又法将孕妇倒竖，胞转而小便自通矣。

笺疏：《金匮》转胞不得溺一条，谓为胞系了戾，主以肾气丸，病情药理不甚明白，止可存而不论。尤氏《心典》以缭乱乖戾为了戾二字注解训诂，可谓积切。然细审病情，胞即膀胱，假令其系果致缭乱，岂肾气丸之功用可以整齐之？且所乱者，在系而不在胞，何故遂致小便不利，此中真相殊不可知。况《金匮》妇人篇，本条原属不甚可解，而沈引此条本于丹溪，又与《金匮》不符者耶！又谓将妊妇倒竖，使胞转而小便自通，虽似言之有理，实亦事不可行。窃谓似此谈医，皆是魔道，不必存也。

沈尧封曰：汪昂采《本事》安荣散，治子淋，心烦闷乱。云：子淋，膀胱、小肠虚热也。虚则不能制水，热则不能通利，故淋。心与小肠相表里，故烦闷，方用人参、甘草之甘以补虚，木通、灯草之渗，滑石之滑以通淋闷。肺燥则天气不降而麦冬能清之，肾燥则地气不升而细辛能润之，血燥则沟渎不濡而当归能滋之也。亦有因房劳内伤，胞门冲任虚者，宜八珍汤或肾气丸。

笺疏：小溲淋闭而兼心烦闷乱，是热盛于上，水源枯涸，非仅胞中之病，方用参、麦滋润肺金。探河源于星宿之海，其旨可见。汪讱庵只知心与小肠相为表里，所见甚浅，实是模糊之语。须知小便之变，自有肺燥失其清肃之职，右降不及一层断非从小肠而来。喻西昌羽族之证，所谓无肺者无溺，有肺者有溺，最为精切。此非汪氏所知。又按：安荣散方出自《准绳》，非许白沙《本事》方中所有。汪氏《医方集解》不知何所据而云然。此知讱庵之言，殊不可信。房劳内伤，宜用八珍或肾气丸云云，亦是汪氏旧说。颐谓真液耗伤之病，药用八珍，虽曰滋补，尚嫌呆笨不灵，且津液枯矣，自当滋养肾气，中之桂、附亦非必需之药，而苓、泽、丹皮淡渗利水，夫岂所宜此，皆浮泛之语，貌似相合，实则多所膈膜，毫厘千里之谬极是。颟顸浪用古人成方，必有貌合神离之弊，初学最宜猛省。一涉此境，终身必无清醒之日。颐窃谓讱庵之书，恒蹈此弊，学者胡可浑仑吞枣。

《本草纲目》：妊娠下利，用鸡卵一个，乌骨者尤妙，开孔去白留黄，入漂铅丹五钱，搅匀，泥裹煨透，研末，每服二钱，米饮下。一服效是男，两服效是女。

沈曰：曾试过有效有不效，然利即不止，而腹痛必缓。

笺疏：此下利是滞下，非泄泻，沈举腹痛一症，可知《纲目》此条乃单方。凡滞下，总是肠中瘀积，所以下不爽而痛频，仍鸡子黄烧灰可以荡涤秽垢，故能去滞止痛。又是血肉之品，不嫌峻利则无害于妊身。然又谓一服效是男，两服效是女，则其理安在？恐不足凭。沈谓腹痛必缓，此灰能涤滞之明征也。

薛立斋云：一妊妇久利，用消导带理气之剂，腹内重坠，胎气不安。又用阿胶、艾叶之类不应，用补中益气汤而安，继用六君子全愈。

笺疏：此条明言久利过用消导理气，以致胎气重坠不安，则积滞已轻而气坠为急，故东垣补中升清之法可效。非谓凡是妊身滞下，不问有滞无滞，皆投是药也。

又云：妊身利下黄水，是脾土亏损，其气下陷也，宜补中汤。

王孟英曰：此下利乃泄泻自利之证，若滞下赤白之痢证，仍当别治。

笺疏：利下黄水则无黏滞秽垢矣，故曰脾亏。然仍当凭脉症治之。王谓此是泄泻自利。诚然。又谓滞下赤白仍当别治，则以滞下终是湿热瘀积，不可误补，养痈贻害。即在休息久痢，正气已伤者，亦必余垢未净，虽曰宜补，尚须参用疏通导滞以消息之，益气补中均非正治，不以妊身而独异也。

妊身腹痛

《金匮》曰：妇人怀妊，腹中疞痛者，当归芍药散主之。

当归三两　芍药一斤　茯苓四两　白术四两　泽泻半斤　芎䓖三两

上六味为散，取方寸匕，酒和，日三服。

又曰：妊脉腹中痛为胞阻，胶艾汤主之。

芎䓖　阿胶　甘草各二两　艾叶　当归各三两　芍药四两　干地黄六两

上七味，水五升，清酒三升合煮，取三升去渣，纳胶令消尽，温服一升，日三次。

徐蔼辉曰：严氏用治胎动、漏下、经漏、腰痛、腹满、抢心短气，加黄芪。讱庵亦谓：妊娠下血，腹痛为胞阻，主此汤。又曰：又方阿胶一斤，蛤粉炒艾叶数茎，亦名胶艾汤。治胎动不安，腰腹疼痛，或胎上抢心，去血腹痛。

笺疏：《金匮》胶艾汤为真阳不足，虚寒气滞之神丹，补阴和血，行气温经，选药精当，不仅专治妊娠之腹痛，凡气血不足，滞而作痛者，无往不宜。尤在泾《金匮心典》谓：妇人经水淋沥及胎产前后下血不止者，皆冲任脉虚而阴不能守也。是惟胶艾汤为能补而固之。有芎归能于血中行气，艾叶利阴气，止痛安胎，故亦治妊娠胞阻。胞阻者，胞脉阻滞血少，其气不行也。颐按血液虚寒，而气行不利，故有淋沥腹痛等病。是方温和流动，补而不滞，尽人所知。而腹之所以痛者，亦由阴气耗散所致。在泾阴不能守四字，大有可味，芍药纯阴，能收摄溃散耗乱之阴气，故治淋沥下血，非仅为血虚家定痛之良剂，宋人《局方》四物汤，世咸知为女科通用要药，岂非即从此方脱化而来。颐则谓芎䓖升发之性甚烈，古用阿胶恐其太滞，故以芎之灵通疏散者相辅而行，颇有妙用。若四物汤既去阿胶，则芎性太走，最宜斟酌。而世俗不知裁度，甚至芎、归、地、芍呆用等分，则徒读父书弊多利少，真是笨伯。徐氏所引后人之胶艾汤，独用阿胶、艾叶亦是太笨，不足法也。

又曰：怀妊六七月，脉弦发热，其胎愈胀，腹痛恶寒者，少腹如扇。所以然者，子脏开放也。当以附子汤温其脏。

附子　人参　白术　芍药　茯苓

笺疏：此妊身内脏受寒腹痛之症治，然附子堕胎为百药长，必不可轻试，即当温养中下，亦自有善治之法。古书之不可拘泥者，今本《金匮》，本未出方，说者谓即《伤寒论》少阴篇之附子汤。尧封所录即《伤寒论》方。本条病情，尤氏《心典》注文极为明白，并录之。脉弦发热，有似表邪而乃身不痛而腹反痛，背不恶寒，而腹反恶寒甚至少腹阵阵作冷，若或扇之者，然所以然者，子脏开不能合，而风冷之气乘之也。夫脏开风入其阴内，胜则其脉弦，为为气而发热，且为格阳矣。胎胀者，胎热则消，寒则胀也，附子汤方未见，然温里散寒之意概可推矣。

《大全》云：妊娠四五月后，每常胸腹间气刺满痛，或肠鸣，以致呕逆减食。此由忿怒忧思过度，饮食失节所致。蔡元度宠人有子，夫人怒欲逐之，遂成此病。医官王师复处以木香散，莪术、木香、甘草、丁香，盐汤下，三服而愈。

笺疏：此忧郁气滞，肝络郁窒而为腹痛之症治方，是行气温中之法。其呕逆必于中寒，故用丁香。若肝郁有火，炎上作呕者，不可妄用。

沈尧封曰：夏墓荡一妇，丰前乔章氏女也，己卯夏，章氏来请，云：怀孕七个月，患三疟利疾。及诊病者，止云小便不通，腹痛欲死，小腹时有物垄起，至若利疾，昼夜数十起，所下无多，仍是粪水。疟亦寒热甚微。予思俱是肝病。盖肝脉环阴器，抵小腹，肝气作胀，故小腹痛。溺不利，胀甚则数欲大便。肝病似疟，故寒热。予议泄肝法，许其先止腹痛，后利小便。彼云：但得服此即活，不必顾胎。予用川楝子、橘核、白通草、白芍、茯苓、甘草，煎服一剂，腹痛止，小便利。四剂疟利尽除，胎亦不堕。以后竟不服药，弥月而产。

笺疏：此亦肝家郁滞之腹痛症，然属阴虚内热，故宜清肝，与上二条症绝不相同。尧封选药醇正可法，善学古人者，参此数则，举一反三，无难治之病矣。

王孟英曰：徐悔堂云秣陵冯学园之内，久患痞痛，每发自脐间策策动，未几遍行腹中，疼不可忍，频年。医治不一其人，而持论各异。外贴膏药，内服汤丸，攻补温凉备尝，不效，病已濒危，谢绝医药，迨半月后，病热稍减，两月后，饮食如常。而向之策策动者，日觉其长，驯至满腹，又疑其鼓也，复为医治，亦不能愈。如是者又三年，忽一日腹痛几死，旋产一男，母子无恙，而腹痞消。计自初病至产，盖已九年余矣。此等异证虽不恒见，然为医者不可不知也。

笺疏：此人当初痞痛，腹中遍动之时，原是病不是胎，频年医治必是不得其法，故百不一效。迨至谢绝医药，病渐减、饮食如常之后，策策动者，日觉其长，颐谓此时方是有身，惟终以抱病有年，气营未足，所以胎元不旺，不能如期长成，竟至三年乃产。若谓乍病腹动即是怀胎，积至九年之久而始达生，殆不其然。

妊娠腰痛

《大全》云：妇人肾以系胞，腰痛甚则胎堕，故最为系要。若闪挫气不行者，通气散。肾虚者，青娥不老丸，总以固胎为主。

通气散方：破故纸瓦上炒香为末，先嚼胡桃一个，烂后，以温酒调服。故纸末三钱空心服。治妊妇腰痛不可忍，此药最神。

王孟英曰：故纸性热妨胎，惟闪挫可以暂用，或但服胡桃较妥。

笺疏：腰痛多肾虚症，故最易堕胎。凡肝肾阴分素亏及房室不慎者，颇多此症，胎最难保。善养身者，宜知此理，非医药之所能治。若闪挫伤气之痛，尚是轻症。凡妊娠腹痛漏红，胎元坠滞，势将半产者，腰不酸痛，胎尚可安，一有腰痛腰酸，则未有不坠者矣。

薛立斋云：腰痛因肝火动者，小柴胡汤加白术、枳壳、山栀。

沈尧封曰：腰之近脊处属肾，两旁近季胁者属肝。

笺疏：肝火既动，理宜柔肝清火，而以小柴胡升提之，岂非助桀为疟。立斋惯伎，最是欺人，滥用古方，误尽后世，学者依样葫芦，不效而反以增剧，则且归咎于古方，相戒不敢复用，并可使古人制方精义淹没失传，那不可叹！

妊娠腹内钟鸣

《大全》用鼠窟前后土为细末，研麝香酒调下立愈。

笺疏：是症是方据《准绳》，系出《产宝》方。云：治小儿在腹中哭及孕妇腹内钟鸣，用空房鼠穴中土，令孕妇噙之即止。或为末，麝香少许，酒调二钱。李濒湖《纲目》土部鼢鼠壤土条中，亦有此症治则。据陈藏器说，谓是田中尖嘴小鼠阴穿地中之鼠穴，则较空房之鼠穴为洁。然妊妇腹中何故钟鸣？其鸣声究竟何若？及是土之何能治验？实是百思而不得其理，但据《产宝》与小儿在腹中哭并为一条，则仍是腹内之儿鸣，或鸣声之较大者耳。病情药性俱不足征，存而不论可也。

腹内儿哭

《产宝》云：腹中脐带上疙瘩，儿含口中。因妊娠登高举臂，脱出儿口，以此作声。令妊妇曲腰就地如拾物状，仍入儿口即止。又云：用空房中鼠穴土，同川黄连煎汁饮亦效。

沈尧封曰：相传腹内钟鸣，即是儿哭。今人治此，撒豆一把在地，令妊妇细细拾完即愈。此是妙法。

王孟英曰：此誓言也。王清任曰：初结胎无口时，又以何物吮血养生！既不明白，何不归而谋诸妇，访问的确再下笔，庶不贻笑后人。此说甚精。余尝谓身中之事，而身外揣测，虽圣人亦不免有未必尽然之处。故拙案论证，但以气血寒热言之，固弇陋，实不敢以己所未信者欺人也。今春与杨素园大令言及，从来脏腑之论殊多可疑。杨侯叹曰：君可谓读书得闲，不受古人之欺者矣。因出玉田王清任《医林改错》见赠，披阅之下竟将轩岐以来四千余年之案，一旦全反，毋乃骇闻然。此公征诸目击，非托空言，且杨侯遍验诸兽，无不吻合。然则昔之凿凿言脏腑之形者，岂不皆成笑柄哉！然泰西《人身图说》一书，流入中国已二百余年，所载脏腑与王说略同，而俞理初未见《改错》，过信古书，于《癸巳类稿》内沿袭旧讹，谓中外脏腑迥殊，且云外洋人睾丸有四枚，尤属杜撰欺人。

笺疏：儿在母腹，虽已成形，然在未离胎盘之时，当无自能发声之理。孟英所谓誓言洵然。惟妊妇腹有啼声确是，时或遇之，撒豆于地，令妊者俯身拾取，其声可止。颐虽未亲见，然亦尝闻之凿凿，则在王清任又何以解？此颇似《产宝》儿含疙瘩一说，庶几近似。孟英谓身中之事不能身外揣测，洵是至理名言。惟王清任之《改错》，欲据暴露尸骸之兽食残余及刑场刽子抓在手中之剖出脏腑，以论生前之若何部位，若何运化，则仍是揣测而已。陆九芝谓：教人于义冢地上及杀人场上学医，其言已极堪发噱。若古书中所言之形态，诚不免以讹传讹，然终是展转传抄，鲁为鱼而帝为虎，决非上古之不是，清任之说不过拾得西人绪余，而讳言所自，借异说以欺人。孟英反谓西学与王说略同，是已堕清任术中而不悟。颐窃谓能据解剖之真以正从古相承之谬则可，欲据清任之言，以废遗传之旧，必大不可。昔人有咏鹦鹉句，曰："齿牙余慧才偷得，便倚聪明学骂人。"清任之学是其类耳。

养 胎

徐蔼辉曰：《金匮》云怀身七月，太阴当养。以此见十月养胎之说，其来久矣。

徐之才曰：妊娠一月名始胚，足厥阴肝脉养之；二月名始膏，足少阳胆脉养之；三月名始胞，手少阴心主胞络脉养之；四月始受水精以成血脉，手少阳三焦脉养之；五月始受火精以成气，足太阴脾脉养之；六月始受金精之气以成筋，足阳明胃脉养之；七月始受木精之气以成骨，手太阴肺脉养之；八月始受土精之气以成肤革，手阳明大肠脉养之；九月始受石精之气以成毛发，足少阴肾脉养之；十月五脏六腑皆具，俟时而生。

徐蔼辉曰：《人镜经》惟手太阳小肠与手少阴心脉二经不养者，以其上为乳汁，下主月水也。

王孟英曰：此亦道其常耳。有每妊不足月而产者，有必逾期而产者，有先后不等者，亦不为病也。惟产不足月而形有未备，或产虽足月而儿极委小者，皆母气不足为病，再有身时，须预为调补，自然充备。余邻家畜一母鸡，连下数卵，壳皆软，邻以为不祥，欲杀之。余谓此下卵过多，母气虚也。令以糯米、蛇床子饲之，数日后，下卵如常。推之于人，理无二致。

笺疏：徐之才逐月养胎之说，《千金方》妇人门载之甚详，巢氏《病源》尤为繁琐。盖六朝时相承之旧，未必果为徐氏所发明。试寻绎四五六七八等月，受五行之精以成血脉筋骨等说，均是架空立言，想当然之事，于实在生理无从证实。而九月始受石精之气以成毛发（巢《源》作成皮毛），独于五行之外添设一个石字，尤非医理之常，益可证为凭空结撰，必不足征。则所谓某月某经脉养胎云云者，不过随意分配。佛氏所谓一切幻境皆由心造，庶几近之。而隋唐以后视若圣经贤传，无不依样葫芦，借撑门面。静言思之，殊堪发噱。颐明知此等旧说，相沿悠久，习医者方且资为谈助，以诩博闻，一旦陡然驳斥，嗜古者必嗤为师心自用，蔑视前人。究竟问其如何分经而养之理，则据《病源》谓肝主血，一月之时，血流涩始不出，故足厥阴养之。尚似言之成理，然血发于心，而附会肝经已是牵强，又谓二月之时儿精成于胞里，故足少阳养之，则不知胎孕于子宫之中，何以与足少阳胆发生关系？抑且儿精成于胞里一句，似是实非，胎结子宫，岂可与膀胱之胞并作一物（中医本无子宫之名，实是生理学中一大缺典）！至三月则谓手心主者，脉中精神内属于心能混神，故手心主养之云云，直是不成文理，尤其可笑。四月则谓手少阳三焦之脉，内属于腑，四月之时儿六腑顺成，故手少阳养之。五月则谓足太阴脾之脉主四季，五月之时，儿原支皆成，故足太阴养之。六月则谓足阳明胃之脉主其口目，六月之时儿口目皆成，故足阳明养之。七月则谓手太阴肺脉主皮毛，七月之时，儿皮毛已成，故手太阴养之。八月则谓手阳明大肠脉主九窍，八月之时儿九窍皆成，故手阳明养之。九月则谓足少阴肾脉主续缕，九月之时儿脉续缕皆成，故足少阴养之云云。可笑者不一而足，明是浅人附会，假托之才以售其妄。窃谓徐氏累世名医，断不荒谬至于此极。徐蔼辉所引《人经》之说，亦为古书所蒙，殊不可信。王孟英略而不道，固亦有见于此。孟英所论母气不足一节，至理名言，洞见癥结。

巢元方曰：妊娠受胎七日一变，堕胎在三五七月者多，在二四六月者少。三月属心，五月属脾，七月属肺，皆属脏，脏为阴，阴常不足，故多堕耳。如在三月堕者，后孕至三月仍堕，以心脉受伤也。先须调心。五月、七月堕者亦然，惟一月堕者人不知也。一月属肝，怒则多堕。洗下体，窍开亦堕，一次既堕肝，脉受伤，下次仍堕。今之无子者大半是。一月堕者非尽不受胎也。故凡初交后，最宜将息，勿复交接以扰子宫，勿令劳怒，勿举重，勿洗浴，又多服养肝平气药，则胎固矣。

笺疏：巢氏此说不见于今本《病源》，并不见于《千金》《外台》，未详尧封出于何本？七日一变四字最不可解。谓三五七月属脏，阴多不足，故多堕，尚是泛辞，不能征实。惟堕胎者固多在三五七月之时，实在何由，殊不可推测其真相。又谓如在三月、五月堕胎，则其后怀身仍有届时复堕之事，又确乎有之，则子宫中之作用必有其真。但谓三月属心，五月属脾，补心补脾必无桴应。又谓一月堕者最多，尤为至理名言。盖子宫初感，凝结未固，房事洗涤，俱易震动，而此时儿尚无形，堕亦不觉。观合信氏《全体新论》，两精交会，由子管而入子宫，且在数日之内，尚非顷刻间事，则宜乎乍结之易于暗堕，而本人且毫不能知矣。此节最宜将息一层，夫妇之愚，皆当铭之肺腑。而古人一月肝脉养胎之臆说，亦可不辨自明。颐恒谓吾国医学发源于五帝以前，而失传已在周秦之际，下逮魏晋六朝，颇多凭空结撰，决不能与上古之学一线师承。观于此类议论，即可得其真谛，而更以西学说之得于解剖者，一一佐证其实在，则孰是孰非明白晓畅，固已拨云雾而见青天。彼泥古之儒尚欲据二千年内相承之讹，以为笃信好古之护符，亦只见其识力之未到耳。

丹溪曰：阳施阴化胎孕成，血气虚损，不足以荣养其胎则自堕。譬如枝枯则果落，藤萎则花堕。或劳怒伤情，内火便动，亦能动胎，正如风撼其树，人折其枝也。火能消物，造化自然，《病源》乃谓风冷伤子脏而堕，未得病情者也。有孕妇至三四月必堕，其脉左手大而无力，重取则涩，知血少也。止补中气使血自荣，以白术浓煎。下黄芩末数十剂而安。因思胎堕于内热而虚者为多。曰热，曰虚，当分轻重。盖孕至三月，上属相火，所以易堕，不然黄芩、熟艾、阿胶何谓安胎妙药耶？

笺疏：六朝以前谈医之士，极少江南人物，论病多寒证，正以中原之地高旷多寒，不比大江以南多温暖而少冷冽也。巢《源》谓胎堕，为风冷伤子脏，本是时固有之症，丹溪南人未之思耳。然人体不同，各如其面，黄芩亦未必是千人必用之药。丹溪亦自谓熟艾是安胎妙药，则艾岂寒凉，可见丹溪亦恒用之矣。

方约之曰：妇人有娠则碍脾，运化迟而生湿，湿生热，丹溪用黄芩、白术为安胎圣要药。盖白术健脾燥湿，黄芩清热故也。但妊娠赖血养胎，方内四物去川芎佐之，为尤备耳。

笺疏：因湿生热，正为吾侪地土言之。若至黄河以北，此说必不可通。

张飞畴曰：古人用条芩安胎，惟形瘦血热，营行过疾，胎常上逼者相宜。若形盛气衰，胎常下坠者，非人参举之不安。

形实气盛，胎常不运者，非香、砂耗之不安。血虚火旺，腹常急痛者，非归、芍养之不安。体肥痰盛，呕逆眩晕者，非二陈豁之不安。此皆治母气之偏胜也。若有外邪，仍宜表散，伏邪时气，尤宜急下。惟忌芒硝，切不可犯。

笺疏：相体裁衣，本是医家真谛，亦岂仅为妊身而言？奈何一孔之见，意以黄芩、白术安胎圣药八字作为自始至终一成不变之局，亦只见其不知量耳。伏邪时气尤宜急下两言含浑不清，弊亦不小。

王孟英曰：条芩但宜于血热之体，若血虚有火者，余以竹茹、桑叶、丝瓜络为君，随证而辅以他药极有效。盖三物皆养血清热而息内风也。物之坚强莫如竹皮。《礼》云：如竹箭之有筠是也，皮肉之紧贴亦莫如竹。故竹虽篵而皮肉不相离，实为诸血证之要药。观塞舟不漏可知矣。桑叶蚕食之以成丝，丝瓜络质韧子坚，具包罗维系之形，且皆色青入肝，肝虚而胎系不牢者，胜于四物、阿胶多矣，惜未有发明之者。

笺疏：芩治血热，其理固显而易知，然王所谓血虚有火者，貌视之似与血热无甚区别。然彼是实火，自当苦寒，此是虚火，亦非黄芩、白术可以笼统疗治。孟英所谓养血清热泛言之，亦仍是血热治法，然此中情实同异若何？苟非孟英，恐未易有此批郄导窾明析之笔，虽自谓未有发明，然经此一番剖解，其发明不已多耶。

王海藏曰：安胎之法有二，如母病以致动胎者，但疗母则胎自安。若胎有触动以致母病者，安胎则母自愈。

笺疏：治病必求其本，固是至理名言。

丹溪云：有妇经住或成形未具，其胎必堕。察其性急多怒，色黑气实，此相火太盛，不能生气化胎，反食气伤精故也。

笺疏：此是火旺，确宜黄芩。然仍宜参王孟英竹茹一条治法，方能恰合分寸。

又曰：有妇经住三月后，尺脉或涩或微弱，其妇却无病，知是子宫真气不全，故阳不施阴不化，精血虽凝，终不成形，或产血块或产血泡也，惟脉洪盛者不堕。

笺疏：此经虽阻，而非妊之脉症，为病为胎，必以尺脉之流利不利、有神无神辨之，不在乎脉形之大小及有力无力间也。

胎动不安

血虚火盛，其妇必形瘦色黑，其胎常上逼者，宜条芩、阿胶。

徐蔼辉曰：前张飞畴说，谓形瘦血热宜条芩，血虚火旺宜归、芍。此似将上二条并为一治想，须在胎上逼与腹急痛上分别，未知是否。存参。

王孟英曰：审属气虚欲堕者，补中益气法甚妙。

笺疏：肥白之人未有不形盛气衰者，断不可与苍黑伟硕之体同日而语。胎常下坠，即是大气不能包举之明征，色苍体伟者，必无是虑，此证补之未必有效。若用升举又恐惹流弊，惟人参滋补而不浊腻，自能固气而无升提之害。尧封持论必不可易，孟英谓可用补中益气，在清阳下陷者诚是相宜，如以体伟气弱致胎滞坠，而非脾胃清气下陷者，浪投升、柴，亦有动胎上逼之虑。

形气盛，胎常不运者，宜香砂。

笺疏：此气滞不能流利，故宜行气，香附、乌药流动气机而不失于燥，亦是疏达之良剂。

痰气阻滞，体肥呕逆，眩晕者，宜二陈。

笺疏：肥人多痰，二陈、温胆最是要药。半夏虽曰碍胎，而今之市品俱已制过，可不避忌。但胆星宜轻。左金丸亦佳，稍加川椒、乌梅止呕尤捷。

怒气伤肝，加味逍遥散。

笺疏：逍遥治肝，为木不条达，郁滞窒塞者而言，故以柴胡春升之气，助其条畅，非能驯养肝气之横逆者。既曰因怒伤肝，则必以清养肝阴为上。逍遥反以扰动其气，流弊不小，此薛立斋之故智，断不可师。

毒药动胎，白扁豆二两生去皮为末，新汲水下。见厥逆

门，须合参以辨其证。

笺疏：此是单方，白扁豆虽能安胃，然生末水调服不如煎汤，稍凉饮之为佳。惟所谓毒药者，种种不同，一味单方，殊不足恃。

交接动胎，其证多呕，《产宝百问》载，《纲目》方饮竹沥一升有验，人参尤妙。

笺疏：此动胎之最厉者，百脉弛张，为害极巨，岂一味单方所能补救？此方见李氏《本草纲目》慈竹沥下，但曰困绝，不言多呕，注明出《产宝》。此条补出多呕二字，盖阴泄于下，而气逆于上，竹沥下气止呕。

筑磕着胎，恶露已下，疼痛不止，口噤欲绝，用神妙佛手散探之。若不损则痛止，子母俱安。若损胎，立便遂下，即芎劳汤治伤胎，多神效。

笺疏：归芎温和流动，而俱有升举之力。故胎元受伤，震动欲坠者，得其升举而亦能安。若已大损则活血行血，脉络疏通，而已坏之胎自不能留，效如仙佛，手到成功。此佛手之所以命名也。

胎动下血不绝，欲死，《本草纲目》用蜜蜂蜡如鸡子大，煎三五沸，投美酒半升，服立瘥。冯云：神效，蜡淡而性涩，入阳明故也。

王孟英曰：怀妊临月，并无伤动，骤然血下不止，腹无痛苦者，名海底漏，亟投大剂参、芪，十不能救其一二。此由元气大虚，冲脉不摄，而营脱于下也。

笺疏：蜂蜡虽涩，然和以美酒即是行血有余。既已下血不绝，似不可用此，亦单方之神验者，具有不可思议之妙。而药理则在可知不可知之间，若非亲自经验，未可轻信，每有姑妄试之而适以速祸者，顾亦屡闻之矣。吾辈从事医药，当以病理药性两相符合，始为正直荡平之路，眩异矜奇所不敢取。王孟英所谓胎元不伤，而骤然大下且腹无痛苦者则是脱症，诚非独用参、芪能救，此当以暴崩例之，急投大补大固如参、术、阿胶、龙、牡之类，庶或有济。

王叔和曰：胎病不动，欲知生死，令人摸之，如覆盆者男，如肘颈参差起者女也。冷者为死，温者为生。

笺疏：此以腹之冷暖辨胎之生死，太嫌呆相。至谓腹如覆盆者为男胎，如肘颈参差者为女胎，以男胎向后，女胎向前故也。此是中医旧说。盖见男儿多背面而生，女儿多仰面而生。盖是习儿之事，遂谓男胎在腹亦必背面，女胎在腹亦必仰面。《四言脉诀》谓男腹如箕，女腹如釜，亦即此意。然合信氏《全体新论》已言其不确。彼中剖解极多，所见必不妄，知吾国理想旧说，未必可恃。

《圣济总录》云：胞衣不下急于胎之未生，子死腹中危于胎之未下。盖胎儿未下，子与母气通其呼吸。若子死腹中，胞脏气寒，胎血凝冱，气不升降，古方多以行血顺气药及硝石、水银、硇砂之类。然胎已死，躯形已冷，血凝气聚，复以至寒之药下之，不惟无益，而害母命也多矣。古人用药深于用意。子死之理有二端，用药寒温各从其宜。如娠妇胎漏血尽子死者；有坠堕颠扑内伤子死者；有久病胎萎子死者，以附子汤进三服，使胞脏温暖，凝血流动，盖以附子能破寒气、坠胎故也。若因伤寒热证温疟之类，胎受热毒而死，留于胞中不下者，古人虑其胎受热毒，势必胀大难出，故用朴硝、水银、硇砂之类，不惟使胎不胀，且能使胎化烂，副以行血顺气之药，使胎即下也。

笺疏：朴硝、玄明粉可下死胎，诸书多载之，而莫有言其理者。惟此节借附子下胎之理，为之两两对勘，一寒一温，适得其反，而各有真谛，益人智慧不少。盖无论何症，必有寒热虚实之不同，自当先辨此四字，而后用药，始有门径。固未有呆执一物，而曰此是治某症秘用之药者，然古今之方书能为之，而一孔之医生能用之，医药真理那不扫地净绝？近世有最普通之《验方新编》一书，穷乡僻壤无不风行，但言其功，不详其理，杀人尤不可胜数，而有力好事之家，乐为印送，辄嚣嚣然自号于众，曰：吾以此广行方便，积莫大之阴功也。庸讵知为祸之烈乃至于此，岂劫运为之耶！硇砂、水银可下死胎，古虽有此说，然必不可试。

热病胎死腹中，新汲水浓煮红花汁和童便，热饮立效（《本草经疏》）。

妊病去胎，大麦芽一升，蜜一升，服之即下（《千金》）。

齐仲甫曰：坠胎后血出不止，一则因热而行，一则气虚不能敛泻。血多者必烦闷而死，或因风冷堕胎，血结不出，抢上攻心烦闷而死。当温经逐寒，其血自行。若血淋漓不止，是冲任气虚不能约制故也，宜胶艾汤加伏龙肝散。

王孟英曰：有无故堕胎而恶露全无者，此血虚不能荣养。如果之未熟而落，血既素亏，不可拘常例而再妄行其瘀也。

笺疏：半产后之治法，本与正产后无异。怀胎之后月事不行，留此以为胎元涵养之资，积之日多，在子宫中半成瘀浊，故初产之时即宜随胎而去。古人名以恶露者，正以瘀浊积秽，故宜露而不宜藏，惟所失太多，则不仅瘀浊之秽恶，而并经脉中固有之血不自收摄，随波逐流而去，岂是细故。齐氏所述血热妄行及气虚不固两端已握其要，热者宜清而固之，虚者非大封大固而助以大补之参、芪，必不济事。昔贤所谓产后宜大补气血为主者，盖为此症而设。而近今世俗方且谓新产后必不可用人参，正不知何所见而云。然如其恶露全无，则苟为瘀结不行，必有胀痛可证，自当宣化泄导，如无瘀滞脉症，则孟英所说自有此理，亦非可妄投攻破者。而俗医又以生化汤为必需之品，则皆耳食之学知其一不知其二者，亦何往而不偾事耶。

问：何以知胎死？曰：面赤舌青，母活子死；面青舌赤，子活母死；面舌俱青，子母俱死。死胎坠胀瘀痛，亦与常产不同。

笺疏：胎死舌青确乎有据，然必胎坏日久而后现于舌。盖阴霾之气上乘，而苔为变色，是宜温通活血以下之者，非朴硝、玄明粉所可妄试也。

王孟英曰：吴鞠通云死胎不下，不可拘执成方，而悉用通法。催生亦然，当求其不下之故，参以临时所现之脉证若何，补偏救弊而胎自下也。余谓诸病皆尔，不特下死胎也。

又曰：《寓意草》有用泻白散加芩、桔以下死胎之案，可见人无一定之病，病非一法可治，药无一定之用，随机应变，贵乎用得其常也。

笺疏：凡百症治，皆无一定板法，虽曰见症治症，然症固同，而其因万有不同，必求其故四字真是无等等咒，然环顾古今，能求其故者，亦必不可多得矣。

孟英又曰：许裕卿诊邵涵贞室娠十七月不产，不敢执意凭脉，问诸情况，果孕非病，但云：孕五月以后不动，心窃讶之，为主丹参一味，令日服七钱，两旬余胎下，已死而枯。其胎之死，料在五月不动时，经年在腹，不腐而枯，如果实在树，败者必腐，亦有不腐者，则枯胎之理可推也。余谓此由结胎之后，生气不旺，未能长养，萎于胞中，又名僵胎。亦有不足月而自下者，并有不能破胞而自落者，余见过数人矣。若胎已长成，岂能死于腹中而不为大患，至年余而始下哉！惜许君言之未详也。丹参长于行血，专用能下死胎。凡胎前皆宜慎用，世人谓其力兼四物，以之安胎，因而反速其堕，而人不知之，余见亦多矣。

笺疏：枯胎一说虽似奇谈，而实有至理。颐尝见有孕已九月，而腹不膨然者，为之调和气血而胎即堕。长仅二寸余而不腐朽，此妇白晰而癯瘠，亦枯胎也。

孟英又曰：凡大毒大热及破血开窍重坠利水之药，皆为妊娠所忌。《便产须知》歌曰：蚖（青，即青娘子）盤（蝥）水蛭与虻虫，乌头附子及天雄，野葛水银暨巴豆，牛膝薏苡并蜈蚣。（三）棱莪（术）赭石芫花麝（香），大戟蛇蜕黄雌雄。砒石（火芒牙）硝（大）黄牡丹桂，槐花（子同此药，凉血止血，何以孕妇禁服，盖能子宫精浊也）牵牛皂角同。半夏（制透者不忌）南星（胆制，陈久者不忌）兼通草，瞿麦干姜桃（仁）木通。钢砂干漆蟹爪甲，地胆茅根与䗪虫。《本草纲目》续曰：乌喙侧子羊踯躅，藜芦茜（根厚）朴及薇衔，榄根兰茹葵花子，赤箭茼草刺猬皮，鬼箭红花苏方木，麦蘖常山蒺藜蝉，锡粉硇砂红娘子（即葛上亭长），硫黄石蚕并蜘蛛，蝼蛄衣鱼兼蜥蜴，桑蠹飞生暨樗鸡，牛黄犬兔驴马肉，鳅鳝虾蟆鳖共龟。余又补之曰：甘遂没药破故纸，延胡商陆五灵脂，姜黄葶苈穿山甲，归尾灵仙樟（脑）续随，王不留行龟鳖甲，麻黄（川）椒（神）曲伏龙肝，珍珠犀角车前子，赤芍丹参益（母）射干，泽泻泽兰紫草郁（金），土瓜（根）滑石（自犀角至此，虽非伤胎之药，然系行血通窍之品，皆能滑胎。凡胎元不足及月分尚少者，究宜审用。余性谨慎，故用药如是。设有故无殒不在此例）及紫葳（即凌霄花）。又《外科全生集》云：娠妇患疮疡，虽膏药不宜擅贴，恐内有毒药能堕胎也。夫外治尚宜避忌，况内服乎！故妇人善饮火酒者，每无生育，以酒性热烈能消胎也，附及之以为种玉者告。

笺疏：妊娠药忌自有至理，习医者固不可不知所避，否则易滋口实。然病当吃紧关头，不急急于对病发药，则母命必不可保，遑论胎元？岂有母先亡而胎元可保之理。如阳明热实，则硝、黄必不可缺，容有大腑通调而胎不碍者，即使堕胎亦是两害。取轻当为达人所共许，惟俗子不知此中缓急，则必明告之，而听其从违而已。若不明言于先而欲权术，以冀得一当则必有窃议，于其后者且亦有胎先堕，而母命随之者，更必授谗慝者以口矣，此守经行权各有其分，尤行道者之所必不可忽者也。

附：英医合信氏《全体新论》诸说

女子尻骨盘内，前为膀胱，中为子宫，后为直肠。膀胱溺管长约一寸，其下为阴道，即产门也。产门肉理横生，可宽可窄，其底衔接子宫之口，阴水生焉。

子宫状若番茄，倒挂骨盆之内。长二寸，底阔一寸三分，内空为三角房，一角在口，两角在底，分左右。底角有小孔，底之外有二箸带悬之。此带无力，即有子宫下坠之忧。子宫于受胎之后，积月渐大，妊娠三月，渐长四寸，妊娠五月，底圆如瓢，妊身七月，胀至脐上，渐长六寸，妊身九月，直至胸下，长尺有另，重四十两，圆如西瓜，娩后复缩小。

子宫之底，左右各出子管一支，与小孔通，长二寸半，垂于子核之侧，不即不离。子核者，在子宫左右，离一寸，向内有蒂与子宫相连，向外有筋带与子管相系，形如雀卵。内有精珠十五粒至十八粒不等，内贮清液，是为阴精。女子入月之年，精珠始生，至月信绝，其珠化为乌有。

男精入子宫，透子管，子管罩子核，子核感动，精珠进裂，阴阳交会，自子管而入，在管内渐结薄衣为胚珠，是为成孕。由是子管渐大，胚珠渐行，数日之内，行至子宫，又生胶粒以塞子宫之口，是谓受胎。

王孟英曰：有子宫不受男精者，事后必溢出，终身不孕，殆即核无精珠故耶。

子核之内裂一珠，成一孕，裂双珠即孪生。若子宫受病，子核有恙，子管闭塞，核无精珠者，皆不受孕。

受孕而胚珠生，十二日生毛，内涵清水，有两小物浮其中，一圆一长，长者人也，积日弥大，圆者养胚之物也，积日弥小，胎盘生，此物即无矣。二十日胚形如大蚁，三十日如牛蝇，长四分，身骨可辨，且有眼模，三十五日脐带生，四十二日胚有口，四十五日初见四肢，六十日手足全，骨点始生。上有耳鼻，下有肛门，是为受形之始，长一寸。六十五日始生脏腑。九十日见全形，男女可辨，长二寸，胎盘成。至四月内外皆备，长四寸。五月胎动，六月长六寸，发甲生。七月长八寸，骨节粗成。八月长尺一寸，睾丸由腹落至肾囊。九月目始开，长十二寸。十月胎足。

婴儿在胎，肺小肝大，不须呼吸地气。故血之运行与出世不同，妊胎二十日，心已成模，初见一管，渐分两房，渐成四房，两房有户相通（此出世后不通）。胎儿之血来自胎盘，由脐带入，一半入肝，肝运入心，一半入回血总管，上达心，右上房即过左上房（此出世后不通）。而落左下房入血脉总管，先上两手头脑之内，由回管返心右下房，即自入肺管透血脉总管之棋（此出世后不通），然后落下身两足。儿必上大下小，以上身先受赤血也，于是复出脐带，而达胎盘，改换赤血，轮流不息。盖以胎盘为肺用也，出世后呱呱以啼，肺即开张呼吸，而心左右两通之户即闭。若不闭，紫血与赤血并，儿即死，而身青矣。

王孟英曰：《人身图说》云：胎居子宫，以脐带吸取母血以养之，有如树木以根吸取土湿。

胎盘俗名胞衣，乃胚珠外之毛粘连子宫内膜而生，其毛渐变为血管，三月成盘形，圆径五寸，厚一寸，其体半为孕妇血管，半为胎儿血管，孕妇脉管甚大，衔接胎儿血管，渗泄精液以养之。脐带一头连胎盘，一头连儿脐，中空成管，外有两脉管绕之。儿生之后，母子血管截然分张，或有胎盘未离，血管半断，则血暴下。乳者赤血所生，乳头有管渐入渐分，如树分枝，行至乳核即与血脉管相接，乳汁由是化成月水，乃子宫所生之液，以备胎孕之需，非血也。

王曰所言非血者，言非灌轮脉络、荣养百骸之常血，故无孕之时，可以按月而行，然亦藉气血以生化，故气血衰则月水少，若月水过多，则气血亦耗也。

禽不雄而卵，伏而不孵，蛙蛤之属，当雌出卵，雄出其精以护之，身负而行，精不入腹，蚯蚓雌雄相交，两皆成孕。草木以中心为雌，花须为雄，风吹须粉，散落于花心，胶液接之，乃能含仁结子，去其须即不实。

王曰：腾蛇听而有孕，白鹭视而有胎，造化之理无穷，总不外乎气相感而成形也。中外之人貌有不同，而脏腑气血无不同者。且说理最精，并非虚揣空谈，爰录如上，以稽参考。惟产育有不止十八胎者，其精珠之数，似未可泥。

笺疏：西学以解剖为专职，显微有镜，所见最真，而习之既久，遂并其运行化育之途，亦能渐渐明白其说，固自不妄合。信氏之书成于咸丰之初，犹为彼学中之古本。彼中之学重在知新，不在温故。每注意于新发明，而薄古书为无用。然近今译书渐多，取而读之，名辞繁赜，未尝不粲然具备。然只见其复沓重累，而期期艾艾不甚可解者恒居其半。盖译笔不能条达，恐非彼中真本果皆如此，而合信之旧颇觉直捷了当，明白如话，知此君兼擅中文，尤为可贵。是篇所录，证以元本尚在，裁节移缀者数处，但于文义不致矛盾。姑仍旧贯，以存是书之真，惟亦有删节数字，而辞旨彼此悬绝者则殊非合信氏之真旨，爰照元本改正以复庐山之面目，若此中生理，则尚有不易详析者，此必不可以空言悬解，自谓得之，姑附缺疑，以俟能者。

产　脉

徐蔼辉曰：《济生》《产经》曰：胎前之脉贵实，产后之脉贵虚。胎前则顺气安胎，产后则扶虚消瘀，此其要也。丹溪云：产后脉洪数，产前脉细小涩弱多死。怀妊者脉主洪数，已产而洪数不改者，多主死。

笺疏：此言其大要耳，若别有见症则仍以脉症相合为吉，相反为凶。如体质素弱，则胎前之脉亦必不大；体质素强，则新产之脉亦必不小。皆不可遽谓败象。又如胎前宜实固也，然使邪实脉实亦岂吉征？产后宜虚固也，然使正脱脉虚宁是佳象？是必不可一概论者，惟在圆机之士，知其常而达其变耳。

杨子建《十产论》，一曰正产，二曰伤产。未满月而痛，如欲产非果产也，名为试月。遽尔用力是谓伤产。三曰催产，正产之际悉见而难产，用药催之是谓催产。四曰冻产，冬产血凝不生。五曰热产，过热血沸，令人昏晕。六曰横产，儿身半转，遽尔用力，致先露手，令稳婆徐推，儿手使自攀耳。七曰倒产，儿身全未得转即为用力，致先生露足，令稳婆推足入腹。八曰偏产，儿未正而用力所致。九曰碍产，儿身已顺，不能生下，或因脐带绊肩，令稳婆拨之。十曰坐产，急于高处系一手巾，令母攀之，轻轻屈足坐身可产。十一曰盘肠产，临产母肠先出，然后儿生。产后若肠不收，用醋半盏，新汲水七分，和匀噀产母面，每噀一缩，三噀尽收。

笺疏：是论原文颇长，此其删节者，节之太简，颇有不甚明了者。其坐产一条，原谓儿将欲生，其母疲倦，久坐椅褥，抵其生路，急于高处系一手巾，令产母以手攀之，轻轻屈足，坐身，令儿生下，非坐在物上也。云云。盖谓坐草已久，产母力疲，故以巾带助其援力。今以此节言不达意，须从原本为佳（《济阴纲目》有全文）。颐按：凡是难产，多由心慌意乱，急遽临盆子致。苟能忍痛静卧，耐之又耐，瓜熟蒂落，安有危险！乡曲稳婆，不耐静守，言多庞杂，催促临盆，最多误事。《达生编》一书所录各方，未必可恃，而论忍耐之法，至理名言，无出其右。甚且谓私生者无难产，惟其畏而能忍也。尤其勘透入微，所谓六字诀者，确是产妇房中第一箴言。

孕妇止腹痛未必产，连腰痛者将产，胞系于肾故也。腹痛试捏产母手中指中节或本节，跳动方临盆即产。

王孟英曰：中指跳动亦有不即产者，更有腰腹不甚痛但觉酸坠而即产者。

笺疏：中指节末本有动脉，但平人脉动甚微，几于不觉。产女临盆，此指尖脉形分明，顷刻分娩，确是多数。孟英谓亦有未必即产者则偶然耳。亦有腹竟不痛，但觉腰酸异常而即产者，此其达生之极易者，最不可遇，而亦尝屡闻之，皆孟英之所谓十个孩儿十样生也。

儿未生时，头本在上，欲生时转身向下，故腹痛难忍。此时妇当正身，宽带仰卧，待儿头到了产户方可用力催下。若用力太早或束肚，倚着儿不得转身，即有横生、逆生、手足先出之患。

许叔微曰：有产累日不下，服药不验，此必坐草太早，心惧而气结不行也。经云恐则气下，恐则精怯，怯则上焦闭，闭则气逆，逆则下焦胀，气乃不行，得紫苏饮一服便产（方见子悬门）。

笺疏：学士亦以坐草太早为戒，可见《达生编》六字诀之必不可少。心惧而气结不行亦是不能忍耐之咎，恐则气下胀而不行自有至理，紫苏饮只为疏达气滞立法，川芎能升似不相宜。然果是恐则气下，则又不可少，且分量甚轻，可以无虑。其临盆累日，胞浆沥净，致令气血枯涩者，非大剂养血不救。王孟英曰：难产自古有之，庄公寤生见于《左传》，故先生如达，不坼不副，诗人以为异征，但先生难而后生易，理之常也。晚嫁者尤可必焉。然亦有虽晚嫁而初产不难者。非晚嫁而初产虽易，继产反难者，或频产皆易，间有一次甚难者，一生所产皆易，一生所产皆难者。或由禀赋之不齐，由人事之所召，未可以一例论也。谚云十个孩儿十样生，至哉言乎！若得儿身顺下，纵稽时日，不必惊惶，安心静俟可耳。会稽施圃生茂才诞时，其母产十三日而始下，母子皆安，世俗不知此理，稍觉不易先自慌张，近有凶恶稳婆故为恫吓，妄施毒手，要取重价，脔而出之，索谢去后，产母随以告殒者有之，奈贸贸者尚夸其手段之高，忍心害理，惨莫惨于此矣！设果胎不能下，自有因证调治诸法。即胎死腹中，亦有可下之方，自古方书未闻有脔割之刑，加诸投生之婴儿者。附识于此，冀世人之憬然悟，而勿为凶人牟利之妖言所惑也。但有一种骡形者，交骨如环，不能开坼，名锁子骨，能受孕而不能产，如怀娠必以娩难死，此乃异禀，万中不得其一。如交骨可开者，断无不能娩者也。方书五种不孕之所谓螺者，即骡字之讹也。盖驴马交而生骡，纯牝无牡，其交骨如环无端，不交不孕，禀乎纯阴，性极驯良而善走，胜于驴马，然亦马之属也，《易》曰坤为马，行地无疆，利牝马之贞，皆取象于此之谓也。人赋此形而不能安其贞，则厄于娩矣。

催产神方 治胞浆已出，胎不得下，或延至两三日者，一服即产，屡有神效。

当归四钱 人参一钱 牛膝二钱 川芎一钱 龟板三钱 赭石三钱，研 肉桂一钱，去皮 益母二钱

水煎服。

王孟英曰：此方极宜慎用，夏月尤忌，必审其确系虚寒者始可服之。通津玉灵汤最妙，余用猪肉一味煎清汤服，亦甚效。

笺疏：胎浆已破，迟久不产，胞门有枯燥之虞，非滋养津液，何以救涸辙之鲋，参、归补血活血，牛膝、龟板、赭石引以下行，立法亦不谬，实即佛手散之加味。芎虽能升，然程钟龄之所谓撑法亦自有理（程解保生无忧散，谓催生妙药纯是撑法，解得极奇而亦极是，盖即疏通气机、流动血液耳，说见《医学心悟》保生无忧散方下）。且合以牛膝、龟板、赭石，亦不虑其升举，方固可用，惟肉桂实不可解，岂欲其温以行之耶！若无寒症，何可概施？孟英之评，必不可少，通津一方果

佳，见下卷末页。今吾乡恒以龙眼肉拌人参，或别直参、西洋参久久饭上蒸透，作临产必须之助，即此方之意。但吾乡俗见谓非儿头已见，不可早服，则大谬之说。如果沥浆，不可不用（胞浆先破而久不产者，吾乡谓之沥浆生，亦曰沥胞生，皆俗语也），猪肉清汤吹去面上浮油，确是妙品。但宜淡服，如胃气不旺似不妨，轻用清盐，此是孟英心得，弗以平易而忽之。

如神散 路上草鞋一双，名千里马，取鼻梁上绳洗净烧灰，童便和酒调下三钱，神验。武叔卿《济阴纲目》云：于理固难通，于用实灵验。按千里马得人最下之气，佐以童便之趋下，酒性之行血，故用之良验。此药不寒不热，最是稳剂。

王孟英曰：催生药不宜轻用，必胎近产门而不能即下始可用之。又须量其虚实，或助补其气血，或展拓其机关，寒者温行，热者清降，逆者镇坠，未可拘守成方而概施也。

笺疏：前方单方也，以理言之，未必皆验。孟英谓不可拘守成方，岂独为催生一法言之耶。

《妇人良方》曰：加味芎归汤入龟板，治交骨不开。醋油调滑石，涂入产门，为滑胎之圣药。花蕊石散治血入胞衣，胀大不能下或恶露上攻。萆麻子治胎衣不下。佛手散治血虚危证。清魂散治血晕诸证。失笑散治恶露腹痛，不省人事。平胃散加朴硝，为腐死胎之药。

徐蔼辉曰：佛手散亦下死胎，胎死宜服，此不伤气血，服此不下，次用平胃朴硝可也。

笺疏：《良方》诸条固皆熟在人口者，但萆麻子治胎衣不下，岂用以内服耶。仅能滑肠且缓不济急，必不足恃。下有头发塞口，取恶即下一条极便极验。朴硝下死胎，则上卷《圣济总录》一条已言之矣，非恒法也。

冻产治验　刘复真治府判女产死，将殓，取红花浓煎，扶女于凳上，以绵帛蘸汤盦之，随以浇帛上，以器盛之，又暖又淋，久而苏醒，遂产一男。盖遇严冬，血凝不行，得温故便产也。

笺疏：此妄语也。人已死矣，且至将殓，其时间必相去稍久，安有复生之理！古人志乘传记中所载医家奇验，甚有称见棺中血出，而知产妇未死者，齐谐志怪，皆好事之人，不明医理者为之，无一非痴人说梦耳。

逆产，足先出，用盐涂儿足底。横产，手先出，涂儿手心。

徐蔼辉曰：盐螫手足，痛便缩入，俗乃谓之讨盐生也。

笺疏：此亦临盆太早，强力迫之使然，若守《达生编》六字要诀，必少此患。

胞衣不下

急以物牢扎脐带，坠住使不上升，然后将脐带剪断，使血不入胞，萎缩易下。若未系先断，胞升凑心必死。

徐曰：《保生录》觉胎衣不下，产妇用自己头发塞口中，打一恶心即下。切须放心，不可惊恐，不可听稳婆妄用手取，多致伤生。又以草纸烧烟熏鼻即下。

芒硝三钱，童便冲服立效。俞邃良先生目睹。

松郡一老稳婆包医是证，自带白末药一包，买牛膝二两同煎，去渣，冲童便半杯，服立下。白末药定是元明粉，元明粉即制朴硝也。

笺疏：芒硝太咸寒，必非通用之品，童便、牛膝可法。

产后喜笑不休

一老妪云：产后被侍者挟落腰子使然，用乌梅肉二个，煎汤服立效。嘉郡钱邻哉目睹。

笺疏：腰子是内肾，岂有坠落而可救之理！此阴脱于下，而气火冲激于上使然，即西人所谓血冲脑经病也。乌梅酸收则气不上冲，而神经之知觉复矣。颐谓童便亟服亦可，否则即用潜阳镇逆之法，当无不应。

恶露过多不止

伏龙肝二两，煎汤澄清，烊入阿胶一两服，如不应加人参。

笺疏：新产恶露过多，而鲜红无瘀者，是肝之疏泄无度，肾之闭藏无权，冲任不能约束，关闸尽废，暴脱之变，大是可虞。伏龙肝温而兼涩，土能堤水，真阿胶激浊扬清，本是血崩无上圣药，重用独用其力最专，其功最捷，尚在大剂独参汤之上，必无不应之理，如果不应，则更可危，再加人参亦非重用不可，而龙\牡救逆亦所必需。

恶露不来

轻则艾叶及夺命散，重则无极丸。寒凝者，肉桂、红花等药，并花蕊石散。

王孟英曰：产后苟无寒证的据，一切辛热之药皆忌。恶露不来，腹无痛苦者，勿乱投药饵，听之可也。如有疼胀者，只宜丹参、丹皮、元胡、滑石、益母草、山楂、泽兰、桃仁、归尾、通草之类为治，慎毋妄施峻剂，生化汤最弗擅用。

笺疏：产后无瘀，本非概用攻破之症，苟其体质素薄，血液不充，即使恶露无多而腹无胀痛之苦者，即可轻投破血之药。如囿于俗见，则砻糠榨油，势必损伤冲任，崩脱变象，岂不可虞！惟有瘀滞不行之确症者，则桃仁、玄胡、归尾、乌药、青皮等行滞导气已足胜任，亦非必须辛热。孟英谓无寒症者即忌热药。盖新产阴伤，孤阳无依，已多燥火，再与温辛，岂非抱薪救火，而世偏有产后喜温恶清之说，印入人心，牢不可破，惨同炮烙，煞是可怜。生化汤诚非必用之方，然炮姜尚是无多，故《达生编》风行一时，生化二字几于妇孺咸知，尚不甚觉其弊害。其新产发热，亦是阴虚阳越，并有因蒸乳而生热者，生化汤能和阴阳，寻常轻热，一剂可已，惟温热病原是大忌。孟英温热专家，所见产后大热者必多，故深恶此方，不为无见。益母草虽曰去瘀生新，而苦燥有余，亦不应太过，吾乡俗尚，产母饮此，多多益善。必以四斤五为则，大锅浓熬，大碗代茶，日灌十余次。嫌其苦则以红砂糖和之，故产中至戚皆以砂糖为投赠之品，产母亦必服数斤，虽曰尚是和血良品，究竟苦者大苦，甘者太甘，一则助燥而舌茧舌焦，一则滋腻而易致满闭。若在炎天流弊不小，此是颓风，当思有以变通之。

九窍出血

裴补云：九窍出血，死证恒多。惟产后瘀血妄行九窍出血，有用逐瘀之药而得生者，不可遽断其必死。此是阅历后之言，不可忽略，虽无方药，其法已具。

笺疏：此是虚阳上冒，气逆血涌，其势最炽。平人得此尚难急救，况在产后！然急急泄降镇逆，亦自有可生之理。

黑气鼻衄

郭稽中云：产后口鼻黑气起及鼻衄者，不治。盖阳明为经脉之海，口鼻乃阳明所见之部，黑气鼻衄是营卫散乱，营气先绝，故不治。薛立斋云：急用二味参苏饮加附子，亦有得生者。

笺疏：此亦气逆上冒之候，口鼻黑则肺胃之气已绝，法固不治。然急与开泄降逆，亦或可治，薛立斋谓用参苏已觉不切，笼统方药何能救此？危急万状之症，又用附子，则鼻黑唇黑岂皆属于阴寒者！此公庸愚而偏喜著书立说，巍然者一大部，竟是各科咸备，而实绝少心得，昔人谓如折袜线，如僧剃发，无有寸长。颐于此公亦云，而俗子无知，奚辨良窳，喜其简而易记，卑而易行，可以造成无数庸俗市医而杀人，乃不可限量，真一大劫哉。

眩晕昏冒

去血过多者，宜重用阿胶水化，略加童便服。

去血不多者，宜夺命散。没药去油，二钱，血竭一钱，共研末，分两服，糖调酒下。

二条宜与前恶露过多二条参看。

沈尧封曰：钱姓产后发晕，两日不醒。产时恶露甚少，晕时恶露已断。伊夫向邻家讨琥珀散一服约重二钱许，酒调灌下即醒。其药之色与香俱似没药，大约即是血竭，没药之方。

又曰：庚辰春吕姓妇分娩，次日患血晕，略醒一刻又目闭头倾，一日数十发。其恶露产时不少，今亦不断，脉大左关弦硬，用酒化阿胶一两，冲童便服。是夜晕虽少减，而头汗出，少腹痛有形，寒战如疟，战已发热更甚。投没药、血竭夺命散二钱酒调服，寒热腹痛发晕顿除，惟嫌通身汗出，此是气血已通而现虚象。用黄芪五钱，炒归身二钱，甘草一钱，炒枣仁三钱，炒小麦五钱，大枣三个煎服，汗止而安。

王孟英曰：恶露虽少而胸腹无苦者，不可乱投破瘀之药。今秋周鹤庭室人新产眩晕，自汗懒言，目不能开，乃父何新之视脉虚弦浮大，因拉余商治。询其恶露虽无，而脘腹无患，乃投以牡蛎、石英、龟板、鳖甲、琥珀、丹参、甘草、红枣、小麦之剂，覆杯即减，数日霍然。此由血虚有素，既娩则营阴下夺，阳越不潜。设泥新产瘀冲之常例，而不细参脉证，则杀人之事矣。

笺疏：眩晕昏冒，无一非阴虚于下、阳越于上。况在新产，下元陡虚，孤阳上越，尤其浅而易见，浅而易知。即《素问》之所谓上实下虚为厥癫疾者，此癫字即巅顶之巅，在古人未尝不知。其病本于脑，所以《调经论》又谓血之与气交并于上，则为大厥，厥则暴死，气反则生，不反则死。已明言气血上冲，甚至暴死，可见西国医学家血冲脑经之名，虽是彼之新发时，未尝不与吾国古书若合符节，无如中古以降，久昧此旨，只知为痰迷神昏，而于《素问》癫疾两字，则群认为癫狂、癫痫之一定名词，不复细考其字义之何，若此医学之空疏，断不能为汉魏以下讳者，而在上古造字之初，即从颠顶取义，且用其声又是一望而知，其识颠顶为病，此字学之所以不可不讲。然唐宋以降，则古之小学，几成绝学，而医之不识是病，亦正坐小学荒芜之故。苟能识此病源，皆是气火升浮，则摄纳虚阳，抑降浮焰，即是无上捷诀，无不覆杯得效，应手有功。尧封此节以血虚、血瘀分作两层，乃一虚一实，一闭一脱，辨症之两大纲。阿胶禀济水沉重之质，直补下焦肝肾真阴，以招纳浮耗之元阳返其故宅，自然气火皆潜，功成俄顷。更以童便之直捷下行者为之向导，则其力尤专，其效尤捷。其血竭、没药虽似为破瘀而设，然亦止泄降下行，以顺其气，尚非攻逐峻剂。惟酒气升腾大是禁忌，必不可用。在制方者，欲以为流通瘀滞之计，而不悟其不利于潜降一层，虽古人于昏眩之症，尚未知是脑经为病，然气升火浮亦已尽人能知，犹用酒引终是误会，不可不正。尧封治吕氏产妇一条，恶露不少，已非瘀滞，而脉大弦硬，有阳无阴，诚是虚候。阿胶、童便本极相宜，然效不显而头有汗，尚是酒之误事，再投夺命散而即大效。则腹痛者气必滞，前之阿胶腻补，必不能吹嘘气机，服此散而沈谓气血已通，即是气药之得力处。然此妇之晕，已是虚证，不可误认瘀血上冲，夺命散仅能降气，亦非大破之比。盖新产无论血去多寡，下元必虚，孟英谓不可乱投破瘀，最是至理名言。王沈两案其症实是大同，然治法则沈尚呆板，而王则灵活。同有自汗一症，沈必黄芪、归身，大刀阔斧，谓是固表补血，谁曰不宜！抑知归、芪皆含有升发气象，对此虚火外浮尚非切当，何如梦隐之牡蛎、石英、龟鳖两甲潜阳摄纳、镇定浮嚣之丝丝入扣耶！王谓营阴下夺，阳越不潜，亦岂专为血虚有素者而言？见理既真，选药更允，自在尧封之上，后生可畏，非孟英孰能当之。盖凡体质较弱之人，初产昏眩甚是常事，固不在乎瘀露之通塞，亦非是恶血之上冲，潜降浮阳，镇摄气逆。孟英此法无往不宜，即在昏瞀最急时先服童便，止啜一口立觉醍醐灌顶，耳目清明，最是神丹。他药皆不可及，以其下行最迅，是其熟路。气降而脑不受激，即《素问》之所谓气反则生者也。

发狂谵语

恶露不来者，是血瘀，宜无极丸。恶露仍通者是痰迷，宜六神汤，半夏曲一钱，橘红一钱，胆星一钱，石菖蒲一钱，茯神一钱，旋覆花一钱，水煎，滤清服。

沈尧封曰：成衣妇产后半月余发狂，打骂不休。其大锁之磨上，余付无极丸六钱，分两服酒下，服毕即愈。越四五日复发，又与六服，后不复发。

又曰：丁姓妇产后神昏谵语如狂，恶露仍通，亦不过多。

医者议攻议补不一，金尚陶前辈后至，诊毕曰：待我用一平淡方吃下去看。用杜刮橘红、石菖蒲等六味，一剂神气清，四剂霍然。此方想是屡验，故当此危证，绝不矜持。归语舍弟赓虞，答曰：此名六神汤。余未考其所自。

又曰：甲戌孟春，钱香树先生如君产后微热痞闷，时时谵语，恶露不断。余用理血药不应，改用六神汤，四剂病去如失。

笺疏：产后昏狂，语言伦次，如其恶瘀无多，谓为败血冲心，其情似亦甚确。然瘀凝不行，何能直达鬲上，蒙犯心君？则仍是阴虚阳浮，升多降少，气火上腾，冲激脑之神经耳。无极丸破血导瘀，无非泄降平逆，下行为顺，即六神汤半夏、胆星、菖蒲、旋覆，亦仍是开泄宣通治法，则痰迷二字，尚属想像得之，非果是痰涎之能蒙蔽性灵也。颐谓即用大剂沉坠镇摄之方，亦必有桴应之理。盖昏眩之与狂谵病状，虽有动静之殊，而病源则同此一辙。孟英上条案语已握其要，似不必分作两条，转有多歧之虑。

不　语

武叔卿曰：热痰迷心使然。胆星一钱，橘红一钱，半夏一钱五分，石菖蒲一钱，郁金一钱，水煎，入竹沥一调羹，生姜汁三小茶匙服。

沈尧封曰：神昏不语，有虚有实，当参旁证及脉。

笺疏：此即上条昏冒中之一端，《济阴纲目》此方亦与尧封所用之蠲饮六神汤同。更不必另出一条，徒多骈拇支指。

声　哑

属肾虚，补肾之中，宜兼温通。元生地四钱，茯苓二钱，山药一钱五分，炒归身二钱，肉桂五分，远志肉五分，炒，水煎服。

笺疏：音喑之症，其源不一。尧封谓是肾虚，乃指肾藏阴阳之气暴脱而无气以动。哑不能声者，即经所谓少阴不至之厥，河间之地黄饮子，嘉言之资寿解语，皆为是症而设。徐洄溪治沈又高一案是也。产后真阴下脱，当有是症。尧封此方即从地黄饮得来，然非能通治各种之音喑，此条言之未详，读者不可误会。

呃　逆

虚脱恶候，人参送黑锡丹，十全一二。

徐蔼辉曰：姜用米莘一册载，黑铅乃水之精，入北方壬癸。凡遇阴火冲逆，真阳暴脱，气喘痰鸣之急证，同桂、附回阳等药用之，立见奇功。即经云重剂是也。

又曰：姜又载何惟丹先生呃逆治验方，云：伤寒呃逆，声闻数家者，用刀豆子数粒，瓦上煅存性为末，白汤调下二钱，立止。又《本草纲目》云：病后呃逆，刀豆连壳烧服。姜云：此方宜入旋覆代赭汤。

笺疏：呃逆一症，诸书皆谓胃气欲绝，最为危候者，是指阴脱于下，孤阳无根，逆冲激上者而言。凡虚者、老者、久病者之呃忒气短不续，有出无入皆是。则惟《本事方》黑锡丹镇定气逆，摄纳元阳，最有捷验。喻嘉言极推重之。他如丁香、柿蒂、刀豆子等皆为此症而设。亦有胃火痰热上壅作呃，则是阳盛，不可与虚脱者一例论治，宜清而镇之，旋覆代赭为此而设。纵在产后亦有热呃，且不可以不辨，如其真阴已虚而胃火尚盛，则加人参。此今人盐山张氏《衷中参西录》之心得也。

喘

沈尧封曰：喘有闭脱二症，下血过多者是脱症，喉中气促，命在须臾。方书虽有参苏饮一方，恐不及待。恶露不快者，是闭证，投夺命丹可定。如不应，当作痰治。此皆急证。更有一种缓者，楼全善所云产后喘者多死，有产二月洗浴即气喘，坐不得卧者，五月恶风，得暖稍缓，用丹皮、桃仁、桂枝、茯苓、干姜、枳实、厚朴、桑皮、紫苏、五味、瓜蒌煎服即卧，其疾如失。作污血感寒治也。

按：此亦是痰证，所以能持久，痰滞阳经，所以恶寒。方中着力在瓜蒌、厚朴、枳实、桂枝、茯苓、干姜、五味数味，余皆多赘。

笺疏：喘症本分二候，实者是肺气之壅塞，痰饮蟠结，则宜开宣肺气，泄化其上。虚者乃肾气之上奔，真元无根，则宜摄镇专治其下，亦惟黑锡丹尚能救急，此非大剂不能及，喻嘉言谓宜吞百丸者是也。产后暴喘，有虚无实，参苏和缓，诚不及待。

发　热

沈尧封曰：产后发热所因不同，当与脉证参看。感冒者鼻塞，亦不可过汗，经有夺血无汗之禁，只宜芎归汤。

停食者，嗳腐饱闷，宜平剂消食。血虚发热无别证者，脉大而芤，宜归、芪。阴虚者，烦渴脉细，宜生地、阿胶。更有一种表热里寒，下利清谷，烦渴恶热，脉微细者，此少阴危证，宜四逆汤。

王孟英曰：暴感发热，可以鼻塞验之。苟胎前伏邪，娩后陡发者，何尝有头疼鼻塞之形证乎？虽脉亦有不即露者，惟舌苔颇有可征，或厚白而腻，或黄腻黄燥，或有黑点，或微苔舌赤，或口苦，或口渴，或胸闷，或溲热，此皆温湿暑热之邪内蕴。世人不察，再饮以糖酒生化汤之类，则轻者重，而重者危。不遇明眼人亦但知其产亡，而不知其死于何病，误于何药也。我见实多，每为太息。其后条之乍寒乍热，亦当如是谛察，庶免遗人夭殃也。

笺疏：新产发热，血虚而阳浮于外者居多，亦有头痛，此是虚阳之升腾，不可误谓冒寒，妄投发散以煽其焰。此惟潜阳摄纳，则气火平而热自已。如其瘀露未尽，稍参宣通亦即泄降之意，初不必过与参、芪，反增其壅。感冒者必有表证可辨。然亦不当妄事疏散，诸亡血虚家，不可发汗。先贤仪型早已谆谆告诫，则惟和其营卫，慎其起居，而感邪亦能自解。盖腠理空疏之时，最易感冒，实是微邪，本非重恙，自不可小题大做，一误再误，又有本非感冒，新产一二日间蒸酿乳汁，亦发身热，则活血通乳亦极易治。沈谓宜用胶、地者，则虚甚之外热，必舌光无苔，其宜用四逆者，则阴盛之格阳，必唇舌淡白，或颧赤之戴阳，虽皆不常有之症，而在血脱之后变幻最多，固非心粗气浮率尔操觚者所能措置裕如矣。王谓胎前伏邪，娩后陡发之症，实是其人本有蕴热痰湿，分娩而正气骤衰，病状乃著。辨之于舌最是秘诀。则惟治其湿热痰滞，抉去病根，切弗效明人治热只知表散，产后误事，必较之平人尤其捷见。孟英长于温热，最恶生化一方为暑热湿热令中，剀切劝戒，诚是至理名言。砂糖酒尤其肇祸，此因江浙间之恶习，不可不改者。若在寒天，生化、砂糖少用之，亦不为大害，惟酒则不可不戒耳。

乍寒乍热

武叔卿曰：血闭于阳经，荣卫行之不通则寒；血闭于阴经，荣卫动之不通则热。必瘀通而后寒热自已。

仲景曰：病有洒淅恶寒而复发热者，阳脉不足，阴往乘之。阴脉不足阳往乘之。沈尧封曰：前条是瘀血，后条是阴阳相乘，甚则俱有战栗者，治瘀血宜夺命丹，调补阴阳，轻则归芪建中，重则桂附八味。

笺疏：乍寒乍热亦当如上条发热各症一例论治，不必另为一门，反滋眩惑。武氏血闭于阴阳之经一说，只是故为深文，实觉无谓。至引仲景一条，亦不过正气之不充耳。

头　汗

王海藏云：头汗出至颈而还，额上偏多，盖额为六阳之会，由虚热熏蒸而出也。

沈尧封曰：汗出不止属气血两虚。黄芪五钱、炒白芍三钱、酒炒归身二钱、枣仁二钱、炒甘草一钱、炒小麦三钱、炒南枣肉三钱，煎服神效，与眩晕内吕姓妇一案参证。

笺疏：自汗已是虚阳之外浮，但头汗出，尤为阳越之明证。尧封固表涵阴，立法诚是，颐谓尚宜加潜敛，则龙、牡、萸肉皆不可少，人参亦佳。滋阴即以涵阳，勿谓参是甘温也。

泄 泻

沈尧封曰：乙亥初夏，傅木作妇产时去血过多，随寒战汗出，便泻不止。余用大剂真武，干姜易生姜，两剂战少定，而汗泻如故。又服两日，寒战复作，余用补中汤无人参加附子两剂。病者云：我肚里大热，口渴喜饮。然汗出、下利、寒战仍不减，正凝神思虑间，其母曰：彼大孔如洞，不能收闭，谅无活理。余改用黄芪五钱、炒北五味四钱、捣白芍二钱、炒归身一钱五分、炒甘草一钱五分、炒茯苓二钱、大枣三个，一剂病减，四剂而愈。

王孟英曰：观此案则可见气虚不能收摄者，宜甘温以补之，酸涩以收之，不可用辛热走泄以助火而食气也。

笺疏：寒战利下加以自汗，真武汤元是针对，乃反里热渴饮而汗利寒战俱不应，此中玄理未易，寻思改授甘温，转变灵通，至不可少。孟英辛热走泄四字剖解入微，参透三昧，医学中危微精一心传，岂易领悟，此最上乘禅也，学者皆当熔金祀之。

尧封又曰：邹氏妇产后便泄，余用参、附温补，药未效。新城吴敬一诊云：虚寒而兼下陷，用补中益气加熟地、茯苓、桂附，应手取效。以是知方论内言下虚不可升提，不尽然也。

笺疏：产后下虚不可升提，以拔动肾根，本是至理名言，必不可易。然泄泻滑利，明是气虚下陷，东垣成法正为是症而设。言岂一端，各有所当，况升、柴本是极轻，藉以扶助参、芪振作元气，自当应手成功，此非浪投柴、葛者所可藉口也。

尧封又曰：陆姓妇产后三日发疹，细而成粒，不稀不密，用荆芥、蝉蜕、黏子等药，一剂头面俱透，越一日渐有回意，忽大便溏泄数次，觉神气不宁，问其所苦，曰热，曰渴，语言皆如抖出，脉虚细数有七，至我师金大文诊之曰；此阳脱证也，属少阴。用生附子三钱，水洗略浸切片，熯如炒米色，炮干姜八分，炒甘草一钱，炒白芍一钱五分，水煎冲入尿一调羹、青鱼胆汁四小茶匙，服毕即睡，觉来热渴俱除。续用黄芪建中汤加丹参、苏木，二剂而安。

笺疏：疹属肺有风热之邪，法应辛凉轻散。荆芥、牛蒡等本是正宗，惟在产后正气必虚，牛蒡轻散皮毛，虽非猛剂，然最易滑泄大便，以子能下行，肺气既疏而表里相戾，大肠亦为之不固，故凡大便不坚实者，本宜避之。连得溏泄而语言振振，虚脱之状固已昭著，加以脉之虚细则热也，渴也，俱非真象，附子理中当为必用之剂。此其外有凛寒及唇舌之色应有虚脱确证可察，而乃用胆汁之法意者，尚有格阳戴阳、真寒假热之证在，否则附子理中直捷爽快，何必多此一层。惟颐窃谓仲师白通加胆一法，尚是古人思想之不灵活处，盖白通欲其通阳，而以苦寒和之，终是混冰炭于一炉之中，岂不续缚贲育之手，病者之热甚，假胆汁之寒，不是假于实，用上必难桴应，何如后人热药冷服之为的当乎。

尧封又曰：产妇恶露不行，余血渗入大肠，洞泄不禁，或下青黑物，的奇散极验。荆芥大者四五穗，于盏内燃火烧成灰，不得犯油火，入麝香少许研匀，沸汤一两，呷调下，此药虽微，能愈大病，慎弗忽视。

笺疏：洞泄不禁不可谓是血证，且恶露非肠中之瘀，何以而渗入大肠？以生理学言之，殊难符合。此盖是古人理想之辞，不无误会，荆芥炭本可治便血，所谓大便青黑者，实即是大肠之血病耳。

《千金》胶蜡汤　治产后利。

黄蜡二，棋子大　阿胶二钱　当归二钱半　黄连三钱　黄柏一钱

陈米半升煎汤，煎药服。

笺疏：此是湿热瘀积之滞下，非泄利之利，故用黄连、黄柏。以在产后，故用当归、阿胶、黄蜡收涩，防其虚陷。然产后滞下为虚为实，种种不同，仍当辨症，用药必不可胶执成方，反多流弊。

便　秘

《金匮》云：亡津液胃燥故也。

沈尧封曰：当用当归、肉苁蓉、生首乌、麻仁、杏仁，不应用麻仁丸四五十丸。

笺疏：新产津液必伤，便燥是其常态，宜以养液为先。一味润肠防有滑泄之变，苁蓉亦只可暂用，而麻仁之类不足恃也。

头痛

沈尧封曰：阴虚于下，则阳易升上，致头痛者，童便最妙。褚侍中云：童便降火甚速，降血甚神，故为疗厥逆头疼之圣药。若血虚受风，宜一奇散，即芎归汤也，不可不辨。

笺疏，阴虚而气火升浮，法宜潜阳涵阴为主。童便本是新产神丹，不仅可已头痛，且无误用之弊，果有风寒外侵，归芎未尝不了然，一降一升，正相对照，辨症胡可不慎。

薛立斋案：一产妇头痛，日用补中益气已三年。稍劳则恶寒内热，拟作阳虚治，加附子一钱于前汤中，数剂不发。

笺疏：头痛安有可日用益气至三年之理？更何论乎产后！纵使果是清阳下陷之病，亦必升之又升，进出泥丸宫去。恶寒虽可谓是阳虚，然内热独非虚乎？明是伪造之案，而敢欺人，如是夫已氏之荒谬已臻极步，且以误尽初学，实属罪不容诛，尧封采此，受其愚矣。

胃脘痛　腹痛　少腹痛

沈尧封曰：有血瘀、血虚、停食、感寒、肝气之异。手按痛减者，血虚也。按之痛增者，非停食即瘀血。停食则右关脉独实，且有嗳哺气，瘀血则所下恶露必少。得热即减者，感寒也。至若厥阴肝脉抵小腹挟胃，又为藏血之脏，血去肝虚，其气易动，一关气恼陡然脘腹大痛。治法：血虚宜归芪建中消食，惟楂肉最妙，兼和血也。消瘀宜夺命散。感寒者轻则炮姜、艾叶，重则桂、附、茱萸。肝气作痛，养血药中加川楝、橘核，苦以泄之，重则乌梅辛散，酸收苦泄并用。

笺疏：产后胃脘痛，古有败血抢心一说，然子宫中之瘀垢何以直攻到心，此是理想之谈，误人不小。纵使恶瘀不多而为胃痛，不过降少升多，肝胆气滞耳。用破瘀之法，而病亦相应者，正以泄降则气自不升，其理亦浅而易见，非径以破上焦之血，然终宜和肝行气为允，破瘀必非呆板之法。腹痛、少腹痛，初产之时甚少，俗谓之儿枕痛，此多瘀血犹存，或临蓐时未免稍受寒凉，苟非盛夏炎天，生化汤最宜，正治炮姜、桃仁，本是无瘀，不能皆为害，又如泽兰、艾叶、茺蔚皆所必需。但川芎主升，不可妄用，楂肉极妙，非仅消食，亦能和血，砂糖未始不可服，但不必太多，而最不宜于炎天耳。孟英书中深恶于生化、砂糖，盖有为而言，然亦不必因噎废食，如在既产数日之后，则苟非痰食，多属血虚而气为之滞，尧封养血二字最佳，川楝、乌梅、橘核无一非柔肝必需之品。

徐蔼辉曰：一妇产后腹痛，令其夫以手按之，小腹痛尤甚，下恶露而痛仍不减，知其非瘀，乃燥粪也。予药一剂，大便润下而愈。姜用川治验。

炮姜五分　丹皮二钱　归身三钱　川芎一钱五分　山楂二钱　炒枳壳一钱五分　炒麻仁二钱，杵烂　桃仁泥二钱　生地二钱　炙甘草四分

加研烂松子仁五粒。

笺疏：大便不通，固亦腹痛中之一症，产后津伤尤多便秘，此必问而知之，而辨症辨脉尚在其次。

萧赓六曰：下血过多，肝经血少腹痛，其脉弦者以熟地、萸肉为君，加白芍、木瓜、蒺藜一剂可止。有难产久坐，风入胞门致腹痛欲绝，其脉浮而弦，续断一两，防风五钱，服之立愈。

笺疏：血虚而用熟地、萸肉是也，其风入胞门一说，殊不可信。产后中气必虚，脉浮固所当有，何得认作风之确证，且腹痛病是在里，脉又必不应浮，防风大剂岂新产时所可妄试。

腹中虚痛　胸项结核

薛立斋案：一产妇腹中有物作痛，投破气行血药尤甚，肢

节胸项各结小核，隐于肉里，此肝血虚也。盖肝为藏血之脏而主筋，血虚则筋急而挛，于枝节胸项者，以诸筋皆属于节，而胸项又肝之部分也，用八珍、逍遥、归脾加减治验。

笺疏：血虚筋急，关节间结成小粒，不痒不疼，是宜养血以舒筋者，薛主逍遥。盖谓疏肝即所以舒筋。然新产阴伤，浪投柴胡，必有流弊，八珍、归脾，俱是呆板，立翁惯伎，终少灵通，无甚可取。

小腹痛　瘀血成脓

薛立斋案：一产后小腹作痛，行气破血不应，脉洪数，此瘀血成脓也。用瓜子仁汤二剂痛止，更以太乙膏下脓而愈。产后多有此证，虽非痈，用之神效。脉洪数已有脓，脉但数微有脓，脉迟紧但有瘀血尚未成脓，下血即愈。若腹胀大，转侧作水声，或脓从脐出，或从大便出，宜用蜡矾丸、太乙膏及托里散。凡瘀血宜急治，缓则化为脓难治。若流注关节，则患骨疽，失治多为坏证。

笺疏：此阳痈也，必有形块，痛不可按。产后瘀滞不行，留于经隧，固有此症。然治法，止有行气导瘀。未成可消，已成可下，如在皮里膜外则成脓亦必外溃不能，皆从大肠而下。其内服之药，除行气行瘀外，尚复有何妙用？凡肠痈少腹痛之治法，皆是如此。况在产后瘀血，尤其显著，乃薛谓行气破血不应，必用瓜子仁汤而痛止，太乙膏而脓下。抑知瓜子仁汤方，惟蒌仁、桃仁、薏仁、丹皮四味（薛氏之《外科发挥》有此方），功力尚不能行气行瘀，乃谓可使痛止，已是欺人之谈。《金匮》大黄牡丹皮汤谓治肠痈，当下脓血，力在硝黄，乃去此二味而加薏苡，岂有脓成而可止痛之理！此误会古书而大失其神髓者。太乙膏本为外科薄贴之通用，古人虽亦有作丸内服之说，则是宋金以降内外分科，治内科者全不知外科理法，谬谓既可外贴，即可内治，不知黏腻之极，既作丸子则坚凝不化，直入胃肠，仍从大便囫囵解出，何能有效？且谓虽非痈亦可用此，则太乙膏岂可为产后腹痛之通用品？既不能知肠痈之实在治法，而又不能治腹痛，拾古人无谓之唾余，以售其欺妄，可鄙孰甚？又谓脓从脐出，则惟小肠痈之成脓者有之。俗谓是盘脐肠痈最为难治，十不全一。然产后纵有血瘀，仅在下部，当不至此，蜡矾丸本非有用之方，黄蜡之黏、白矾之涩，能令血失流行之常，有害无益，而谬谓可以护心护膜，使疡毒不致内攻，实是制方者之臆造，而疡科书中无不依样葫芦，照抄一遍。吾国疡医之陋久已，不可复问。薛又谓宜用托里散，则脓已出矣，而尚可托，岂嫌其成脓不多而欲令泄尽血肉，此皆疡医家之乱道语而掇拾写来，自矜妙用，无一非薛氏之不学无术，不值一叹，而尧封采之，盖尧封亦苦不知治疡，不能识破其剿说之完全无用，此实内外分部之一大弊也。

王孟英曰：《古今医案按》载一妇，产后恼怒，左少腹结一块，每发时小腹胀痛，从下攻上膈间，乳上皆痛，饮食入胃即吐，遍治不效。叶香岩用炒黑小茴一钱，桂酒炒当归二钱，自制鹿角霜、菟丝子各一钱五分，生楂肉三钱，川芎八分。水煎送阿魏丸七分，八剂而愈，次用乌鸡煎丸原方半料，永不复发。

又云：消积之方如桃仁煎，用大黄、虻虫、芒硝，东垣五积丸俱用川乌、巴霜，《局方》圣散子三棱煎丸俱用硇砂、干漆，此皆峻厉之剂，用而中病固有神效，若妄试轻尝，鲜不败事。试阅叶案积聚门，并无古方狠药，如《千金》硝石丸，人参、硝、黄并用。丹溪犹以为猛剂。学者但将丹溪治积聚诸案细绎，自有悟处，而黑神丸生熟漆并用，尤勿轻试，每见服之误事，因思漆身为癞之言，则飞补之说其可惑乎？

笺疏：叶氏是案确已将为肠痈，然因恼怒而起，仍是肝络郁结为患，但必有寒症，故可用桂酒及小茴至一钱之多，非凡是小腹结块胀痛，皆当投以此方。读者必不可误认俞谓峻剂，不可妄投，确是见道之言，平人皆应谨慎，亦不仅为产后言之生漆最毒，闻其气者尚能发肿，甚且皮肤腐烂，岂可以入胃肠不解？《本草经》干漆何以列入上品，且谓生者久服轻身耐老云云，殊觉可骇。岂古之漆，非今之漆耶？读古书者，胡可为赵奢之子。

腰 痛

《大全》云：产后恶露方行，忽然断绝，腰中重痛下注，两股痛如锥刺入骨，此由血滞经络，不即通之必作痈疽，宜桃仁汤，五香连翘汤。

沈尧封曰：前方不稳，不若用桃仁、红花、地龙、肉桂、没药、当归为妥。

如神汤，治瘀血腰痛，延胡、当归、肉桂等分水煎服。

沈尧封曰：腰痛不见前证者，多属肝肾虚，宜当归、杜仲、补骨脂之类。

笺疏：产后腰痛，虚症最多，宜滋肝肾真阴。前人多以瘀血立论，专就一面着想耳，即《大全》所谓两股痛如锥刺者，亦未必无虚证，临症时皆当令四诊参之，自有确据，不可徒于故纸堆中搜寻方法。

遍身疼痛

薛云：以手按之痛甚者，血滞也，按之痛缓者，血虚也。

笺疏：遍身疼痛，痛在络脉，皆无一定处所。病人自己且无从摸索，如何可以寻按。薛立斋乃如此说法，真是按图索骥，此公庸愚，说来无不发噱。此证多血虚，宜滋养，或有风寒湿三气杂至之痹，则养血为主，稍参宣络，不可峻投风药。

浮　肿

沈尧封曰：产后浮肿，先要分水病、气病。水病皮薄色白而亮，如裹水之状。气病皮厚，色不变。经云：肾者，胃之关也，关门不利，聚水生病。盖产后肾气必损，胃底阳微不能蒸布津液，通调水道。此聚水之由也，宜肾气汤丸。是证皮薄色白，可证人身营卫之气，通则平，滞则胀，顽痰瘀血皆能阻滞气道作肿。是证皮厚色不变，以脉弦者为痰，脉细而或芤者为血分证，分别论治用药。更有一种血虚而致气滞者，其肿不甚，色淡黄，宜归身为主，佐以白术、陈皮、茯苓之类。

笺疏：凡肿均宜如是辨证，亦不仅为产后而言。有肺气不肃，面目浮肿者，则宜轻疏开肺，一二剂即效。

咳　嗽

沈尧封曰：一妇妊七八个月，痰嗽不止，有时呕厚痰数碗，投二陈、旋覆不应，用清肺滋阴愈甚，遂不服药，弥月而产，痰嗽如故，日夜不寐。三朝后二陈加胆星、竹沥，吐出厚痰数碗，嗽仍不止，更用二陈加旋覆、当归少减，稍可吃饭。因嗽不减，痰渐变薄，加入生地四钱，食顿减，嗽转甚，通身汗出，脉象微弦，用归身三钱、茯苓二钱、炒甘草一钱、紫石英三钱，因汗欲用黄芪，因嗽又止，推敲半响，仍用炒黄芪三钱，一服汗止，而嗽亦大减，十剂而安。

笺疏：咳嗽是杂病中之一大门，产后胎前本亦无甚大别，皆随症治之。明辨其寒热虚实四字而已。惟有痰而舌腻者，终不可轻用清肺滋阴之药。徐灵胎批《指南》早已言之谆谆。尧封此条两度转甚，可为殷鉴。惟间亦有肾虚水泛而为痰，浮阳冲激而作嗽者，则属下虚。法宜摄纳滋填，涵敛其上浮之冲气，嗽自减，痰自少。产后阴阳更多是症，蓐劳怯损即此根萌。但知清肺化痰，皆是制造虚劳之无上秘诀。

口眼㖞斜

丹溪云：必须大补气血，然后治痰，当以左右手脉分气血多少治之，切不可作中风治，用小续命汤治风之药。

笺疏：但有口眼㖞斜，尚是类中风之轻症。如在初产，则深闺闭藏之时，试问何致外风猝袭？小续命汤古法本当为杀人之利器，颐终不悟古人何以有此奇病奇治，今则气血冲脑四字久已熟在人口，则阴虚于下，阳越于上，气升火升，激动脑之神经，失其功用。实是浅而易知，显而共见。产后有此亦固其所。丹溪大补气血一语，盖亦见于阴虚阳越之至理，然必以左右分别气血两门。颐终嫌其说得太呆，几以此身气血两者划分界限，一如从前官僚站班，文东武西，必不可越雷池一步者，人身中那得有此奇局。丹溪何至不通如此！然即使大补气血，参以治痰，亦尚是笼统说法，未必有效。如能潜镇浮阳以泄降上升之虚火，是症甚轻，呈效必捷，此古人之疏远，不逮近人之密，而局外人犹谓中医之学，千百年毫无进步，真是梦话。

腰背反张

薛立斋云：产后腰背反张，肢体抽搐，因亡血过多，筋无所养使然。大补气血多保无虞。若发表驱风，百不全一。武叔卿云：寒主收引，背项强直，寒在太阳经也。诸家皆主续命汤，此古法也。郭氏不问产后虚实，邪之有无，概用续命，似觉偏一。至薛氏专主亡血过多，非十全大补不可，是或一见乃《夷坚志》按以大豆紫汤，独活汤而愈，亦主于风矣。是续命固不为妄也。但本方有麻黄、附子，气血两虚人不可轻用，而郭氏论又嘱人速灌取汗而解，偏不以麻黄为忌，何也？二说俱不可废，临诊时详之。

沈尧封曰：仲景论腰背反张为痉，无汗者为刚痉，主以葛根汤。有汗者名柔痉，主以桂枝加葛根汤。桂枝汤乃治中主方，故有汗之痉属风，葛根汤中用麻黄，麻黄乃散寒主药，故无汗之痉属寒。仲景治少阴伤寒未见吐利之里证者，用麻黄附子细辛汤、麻黄附子甘草汤微发汗，盖寒邪乘少阴之虚，而欲人急以附子保坎中之阳，而以麻黄散外感之寒，真神方也。小续命汤虽非仲景之制，方中用此二味，正见攻守相须之妙。而叔卿反云麻、附二味，气血两虚者不可轻用，假使除却麻黄，何以散客寒？除却附了，何以保真阳？特不可用于有汗之柔痉耳。有汗柔痉更有两种，一则因虚而受外来之风，一则血虚则筋急并无外感之风。有风者，虽汗出必然恶风，主以华元化愈风散。只血虚而无风者，必不恶风，纯宜补血。

又曰：人身气血之外，更有真阳真阴藏在坎中，亦立命之根基，胎系于肾，肾司二阴，产儿之时下焦洞辟，坎中阴阳有不大损者乎？况背后夹脊两行，俱太阳经脉，太阴之里，即是少阴脊里一条，是督脉亦隶少阴，此脉急缩，与少阴大有关会，此用麻兼用附之深意也。使置此不讲，徒执气虚血虚以治产后百病，业医亦觉太易矣。

笺疏：痉直强急，甚则腰背反张，其形如弓，俗书遂谓之角弓反张。小儿急惊风病多有之，而产后亦间有之。类中风症及时病热甚伤阴者，亦时有痉直强硬、腰脊不可动之症。但不致如幼孩。产妇弯曲之甚，竟如弓状。是证在仲景书中《伤寒论》《金匮要略》皆有痉之专篇，大同小异。但《金匮》有方药，而本论无之，专以太阳病立论，固谓太阳行身之背，其经脉两行直下，寒入太阳则经缩而短急，因为反张，说理亦甚精当，所以主治之药，《金匮》则瓜蒌桂枝汤、葛根汤，而六朝以降则皆主续命。即在产后亦复如是，或则大豆紫汤、独活汤、豆淋酒，或则荆芥一味之愈风散，无一不从表散寒风立法。颐不敢谓古时必无此对药之病，惟以所见之症言之，则多是阴虚阳越、气火上升之脑神病。如小儿之急惊风，纯属内热，尽人能知。而时病中之抽搐痉直，又皆在热久伤阴，津液耗竭之时，所以肝风陡动，变生诸幻，产后阴脱于下，阳焰上浮，气火上升，攻激犯脑，亦固其所。窃恐古人续命、紫汤等法对此病情未免南辕北辙，且痉直者必更有手足牵掣诸症，更迭而来，谓背属太阳，犹之可也，然手足并非太阳，则一例掣动者，又将何以说之？古来治小儿急惊，未闻有主续命表散者，何以产后之痉，悉属寒风？而热病中之痉直瘈疭者，又将何治之？薛立斋专主大补，盖亦有见于此，惟十全一汤呆笨有余，镇摄不足。且归、芎、芪、桂亦温亦升，治此气血上冲仍是有害无益，则立斋用药因惯于浑仑吞吐，不辨滋味者，亦当存而不论。尧封前于发狂谵语一条，能知是热痰上冒，而不知此之痉直仍是气血上奔，止以脑神经之说，古所未闻，遂不能触类旁通，悟此原理，而徒以太阳少阴高谭玄妙，见解虽高，终非此症真谛。

小续命汤　治产后中风，身体缓急，或顽痹不仁，或口眼㖞斜，牙关紧急，角弓反张。

防风一钱　麻黄去节　黄芩　白芍　人参　川芎　防己　肉桂各七分　附子炮　杏仁各五分　甘草四分，炙

加生姜，水煎服。

笺疏：中风之身体缓急，口眼㖞斜，牙关紧急，角弓反张，皆是内动风阳，气血冲脑，扰乱神经之症。即《素问·调经论》之所谓血之与气，并走于上，则为大厥。厥则暴死，气复反则生，不反则死。《生气通天论》之所谓血菀于上，使人薄厥。金元以降，已明知其为火、为气、为痰，病本内因，故谓之为类中风。所以别于汉唐人专用辛温升散之真中风，然犹无一人不教人用小续命汤，实是大惑不解。而产后血虚，仍可用此防风、麻黄，岂不知仲景有亡血虚家不可发汗之禁耶？惟此误已久，遍国医书靡不依样葫芦描摹一过，非数十百言所能说明者，颐别有《中风斠诠》一书专论之，兹姑从略。惟尧封于上文产后之发狂谵语及下文金姓之口眼歪斜，手足不举，能知是痰阻经络，而独于此条，仍踵古人之误，认作外风，岂不自矛自盾。

华佗愈风散 治产后中风口噤，牙关紧闭，手足瘈疭，如角弓状。亦治产后血晕，不省人事，四肢强直，心眼倒筑，吐泻欲死。此药清神气通血脉如神。

荆芥略炒为末，每服三钱，黑豆淬酒调服，童便亦可。口噤，擀开灌之，或吹鼻中。

李濒湖曰：此方诸书盛称其妙。姚僧垣治验，方以酒服，名如圣散，药下可立应效。陈氏方名举卿古拜散。萧存敬方用古老钱煎汤服，名一捻金。许叔微《本事方》云：此药委有奇效神圣之功。一产后睡久，及醒则昏昏如醉，不省人事，医用此药及交加散。云：服后当睡，必以左手搔头，用之果然。昝殷《产宝方》云：此病多因怒气伤肝，或忧气内郁，或坐草受风而成，宜服此药。戴氏《证治要诀》名独行散。贾似道《悦生随抄》呼为再生丹。

笺疏：此亦治外风之法，惟荆芥炒黑，亦能下瘀，故尚可用，但酒必不可服。萧氏用古钱煎汤者，是重坠之义，以镇气火之上冲耳。昝殷既知怒气伤肝，忧气内郁，则病属内因明矣，何以又谓之受风？吾国医学家言，每每若明若昧，乍是又非，最令人昏昏欲死。此习医之所愈觉其难也。

沈尧封曰：丁丑三月，练塘金虞旬第四媳产后变证，伊郎来请，先述病状云：上年十月生产甚健，至十二月初旬，面上浮肿，驱风不应，加麻黄三帖，通身胀肿，小便不利，更用五皮杂治，反加脐凸，更用肉桂、五苓，小便略通，胀亦稍减，续用桂附八味，其肿渐消。惟右手足不减，忽一日，口眼歪斜，右手足不举，舌不能言，因作血虚治，变为俯不得仰。数日后吐黑血盈盂，吐后俯仰自如。旬余，复不能仰，又吐黑血而定。投以消瘀，忽然口闭目开如脱状，伊母一夜煎人参三钱灌之，得醒。醒来索饭，吃一小杯。近日又厥，灌人参不醒，已三昼夜矣。余遂往诊，右手无脉，因肿极不以为怏，左脉浮取亦无，重按则如循刀刃。余曰：此是实证，停参可医。遂用胆星、半夏、石菖蒲、橘皮、天虫、地龙、紫草，水煎入竹沥、姜汁，一剂知，四剂手足能举。不换方十二剂，能出外房。诊脉诸病悉退，惟舌音未清。仍用前方而愈。金问奇病之源，余曰：人身脏腑接壤，受胎后腹中遂增一物，脏腑之机括为之不灵，五液聚为痰饮，故胎前病痰滞居半，《千金》半夏茯苓汤所以神也。至临产时，痰涎与恶血齐出，方得无病。若止血下，而痰饮不下，诸病丛生。故产后理血不应，六神汤为要药。此证初起不过痰饮阻滞，气道作肿，血本无病，用五苓、肾气肿减者，痰滞气道，得热暂开故也。久投不已，血分过热，致吐血两次。至若半身不遂，口眼歪斜，舌络不灵，俱是痰滞经络见证。即厥亦是痰迷所致，并非虚脱。故消痰通络，病自渐愈，何奇之有？

王孟英曰：此等卓识，皆从阅历而来。朱生甫令郎仲和之室娩后患此，医治不能除根，再产亦然。延已数年，继复怀妊，病发益频。余用大剂涤痰，药服月余，产后安然，病根竟刈。

笺疏：口眼歪斜，手足不举，舌不能言，甚至昏厥，岂非《素问》之所谓血菀于上，使人薄厥？脑神经病，灼然无疑。重用豁痰降逆，则气不上升，所以有效，则上节犹盛称麻、黄附子何耶？

沈尧封曰：震泽一妇产十余日，延我师金大文诊视，余从。据述新产时证以虚脱，服温补药数剂，近日变一怪证，左边冷右边热，一身四肢尽然。前后中分冷则如冰，热则如炭，鼻亦如之，舌色左白右黑。师问曰：此是何病？用何方治？余曰：书未曾载，目未曾睹，不知应用何方。师曰：奇证当于无方之书求之。经不云乎，左右者，阴阳之道路也，阴阳者，水火之征兆也。败血阻住阴阳升降道路不能旋转，阳盛处自热，阴盛处自寒，所以偏热偏寒用泽兰、楂肉、刘寄奴、苏木、桃仁、琥珀等药，两剂病热减半，继服不应，遂更医杂治，以至不起。由今思之，此证不但血阻，必兼痰滞，我师见及阻住阴阳升降道路，病源已经识出，特跳不出产后消瘀圈子耳。倘通瘀不应，即兼化痰，或者如前案，金妇得起未可知也。此时彭尚初学，我师见识过人，特未悟彻痰滞一证，惜哉！

笺疏：此是奇症，诚不能勘破其真相。升降阻塞，于理甚是，破瘀豁痰，洵可以备一说，然必曰能收全绩，亦正难言。

薛立斋案：郭茂恂嫂金华君产七日不食，始言头痛，头痛已又心痛作，既而目睛痛，如割如刺，更作更止，相去无瞬息间。每头痛欲取大石压，良久渐定，心痛作则以十指抓臂，血流满掌，痛定，目复痛，复以两手自剜目，如是十日不已。众医无计，进黑龙丹半粒，疾少间，中夜再服，乃瞑目，寝如平时，至清晨，下一行，约三升许，如蝗虫子，病减半，巳刻又行如前，痛尽除。

黑龙丹 治产难及胞衣不下，血迷血晕，不省人事，一切危急恶候垂死者，但灌药得下，无不全活。

当归 五灵脂 川芎 良姜 熟地各二两，锉碎入砂锅内，纸箸盐泥固济，火煅过 百草霜一两 硫黄 乳香各二钱 琥珀 花蕊石各一钱

为细末，醋糊丸，如弹子大，每用一二丸，炭火煅红，投入生姜自然汁中浸碎，以童便合酒调灌下。

笺疏：此药入火煅红，则止有花蕊石、硫黄尚存余质，此外尽为灰烬，复有何用？而谓大有神灵，于理难信。薛案仍是瘀血耳，谓为下如虫子，盖亦言之太过。

小便不通

《产乳集》用盐填脐中令平，葱白捣铺一指厚安盐上，以艾炷饼上灸之，觉热气入腹内即通，最灵。

沈尧封曰：此法不效，必是气虚不能升举，黄芪补气之中已寓上升之性，用以为君，五钱。麦冬能清上源，用以为臣，一钱五分。白通草利水达下，用以为佐，八分，水煎服，一剂可效。

笺疏：沈所谓之气虚不升，是中州清阳之气下陷，反致膀胱室塞不通，即所谓州都之气化不行者。黄芪补气，能升举清

气，而不致如升麻之轻迅，即在产后亦可无弊，重用固宜。谓麦冬能清上源者，肺气不宣则小水闭塞，麦冬润肺，是滋其源。然尤宜先通肺气，紫菀、兜铃、桑白皮、路路通等俱为通泄小水极验之药，而桂枝能通太阳之阳气，下元阳虚者宣之。颐编《医案评议》，太阳腑证中有张洛钧治案一条，颇可法也，又通关系，滋肾丸亦佳。

尿血

《大全》云：产妇尿血、面黄、胁胀、少食，此肝木乘脾土也，用加味逍遥散、补中汤。

笺疏：此症虽在产后，必有虚实之殊。虚者中州之气陷，逍遥补中洵可以备一法；实者则膀胱蕴热，亦必清理，非蛮补可愈。而升清又在禁例，亦当与平人一例论治，不以产后而有异。

尿胞被伤，小便淋沥

丹溪曰：尝见收生者不谨，损破产妇尿脬，致病淋沥，遂成废疾。有一妇年壮难产得此，因思肌肉破伤在外者，皆可补完，脬虽在里，谅亦可治。遂诊其脉虚甚，予曰：难产之由，多是气虚，产后血气尤虚。试与峻补，因以参、芪为君，芎、归为臣，桃仁、陈皮、茯苓为佐，以猪羊脬煎汤，极饥时饮之，但剂小率用一两，至一月而安。盖令气血骤长，其脬自完，恐少缓，亦难成功矣。

产时尿胞被伤，小便淋沥，用二蚕茧烧存性为末，服一月可愈。缪德仁治验。

笺疏：此固产后时有之症，破伤是也，大补真阴可愈。

《沈氏女科辑要笺疏》卷之中终

沈氏女科辑要笺疏　卷下

沈文彭封尧先生原辑
徐政杰蔼辉先生补注
海盐王士雄孟英先生参
嘉定张寿颐山雷甫笺疏

产后玉门不闭

薛立斋云：气血虚弱，十全大补汤主之。

笺疏：新产而产门不能收合，下焦无固摄之权，诚是虚症。然所以治之者，仍当随其他兼见之证而量为滋补。尤必以收摄下元为主，十全蛮方何足以尽活泼灵通之变化，且其中有肉桂，惟有寒症者为宜。若在炎天，或其人多火，即为鸩毒。立斋呆汉，只为呆用成方，只知方名十全大补，当然无一不全、无一不补，何其陋耶！此症虚弱之人时有之，初胎者，尤宜留意。故新产后，必正卧而紧并其两足，防此患也。有家者，皆宜知之。

玉门肿胀焮痛

薛云：是肝经虚热，加味逍遥散主之。

坐草过早，产户伤坏，红肿溃烂，痛不可忍，用蒸包子笼内荷叶煎汤洗，日三次，两日可愈。缪德仁治验。

笺疏：此证难产者多有之。初胎亦必有，痛甚者，外用疡科肿痛之敷药治之。若内服药则仍随其他之兼症而定，加味逍遥是不知足而为屡之说，但知其不为蒉耳。立斋只能为此笼统话，庸医之尤四字确是此公铁板谥法。

阴　脱

陈无择云：产后阴脱如脱肛状及阴下挺出，逼迫肿痛，举动房劳即发，清水续续，小便淋沥。

硫黄　乌贼骨各二两　五味子二钱半

为末糁之，日三次。

笺疏：此即子宫之下坠，治宜补益固摄。若使立斋治此，则必曰十全大补、加味逍遥矣。外治法固亦可备一说，但硫黄非通用之药。

子宫下坠

丹溪云：一产子后阴户下一物，如合钵状，有二歧。其夫来求治，予思之，此子宫也，必气血弱而下坠。遂用升麻、当归、黄芪几帖与之。半日后其夫复来，云：服二次后觉响一声，视之已收。但因经宿干着，皮上破一片，如掌心大在皮，某妻在家哭泣，恐伤破不复能生。予思此非肠胃，乃脂膏也，肌肉破，尚可复完，若气血充盛，必可生满。遂用四物汤加人参与百帖，三年后复有子。

治子宫下，黄芪一钱半、人参一钱、当归七分、甘草二分，作一帖，水煎食前服，外用五倍子末泡汤洗。又用末傅之，如此数次，宜多服药，永不下。

笺疏：此确是子宫，所谓两歧者，正合西学家说，所谓子宫之底外有二筋带悬之。此带无力，即有下坠之忧者是也。此症虚弱者时有之，产后任劳亦有之，正是下元无力所致。归、芪、参、术稍加升举，洵为正鹄。至其黏著皮上而脱一片，丹溪断为脂膜，亦是至理，补养可复完说亦可信。但四物百帖未免太呆。则丹溪之书本是浅者为之，所以笔下谫陋如此，五倍子固涩，洗敷自佳。

产户下物

丹溪云：一妇年三十岁，生女二日后，产户下一物如手帕。下有帕尖约重一斤。予思之，此因胎前劳乏伤风，或肝痿所致，却喜血不甚虚耳。其时岁暮天寒，恐冷干坏了，急与炙黄芪二钱、人参一钱、白术五分、当归一钱半、升麻五分，三帖连服之，即收上得汗通身方安。但下翳沾席处干者落一片，约五六两重，盖脂膜也。食进得眠，诊其脉皆涩，左略弦，视其形却实，与白术、白芍各半钱，陈皮一钱，生姜一片，煎二三帖以养之。

笺疏：此与上条本是一事，方亦与上条一辙。但传之稍异，遂使字句少有不同，尧封两收之，未免失检。术、芍、陈皮一方不如参、术、归、芪、升麻远甚。凡古医籍中似此泛而不切者，皆当删除净尽，否则苗莠同畴，徒乱人意。

水道下肉线

一产后，水道中下肉线一条，长三四尺，动之则痛欲绝。先服失笑散数帖，次以带皮姜三斤研烂，入清油二斤，煎油干为度，用绢兜起肉线，屈曲于水道边，以煎姜熏之，冷则熨之。六日夜缩其大半，二六日即尽入，再服失笑散、芎归汤调理之。如肉线断，则不可治矣。

笺疏：此岂即西学家所谓子宫底之筋带耶？然长至三四尺，岂有此理，言之太过，亦是吾国医书之一大弊窦，总之医家所见太小，好求眩异，自以为奇，而不顾有识者之窃笑于其后。失笑散及姜熨法均不妥，不如上条用五倍子洗敷为佳。

乳汁不通

涌泉散，山甲炮研末，酒服方寸匕，日二服。外以油梳乳即通。见《经疏》。

陈自明《妇人良方》曰：予妇食素，产后七日，乳汁不行，赤小豆一升，煮粥食之，当夜即行。

一妇乳汁不行，煎当归八钱服即通。

王不留行、白通草、穿山甲是要药。

笺疏：产而无乳，气血虚也。甲片、通草、留行等走窜固佳，然不揣其本而齐其末，若在瘦弱之人，终是砻糠打油手段，非徒无益，惟壮实气滞者可用耳。当归活血犹彼善于此。吾乡通用木通、猪蹄煮汤饮之，通乳固捷，然以此二物并作一气，大觉不伦，亦是可笑。须知鲜猪蹄汤滋液助血，确是佳品，只此一味淡煮清汤啜之，已是有余，何必更以木通苦之？是为恶作剧。凡乳妇寻常饭膳多，饮猪肉鲜汤助乳极佳，但宜淡味不宜咸，咸则耗血。又必忌辛辣，忌五荤，皆足以耗血。且令乳汁有荤臭，亦非爱子之道也。

回　乳

无子吃乳乳不消，令人发热恶寒，用大麦芽二两，炒为末，每服五钱，白汤下。

笺疏：丹溪此法固佳，凡消食之药，无一不灵，楂肉、神曲等皆是。治乳妇病者，亦当留意此一层也。

乳头碎裂

丹溪：老黄茄子烧灰傅之。《纲目》：丁香末傅之。

笺疏：此有因发痒而搔碎者，稍有滋水，是肝胃湿热，宜清肝而少参化湿。有干裂作痛者，甚至血溢，是肝燥有火，宜养液而并滋肝肾。乳房属足阳明经，乳头实肝经主之，故凡是乳病无不系于肝者，胀痛皆然。而外疡其尤著也。外治法当依疡科例择药，燥者宜润，挟湿者，宜清凉收湿。丁香温燥，大非所宜，单方之不可呆用如此。

吹　乳

缪仲淳云：妒乳、内外吹乳、乳岩、乳痈不外阳明、厥阴二经之病，橘叶最妙。又用生半夏一个研末，生葱头一段研裹，左右互塞鼻，神验。又于山中掘野芥菜（去叶用）根，洗净捣烂，无灰酒煎数滚，饮一二次，即以渣遏患处：凡乳痈未成，或肿、或硬、或胀痛者，无不立消，屡治经验。野芥菜，一名天芥菜，又名鹦哥草，似芥菜而略矮小，其根数出如兰根，用以治乳，想其形似乳囊也，故用有验。

春圃附载。

笺疏：未产前生乳痈，名内吹风；乳子时生乳痈，名曰外吹风。皆由理想而得其名。谓小儿吮乳，口鼻之风吹之犹可说也。乃儿在胎中而亦能吹风，何其可笑！一至于此，吾国外科之学鄙陋已极，外疡一切病名，可鄙可嗤，十而八九。医学空疏，真是惭愧欲死，宜乎！当此开明之世，后生小子乍得一知半解者，亦得窃笑于其侧，空穴来风，固有自取之道，殊不足为若辈责也。妒乳之名，亦是可笑，不如经称乳痈，岂不正大光明，名正言顺。仲淳不外阳明、厥阴二经之病，洵是至当不易。橘叶固佳。但乳岩根深蒂固，万不可与乳痈同论。总之胎前患此，多是肝火，止宜清肝，少参消散。产后患此，多是积乳，先当消乳，早投煎药，可退十之六七。惟胎前得之，其火必盛，产后得之，乳积更多。加以畏痛，不敢使儿吮乳，则愈积愈肿，所以成溃。皆是极易，不比其他外疡之易于消退，二三日间，无不成脓。若新产旬日之间，阴虚未复，狂焰陡然肿大，且坚如瓢如瓮者，其势甚急，非羚羊角不能稍杀其毒，俗名乳发。其害犹炽。其较轻者，则川楝、蒲公英、地丁、银花、丹皮、栀子、黄芩、连翘、山楂、神曲、麦芽等足以了之。不能顾及回乳一层。盖非此不能釜底抽薪，俗子不知，犹用归、芎、通草之类，自谓活血行乳则助之腐也，生半夏有毒，塞鼻不安，野芥菜不知何物，然有芥之名，必有辛散作用。此症必有心火，亦外治，用蒲公英、地丁、马齿苋、木芙蓉叶、忍冬藤等捣敷皆可。然此类皆清凉有余，火盛势炽，红肿蔓延者宜之。轻症嫌其太凉，遏抑气血，反致坚硬难化。疡科书中有如意金黄散，清热而兼有辛散，以治寻常之阳发痈肿正合。但选药尚未尽纯粹。颐习用之桃花丹敷此有效。其不甚大者，形块如桃如栗，则千槌膏消肿最验。二方见拙编《疡科纲要》，皆非古之成方。

乳痈红肿方发

活小鲫鱼一尾，剖去肠，同生山药寸许，捣烂涂之少顷发，屡验。无山药，即芋艿亦可。

笺疏：此单方也，鲜山药、鲜芋头生捣多浆汁，沾人肌肉，其痒异常，洵能通利血脉，故可消毒散肿。然惟小症可用，若形块较巨者，少敷则不足以减其势，多敷则皮肤极痒，发泡且腐，而肌肉之坚肿如故，反多一层皮肤病，未尽美善，不如颂所恒用之桃花丹、千槌膏远甚。

乳痈已成

胡桃，膈上焙燥研末，每服三钱，红糖调匀，温酒送下三服，无不全愈。

又方：用玫瑰花五七朵，干者亦可，醇酒煎服，烫酒极热

冲服亦可。即以花瓣摘散铺贴患处，三两次可愈。即已成硬块者，亦可消散，曾经治验数人。陈载安附识。

笺疏：既曰已成，则内有脓矣。非针之使溃，尚何有退消之法？此条二方仍是单方耳，轻症初起成能小效，必曰可退，断不足恃，且更有一大弊。在乳痈皆是阳症，成溃最迅，酒之通经活血，能使外疡消肿软坚，止可治以阴发坚硬木肿之症。若阳发饮酒，是为厉阶，以治乳痈，尤其抱薪救火。吾乡俗传，治此症尚有一单方，用生鹿角研末，热陈酒冲服，或谓鹿角霜。皆是温散治法，万无可消阳发之理。而传者皆言其神妙，用之者乃无一成，无一不溃，而亦无一不大痛三四日。所见所闻，不可偻指，当与是条二方鼎足成三，彼此辉映。实则此等方法，乃治乳核、乳癖坚硬木肿者，彼是凝痰结滞，其来以渐，核小而坚，初起不知不觉，实即乳岩之小症，而亦乳岩之初基。故宜用温和行血之品。此三方皆出一派，惟无乳汁者，有此症。而内外吹两者，形似相同，情实相反，万不可一例论治。而传者不悟，总因内外分科，治内科者，遂绝不知有外疡理法，最是内科诸书一大缺陷。且彼之结核，虽似阴发，而病在厥阴之络，内含木火，温经太过，亦必助其发扬，恐有不可收拾之虑。盖乳房生疡，惟内外吹易溃而易愈。癖核虽小，溃则甚难收口。虽与乳岩绝症稍有轻重之分，然溃后纠缠延成痨怯者，颐见之已屡。且结核渐巨，即是成岩。异病同源，胡可漠视。王鸿绪《外科全生集》大夸其阳和一方，妄谓是乳岩瘰疬，必用良药。颐授经师李牟云：先生次女，本患结核，误于阳和汤十六帖，两月而乳岩成，又三月而溃腐盈尺，滲遭非命，即是殷鉴。又吾嘉秦骥云：制一末药施送，说治乳痈、乳癖、乳岩，一服必减，三服必痊。用石首鱼背上鳍生剥撕下，贴壁上，阴干积久，炒研末，每一两对以小青皮末一两，每服三钱，热陈酒调服。实不过宣通经络，殊不足以疗大症，而亦不可以治乳痈阳发，适以使其宣达成脓，单方之不可靠如是。又二十年以前，吾乡有人患疝气痛，闻传说大茴香末酒服有验，乃购大茴香二十文研末，温酒一次服完，半夜七孔流血而绝，则又单方之最可骇者也。

乳　岩

坎气洗净，切薄焙燥研末，日吃一条，酒下，约二十条效。缪德仁治验，半年以内者效。

又狗粪，东丹，独囊蒜三味，捣匀摊布上，勿用膏药，令黏贴上，微痛数日可愈。沈尧封曰：乳岩初起坚硬，不作脓，其成也，肌肉叠起，形似山岩。病起抑郁，不治之证。方书云：桃花开时死，出鲜血者死。余见一妇患此已四年，诊时出鲜血盈盂。以为必死，日服人参钱许，竟不死。明年春桃花大放，仍无恙，直至秋分节候方毙。此妇抑郁不得志，诚是肝病。然不死于春，而死于秋，何哉？岂肝病有二？其太过者死于旺时，其不及者死于衰时耶？此证本属肝病，谬以坎气补肾而愈，亦理之不可解者。外有方附后疡科方选中。

笺疏：乳岩初起，止是一个坚核，不胀不肿，虽重按之，亦不觉痛。但块坚如石，与其他疡症不同，故不能消散。苟能养血调肝，开怀解郁，止可保其不大不胀。经数十年终身不为患者所见已多。若多劳多郁，则变化亦易，迨渐大而知作胀，已难治疗。若时作一抽之痛，则调经更是棘手，虽能养阴，亦多无益。断不可误投破气消克及软坚走窜之药。尝见误服甲片、皂刺，应手焮发，速其胀裂，最是催命灵符。其溃也，浮面发腐，其中仍如巉石嵌空而坚，止有血水，并不流脓，且易溢血，必无带病延龄之望，坎气亦是单方，恐未必果有效力。蒜头涂法必令发痒，如其浮皮一破，即是弄假成真，必不可试。总之此症无论何药，断无能令必愈之理。沈谓外有方附后，今亦未见，岂传抄有脱佚耶？然纵使有方，亦无效果，阙之可耳。

王孟英曰：吴鞠通云当归、芎䓖为产后要药，然惟血虚而热者，断不可用。盖当归香窜异常，甚于麻、辛，急走善行，不能静守，止能运血，衰多益寡。如亡血液亏，孤阳上冒等证，而欲望其补血，不亦愚哉！芎䓖有车轮纹，其性更急于当归，盖物性之偏长于通者，必不长于守也。世人不敢用芍药而恣用归，何其颠倒哉！余谓今人血虚而热者为多，多产后血液大耗，孤阳易浮。吴氏此言深中时弊，又论《达生篇》所用方药未可尽信，皆先得我心之同然者。详见《解产难》，医者宜究心焉。

笺疏：当归善行，川芎善升，血虚火动者当为禁药。而俗子误以为补血之专品者，只缘四物汤方泛称补血，遂不辨菽麦而浪用之耳。鞠通此说确不可易。

热入血室

仲景《伤寒论》云：妇人伤寒发热，经水适来，昼日明了，暮则谵语，如见鬼状者，此为热入血室，无犯胃气及上二焦，必自愈。

又妇人中风，发热恶寒，经水适来，得之七八日，热除而脉迟身凉，胸胁下满如结胸状，谵语者，此为热入血室也。当刺期门，随其实而泻之。

又妇人中风七八日，续得寒热，发作有时，经水适断者，此为热入血室，其血必结，故使如疟状，发作有时。小柴胡汤主之。

沈尧封曰：论言勿犯胃气及上二焦者，谓不可攻下，并不可吐汗也。然有似是实非之证，不可不辨。

笺疏：发热而经水适来，有适逢信期者，亦有不及信期而热逼经行者，昼日明了，暮则谵语，以热入阴分，故日暮阴气用事而神愦也，法当破瘀，其应甚捷。仲景谓无犯胃气及上二焦，以此之谵语非阳明症，恐人误认阳明，妄投承气，故为叮咛，又谓无犯上二焦，则必治下焦可知。陆九芝解此最是明白，胸胁下满是血滞而肝络不疏，故宜泻期门，则推之药理，亦必泻去血滞可知。其小柴胡汤一条明言经水适断，此为经净自断者而言。以经行既尽，则血室空疏，而邪热乘之陷入下焦，乃是虚证。故以柴胡提其下陷之气，而参、甘、大枣方为对病，非凡是热入血室，皆用是方。亦有经行未净，热盛瘀结，因而适断者，更当破瘀通经，尤非小柴胡之升举补中所可妄试。揆之药理，盖亦可知。则本论小柴胡汤条中，其血必结四字，颇疑是上二条之脱误。非然者血已瘀结，而更可投柴之升提、参、枣之补，仲景安有此理！然古今之为本论作注者，竟谓小柴胡一方为通治热入血室，宁非大误。徐洄溪《伤寒类方》于暮则谵语，如见鬼状条下，尚谓用小柴胡汤，亦是误认。尧封谓有似是实非之症，亦指小柴胡一方不可妄用。下文医案三条皆用是方而增剧，差本是热病，不问理由，而辄以柴胡升之。参、甘、大枣补之，谬妄尚何待言。读古人书，岂可如此呆板。

陈良甫曰：脉迟身凉而胸胁下满，如结胸状，谵语者，当刺期门穴，下针，病人五吸，停针良久，徐徐出针。凡针期门穴必泻勿补，肥人二寸，瘦人寸半。

笺疏：期门穴，在两乳直下，右当肝脏部位。何可刺入寸半及二寸。古书皆云可刺四分，而陈良甫独为是说，必有讹误，不可不正。

许学士治一妇病伤寒，发寒热，遇夜则如见鬼状，经六七日，忽然昏塞涎响如引锯，牙关紧急，瞑目不知人，病势危困。许视之曰：得病之初曾值月经来否？其家云：经水方来，病作而经遂止，后一二日发寒热，昼虽静而夜则见鬼。昨日不省人事。许曰：此是热入血室证。医者不晓，以刚剂与之，故致此。当先化痰，后治其热。乃急以一呷散投之，两时许，涎下得睡，即省人事，次投以小柴胡汤加生地。三服而热遂除，不汗而自解。

笺疏：此见《本事方》。夜则谵语，确见热入血室。然至昏瞀痰鸣，牙关紧闭，已是气升火升，血冲脑经之症。许谓医以刚剂与之，当指温升辛散诸药，故为此病。许先化痰，诚是泄降正治。一呷散方未见，必是涤痰法，次谓小柴胡加生地。许书中有是方，谓治妇人室女伤寒发热，或发寒热，经水适来，或适断，昼则明了，夜则谵语，如见鬼状。亦治产后恶露方来，忽尔断绝。云云。虽是仲景本论固有之法，其加生地者，古称地黄能破瘀也。然以适来适断并为一谈，已非仲师真旨。且谓可治产后恶露方来，忽尔断绝。则凡是血瘀，皆主柴胡，已觉不可为训。而此病直是气血上冲，脑经受病，而柴胡升扬，参、甘、生地皆是腻补，姑不论古人不知脑神经病，或有误认。然痰涎壅塞之后，又岂此药可愈？恐是臆说，不敢信也。

又一热入血室证，医用补血调气药治之，数日遂成血结胸，或劝用前药。许以小柴胡已迟不可行矣，刺期门则可请善针者治之，如言而愈。或问：何为而成结胸，许曰：邪气乘虚入于血室，血为邪所迫，上入肝经则谵语见鬼，复入膻中则血结于胸中矣。故触之则痛，非药可及，当用刺法。

笺疏：此亦见《本事方》。谓血结膻中，似亦未可深信。

沈尧封曰：一妇热多寒少，谵语夜甚，经水来三日，病发而止，本家亦知热入血室，医用小柴胡数帖，病增舌色黄燥，上下齿俱是干血。余用生地、丹皮、麦冬等药，不应，药入则干呕，脉象弱而不大。因思弱脉多火，胃液干燥，所以作呕。遂用白虎汤加生地、麦冬二剂，热退神清。唯二十余日不大便为苦，与麻仁丸三服，得便而安。一室女发热经来，医用表散药增剧，谵语夜甚，投小柴胡汤不应，夜起如狂，或疑蓄血，投凉血消瘀药亦不应。左关脉弦硬搏指，询知病从怒起。因用胆草、黄芩、山栀、丹皮、羚羊角、芦荟、甘草、归身等药煎服，一剂知，四剂愈。

笺疏：两症皆是热入血室，而皆用小柴胡增剧，妄升妄补，无一非热病鸩毒，呆读古者此其殷鉴。惟胃火脉当滑大而反弱者，津干液耗，脉反无力耳。沈谓弱脉多火，大有语病。此两条沈皆凭证用药，非热入血室之通治法。若执此两条以通治经来谵语，又是呆汉矣。

沈又曰：张仪表令爱，发热经来，昏夜谵语，如见鬼状，投小柴胡增剧。询其病情，云：醒时下体恶寒，即愦时亦尝牵被敛衣。因悟此证平素必患带下，且完姻未久，隐曲之事未免过当，复值经来过多，精血两亏，阴阳并竭，其恶寒发热由阴阳相乘所致，非外感热邪深入也。误投发散清热，证同亡阳。《伤寒论》云亡阳则谵语。《内经》云脱阳者见鬼是也。因用肾气丸，早晚各二钱，神气即清，随以苁蓉易附、桂数剂，全愈。此即前所云似是实非之证，不可不辨者也。尧封自记。

笺疏：血虚而浪投柴胡，乃至不醒人事，升提虚阳，为祸固是甚捷。但此是阴虚阳浮之候，法当滋填镇摄者，而用肾气，甚不可解，或传写者失其真耶？

咽　哽

《金匮》：妇人咽中有炙脔，半夏厚朴汤主之。《千金》所云咽中帖帖如有炙肉，吐之不出，吞之不下是也。

半夏一升　厚朴三两　茯苓四两　生姜五两　苏叶二两

水煎分四服，日三夜一。

笺疏：此痰气互阻之症，尤在泾谓凝痰结气阻塞咽嗌者是也。

脏　燥

妇人脏燥，悲伤欲哭，象如神灵所作，数欠伸，甘麦大枣汤主之。

甘草三两　小麦一升　大枣十枚

水煎分三服。

笺疏：此血少而心气不安，神虚气馁，故多悲伤，此方极验。近人医案有之。颐已录入医案平议神志门。尤氏《金匮心典》解此甚明白，今录于后。尤在泾曰：此症沈氏所谓子宫血虚，受风化热者是也。血虚脏燥，则内火扰而神不宁。悲伤欲哭，有如神灵而实为虚病。前《五脏风寒积聚》篇所谓邪哭，使魂魄不安者，血气少而属于心也。数欠伸者，经云肾为欠为嚏，又肾病者善数欠，颜黑，盖五志生火，动必关心，脏阴既伤，势必及肾也，小麦为肝之谷而善养心气，甘草、大枣甘润生阴，所以滋脏气而止其燥也。

阴　寒

《金匮》：凡阴寒，温阴中坐药，蛇床子散主之。蛇床子末以白粉少许，和合相得，如枣大，绵裹纳之自温。

笺疏：此外治法，然亦不必呆守蛇床一味。善学古人者，亦可自知变化。

阴　吹

《金匮》：胃气下泄，阴吹而正喧，此谷气之实也，猪膏发煎导之。

猪膏半斤　乱发如鸡子大，三枚

膏中和煎之，发消药成，分再服。

王孟英曰：阴吹亦妇人恒有之事，别无所苦者，亦不为病。况属隐微之候，故医亦不知耳。俗传产后未弥月而啖葱者必患此，惟吹之太喧，而大便艰燥，乃称为病。然仲圣但润其阳明之燥，则腑气自通，仍不必治其吹也。

笺疏：此是隐曲之微恙，不足为病。观仲景法，通阳明而兼有导瘀性质。盖因有瘀滞，经隧不利，故为此患。则用药之理，可想而知，亦不必拘拘于古人之成方也。

阴　痒

善邑西门外三里，有妇人阴中极痒难忍，因寡居无人转述。医者莫知病情，治皆不效。至苏就叶天士诊，微露其意。叶用蛇床子煎汤洗，内服龟鹿二仙胶，四日而愈。阴蚀有用猪肝煮熟，削如梃，钻孔数十，纳阴中，良久取出，必有虫在肝孔内。另易一梃纳之，虫尽自愈。亦良法也。

笺疏：此湿热下注，叶氏此法蛇床子汤外洗，尚是尽人所能。其内服二仙胶者，必其人真阴素虚，清气下陷，而稍挟湿热，故用药如此。若湿火偏盛，则必非龟鹿温补所宜，药岂一端，各有所当，弗谓叶老此方为专疗是症之唯一秘诀。阴蚀成疮，湿热生虫，坐药亦其一端，然必须洗法而兼服导湿清热以疏利之。

王孟英曰：尚有阴梃一证，用飞矾六两，桃仁一两，五味子、雄黄各五钱，铜绿四钱，末之炼蜜丸，每重四钱，即以方内雄黄为衣，坐入玉门，重者二次必愈。

笺疏：此亦湿热为患，此间极少是症。闻南方闽广及北地燕齐多有之。南方则地温而土湿，北方则席地而坐，夜卧火炕，皆湿与热交互为患。孟英此方固是燥湿杀虫，导瘀涩敛，法极完善，当能有效。但病由渐起，甚者经年累月，必谓两次可愈重症，似亦未免言之太易。

王宇泰《女科证治准绳》序云：妇人有专治方旧矣。史称扁鹊过邯郸，闻贵妇人，即为带下医，语兼长也。然带下直妇人一病耳，调经、杂证、怀子、免身，患苦百出，疗治万方，一带宁遽尽之乎？世所传长沙《杂病方论》三卷，妇人居一焉，其方用之奇验。奈弗广何。孙真人著《千金方》特以妇人为首。盖《易》基乾坤，《诗》首《关雎》之义，其说曰：特须教子女学习。此三卷妇人方，令其精晓即于仓卒之秋，何忧畏也。而精于医者，未之深许也。唐大中初，白敏中守成都，其家有因免乳死者，访问名医，得昝殷备《集验方》三百七十八首以献，是为《产宝》。宋时濮阳李师圣得《产论》二十一篇，有说无方，医学教授郭嵇中以方附焉。而陈无择于《三因方》评其得失详矣。婺医杜莪又附益之，是为《产育宝庆集》。临川陈自明良甫以为诸书纲领，散漫而无统节，目简略而未备，医者局于简易，不能深求遍览。有才进一方不效，辄束手者；有无方可据，揣摩臆度者。乃采摭诸家之善，附以家传验方，编葺成篇，凡八门。门数十余体，总三百六十余论，论后列方。纲领节目，灿然可观，是为《大全良方》。《良方》出，而闺阁之调将大备矣。然其论多采巢氏《病源》，什九归诸风冷，药偏犷热，未有条分缕晰，其宜否者，近代薛氏新甫始取《良方》增注，其论酌寒热之中，大抵依于养脾胃，补气血，不以去病为事，可谓救时之良医也已。第陈氏所葺多上古专科禁方，具有源流本末，不可没也，而薛氏一切以己意芟除变乱，使古方自此湮没。余重惜之，故于是编附存陈氏之旧，而删其偏驳者，然亦存十之六七而已。至薛氏之说则尽收之，取其以养正为主，且简易易守，惟女子学习无难也。若易水濒水师弟则后长沙而精于医者，一方一论俱掇是中，乃他书所无。有挟是而过邯郸，庶无道少之患哉！

其积德求子与夫安产藏衣、吉凶方位，皆非医家事，故削不载云。

笺疏：王肯堂此序，历叙女科书源委甚详，可谓是科之纪事本末。肯堂之《女科准绳》固即本此数家而掇拾为之，未尝不罗罗清疏。独薛新甫治案专用成方，绝少裁翦于病情曲折，往往不能精切而授学者，以因陋就简之法。自薛氏之书盛行，而习医乃极为易事，然粗枝大叶，似是实非，医学之疏乃益，不可问肯堂，反喜其简而易守，毋乃不思之甚，清乾隆时有武叔卿之《济阴纲目》，亦从《准绳》，撮其大要方论，皆稳妥可学。有志于妇女专科者，循此诸家法，守而融会贯通之，亦自足以名世矣。

王孟英曰：带下直妇人一病耳，未必人人病此。何以扁鹊闻贵妇人即为带下医，缘带下本女子生而即有之事，原非病也。后人以带脉不主约束一言，遂以女人之遗浊，称为带下之证。然则扁鹊为之带下医，犹今之幼科自称痘医也，痘虽幼科之一证，而亦人人必有之事，且世俗无不贵小儿者，所以人多乐为痘医耳。

笺疏：孟英解带下为妇女科之通称，言虽奇而理实确。否则白淫仅百病中之一种，而扁鹊遂以之自号，最不可解。此盖古时自有此名称，然不可以行之于今者也。

《集方》 论中所列各方，有彼此互见者，集录于此，以便简阅。其专治者不复赘。门类及分两炮制，半参汪讱庵《医方集解》所录。

补　养

六味丸　钱仲阳治肝肾不足，真阴亏损，精血枯竭。

地黄　砂仁酒拌、九蒸九晒，八两　山茱肉酒润，四两　山药四两　茯苓乳拌　丹皮　泽泻各三两

蜜丸，空心盐汤下，冬，酒下。

六味地黄汤　治同上。

前方煎服。

八味丸　崔氏。

前方加肉桂、附子各一两，名桂附八味丸。治相火不足，尺脉弱者，宜之。亦治妇人转胞。

前方加黄柏、知母各二两，名知柏八味丸。治阴虚火盛，尺脉旺者宜之。

笺疏：自薛立斋、张景岳、赵养葵辈滥用六味地黄，而世之医者无不视六味为滋阴补肾必需之品。须知六味之方，本于八味肾气。崔氏立方之旨，原为肾气不充，不能鼓舞真阳而小便不利者设法，故以少少桂、附温养肾气，萸肉固摄肝肾而重用，地黄峻滋阴液，即以丹皮泄导下焦湿热，茯苓、泽泻淡渗泄水，通利小便，其用薯蓣者，实脾以堤水也。观仲景凡用是

方，多有小便不利一句，则是方真谛全从利水着想，显而易知。方名肾气，所重者在乎气字，明非填补肾阴肾阳之意，惟《金匮》消渴门，饮一斗，小便亦一斗，主以此丸。似乎渴而且消决非通利之意，然此亦为肾阳无权，不能气升于上，所以上焦反渴，乃消症中之不多有者。原与肺胃燥火之消渴皎然不同，其所以渴者，乃因阳虚不能蒸气化液，所以不得不饮。然饮一斗而小溲亦是一斗。溲不加多，又明与下焦有火之饮一溲二大异，则小水虽未必不利，然尚不加多。故茯苓、丹泽不嫌渗泄，而桂、附、萸肉温养肝肾乃为适合。至钱仲阳于肾气丸中减去桂、附，止用六味以治小儿肾虚为之说者，辄曰小儿纯阳，不需温肾。然中之丹皮、苓、泻，岂填补肾阴之药？颐谓仲阳制此六味丸方，盖谓病后轻描淡写作用，可助真阴，可泄余热，必无甚病症者乃可用之。亦未必遽以为大补之品，奈后人不学，一见仲阳补肾二字，遂谓大补滋填，竟是无出此方之右，绝不知细心体会，一思丹皮、泽、苓，究竟功用奚若？此立斋、养葵之简陋，本属医界之最不可问者，而景岳只知推崇熟地，遂亦随声附和，不辨真味。至近今之浪用六、八味者，则皆中薛、赵、景岳之毒者耳。最可笑者，汪讱庵《医方集解》竟列六味补养方中首屈一指。俗学见之，那不宝若无价之珍。而方下谓治肝肾不足，真阴亏损，精血枯竭等凡七十余字丛杂繁芜，可鄙已极。汪氏书中大都如此，毫无辨驳价值。

颐亦不屑为之妄费笔墨，可惜尧封于此乃亦截取其肝肾不足之十二字，作为六味主治，则果是精血枯竭，而可以丹皮、泽、苓清凉渗泄，毋乃不思之甚耶！

肾气丸 《金匮》。

桂附八味丸加车前、牛膝剂，用地黄四两，山药以下皆一两，茯苓三两，附子五钱制。

徐蔼辉曰：《金匮要略》用桂枝，无车前、牛膝，治妇人转胞，此名加味肾气丸，系治水肿。

笺疏：此严用和《济生方》也。为导水计，故于八味方中加以车前、牛膝。严氏本以附子为君而减少地黄，治水肿。肾阳衰者，以地太腻而减其半，亦自有理。薛立斋又改用茯苓为君。汪氏《医方集解》录之于利湿门中，名曰加味肾气丸，犹可说也。而于六味条下又曰桂附八味丸，加车前、牛膝名肾气丸，而注之以金匮二字，一似《金匮》，此方本有车前、牛膝者，何以谬戾至此。然汪氏之书，世皆喜其卑而易行，遂人人心目中皆知《金匮》肾气丸方即此十味，而市肆中亦皆以十味者称之为《金匮》肾气丸。一盲群盲，医药之学每况愈下，皆汪氏始作之俑，何尧封亦复沿讹袭谬，如此真不可解。

青娥不老丸 《集解》只名青娥丸，未知是一是二。治肾虚腰痛。

破故纸十两，酒蒸为末　胡桃肉十二两，去皮研烂　杜仲一斤，炒

去丝　生姜炒　蒜各四两

蜜调为丸。

又丹溪青娥丸止用故纸四两，杜仲四两，炒生姜二两半，炒胡桃肉三十个，蜜丸桐子大，每服四五十丸，盐酒下。

笺疏：青娥丸出《和剂局方》，专入肾家，温润固涩，颇有意味。腰痛多是肾虚，经谓腰者肾之府，转摇不能，肾将惫矣，此方温养滋填，且能封固，洵有奇功。但是服食之法，必久久不懈，方能有效。

黑锡丹　治阴阳不升降，上盛下虚，头目眩运。

黑铅二两　硫黄二两

将铅熔化，渐入硫黄，候结成片，倾地上出火毒，研之无声为度。

笺疏：是方治肾气不摄，群阴用事，寒水上凌，几欲汩没微阳者。其证则水泛为痰，喘促气急，不能安寐，故以黑铅之重，合硫黄纯阳之精，直入肾家收摄元气，洵为虚寒喘嗽之要药。但单用二味，犹嫌犷悍不醇，未尽美善。不如《局方》为佳，而《本事方》不用阳起石，尤为驯良。然是方专为阴气上乘、阳虚欲绝而设。《局方》为之升降阴阳，已是大有语病，而汪讱庵之《集解》竟谓治阴阳不升降，究属是阴？是阳？是升？是降？语气浑仑，最不可晓。又谓上盛下虚，头目眩运，则一似肝胆火升，阳浮于上者，正与此症之阴寒上逆者，一阴一阳，适得其反。汪氏愦愦，本不足道，而尧封乃亦依样葫芦，不为纠正，何其疏耶？

参苓白术散 治脾胃虚弱，饮食不消，或吐或泻。

人参 白术土炒 茯苓 甘草炙 山药炒 扁豆炒 薏仁炒 莲子肉去心，炒 陈皮 砂仁 桔梗

为末，每三钱，枣汤或米饮调服。

笺疏：此亦《和剂局方》，乃平补脾胃之主药，不偏温燥，最为驯良，凡能食而不易消化及饥不思食，或纳谷无味者宜之。

八珍汤 治心肺虚，气血两虚。心主血，肺主气，四君补气，四物补血。

人参 白术土炒 茯苓 甘草 当归酒洗 生地 芍药 芎䓖

笺疏：四君、四物合为八珍，按之药理功能，可谓四君气药能助脾阳，四物血药能养脾阴。一属气，一属血，只可专主脾胃讲，决不能泛泛然谓四君补气，四物补血。然汪讱庵何知药物真理，但认得一个气字即曰肺主气，而遂谓四君即是补肺药；又认得一个血字，即曰心主血，而遂谓四物即是补血药。其《医方集解》之八珍汤下，竟曰治心肺虚损，气血两虚，而又恐他人不能知其何以可治心肺，则又注之曰：心主血，肺主气云云。于是八珍汤之专补心肺乃为确切不移。此则汪氏独

有之药物学，而其他方书之皆不谓然者。究竟此八物之实在功用奚若？何一味可以补心补肺，分而审之？宜悟物理之真，合而参之，当识调剂之妙。

讱庵盲瞽，安可与语。且其他方书言之亦详，何以尧封独取汪氏，岂所谓卑之无甚高论耶！然其谬甚矣。

十全大补汤 八珍再加黄芪以助阳固表，加肉桂以引火归元。《金匮》虚者十补勿泻之是也。

笺疏：八珍以外加之芪、桂，盖为脾肾阳衰者设法。东垣制此即从保元汤得来，本是温养之意，惟中气虚寒及阳虚于下者宜之。诸书有谓升阳滋阴，已是大谬。而汪讱庵且能谓肉桂是引火归元，几欲以治虚阳上浮之症，则阳已露矣。而更以归、芎升之，芪、桂温之，其祸乃可翘足而待。

补中益气汤 东垣治一切清阳下陷，中气不足之证。

黄芪蜜炙，一钱半　人参　甘草一钱　炙白术土炒　陈皮钱半　当归五分　升麻　柴胡三分　姜三片　枣二枚

煎。

笺疏：此惟脾胃气虚，清气陷于阴中而肢体无力，面目萎黄，饮食无味，脉弱不起者为宜。所谓阳虚下陷者是矣。若阴虚于下，根本不坚者，得此害如鸩毒。昔贤谓脾胃之虚，利于升举，肝肾之虚，必不可升。学者当须识得清楚。

归脾汤 《济生》治心脾受伤，不能摄血，致血妄行及妇

人带下。

人参 白术土炒 茯神 枣仁炒 龙眼肉二钱 黄芪一钱半炙当归酒洗 远志一钱 木香 甘草五分，炙

姜、枣煎。

四物汤 治一切血虚及妇人经病。

当归酒洗 生地黄 芍药各二钱 炒芎䓖一钱半

笺疏：四物出于《和剂局方》，实从《金匮》胶艾汤来。即以原方去阿胶、艾叶、甘草三味。方以地黄养五脏之阴，而以芍药收摄耗散之气，是为补血正义，特微嫌其偏于阴分，无阳和之气以燠煦之，则滞而不行，不能流动，乃以当归之辛温润泽者，吹嘘而助其运行，又以川芎升举之使，不专于下趋，而后心脾肝肾交得其益。四物之所以专为补血者，其旨如是。若夫临证之时，随宜进退，病偏于阳者，宜减归、芎。病偏于阴者，宜减地、芍。化裁之妙，本非教人拘守此四物一成不变，则王海藏之许多六合汤，支支节节而为之，终未免尚有挂漏矣。

奇效四物汤 治失血内崩。

当归酒洗 熟地黄 芍药炒 川芎 阿胶 艾叶 黄芩炒，各一钱

笺疏：失血成崩，虚实寒热，病非一致。奇效四物本于《准绳》，以胶、地补血，芍药摄阴，并用归、芎升举陷下，

而以艾叶调气滞，黄芩理血热，本为偏于阳盛者立法，则归、芎艾叶宜轻，而腻补之胶、地必当随其虚实而量为增损。元方七物并用一钱已属降非，然元方下明言治肝经虚热，血沸腾而久不止，则药理颇能精切。何尧封于此仅以失血内崩浑沦言之，非制方者之本意矣。

芎归汤 治产后血虚头痛，胎动下血，服此即安。子死腹中，服此即下，催生神效，亦名当归汤。若腹疼，加桂；若腹痛自汗，头眩少气，加羊肉。

当归三五钱　川芎二钱

若为末，名佛手散，又名一奇散，又名君臣散。

笺疏：芎、归二物，有阳无阴，有走无守。抑且川芎疏泄之力极迅，惟气血交滞不利遄行者，可暂用之，以助运动。故可以试胎（古书谓：经阻三月，莫测是娠是病者，以芎、归试之。是胎则服汤能动，非胎则不动。则此方流动之力何等迅疾。颐谓胎本安也，而无端扰动之，弊亦不小。如体质柔脆者，且恐有堕落之虞。究竟是胎是病，必有见证堪凭，何必冒险妄探，或以贻祸。此盖浅者为之，高明之士必无取乎此），可以止痛（脘痛、腹痛之气滞血凝者，轻症此方亦效，而重亦非二物能尽其妙），可开交骨，可下胞衣，可催生胎，可下死胎，力量何若？而是方之下，竟谓以治产后血虚头痛，则血既虚矣，孤阳上僭而为头痛，又何可以升举之归、芎助其激越？此抱薪救火之谬说，孰谓尧封能为之耶。

加味芎归汤

川芎　当归各一两　自死龟板一具，酥炙　生过男女妇人头发一握，烧存性

治分娩交骨不开，或五七日不下，垂死者，每用一两水煎服，良久自下。

笺疏：此治首胎交骨不开之良法。归、芎本有开泄之力，而以炙酥龟板之下行自解者助之。又合以血余炭之攻破，故其效颇捷。

当归芍药散　《金匮》治怀妊腹中疠痛。

当归三两　芍药一斤　茯苓四两　白术四两　泽泻半斤　芎䓖三两

上六味，取方寸匕，酒和，日三服。

笺疏：此脾土卑监而寒水泛溢为病，故以白术培土，芍药敛阴，而当归和血，芎䓖举陷，更以苓、泻渗泄水道，非能治气滞不行之痛。赵注：《金匮》竟为芍药独多，所以泻肝，似非立方本旨。

胶艾汤　《金匮》治妇人冲任虚损，经水淋沥及血虚下痢，并妊娠腹痛为胞阻各症。

当归三两　芍药四两　干地黄六两　熟芎䓖二两　艾叶三两　阿胶　甘草各二两

上七味，以水五升，清酒三升，合，煮取三升，去渣，纳胶令消尽，温服一升，日三次。

笺疏：此血少而阳气亦衰，不能流利运行，致为经事淋沥不断，或下痢腹痛等症。故以是方补血温养，固摄下焦。非能治血热妄行之淋沥及湿热积滞之下痢。

方下所谓血虚下痢，则本非寻常之肠澼可知。

黄连阿胶汤 仲景治伤寒少阴病，得之二三日以上，心烦不得卧。

黄连四两 黄芩一两 芍药二两 阿胶三两 鸡子黄二枚，生用

徐蔼辉曰：此阴气为阳热所灼也，用此以收摄其欲亡之微阴。故沈谓子烦。阴虚火甚者，宜服此。

笺疏：此心血既虚而阳邪干之，因烦热而卧寐不安，仲景此条之少阴病，似以手少阴心立论，非足少阴肾家虚火。故以阿胶养心液，鸡子黄宁心神，而芩、连泻其实热，芍药收摄阴气。惟肾阴虚，而相火扰之，亦足以使其心烦不卧，则此固两少阴热炽之主方，阿胶、鸡子黄益阴，即所以制阳亢。尧封谓子烦为阴虚火甚者，亦未始非两少阴同有之病也。

祛 寒

大建中汤 《金匮》治心胸中大寒痛，呕不能饮食，腹中寒气上冲，高皮起，出见有头足，上下痛而不可近者。

徐蔼辉曰：心为阳，寒为阴，寒乘于心，阴阳相激，故痛。寒乘于脾，脾冷不消水谷，心脾为子母之脏，为邪所乘，故痛而呕，复不能饮食也。

蜀椒二合　干姜四两　人参二两

煎去渣，入饴糖一升，微煎温服

徐蔼辉曰：阳受气于胸中，阳虚则阴邪得以中之，阴寒之气逆而上冲，横格于中焦，故见高起痛呕、不可触近之症。蜀椒辛热，入肺散寒，入脾暖胃，入肾门补火；干姜辛热，通心助阳，逐冷散逆；人参甘温，大补脾肺之气；饴糖甘能补土，缓可和中。所以大祛下焦之阴而复上焦之阳也。

笺疏：此中气大虚而寒邪泛滥之症。阴霾之气上乘清空，汩没微阳，几于灭绝，此非大辛大热之椒、姜，何以折服群阴而复离照。然非得人参之大力者扶持正气，亦恐小人道长、君子道消，不易立极奠鳌，阳光复辟。故三物鼎峙，颠扑不挠，而更以饴糖甘温缓微大辛之燥烈，此建立中州阳气之大有力者，固非彼桂枝、芍药之小小建设者所可同日语也。

小建中汤　仲景治伤寒，阳脉涩，阴脉弦，腹中急痛。伤寒二三日，心悸而烦。通治虚劳，悸，衄，里急腹痛，梦遗失精。

徐蔼辉曰：三阴下痢而腹痛者，里寒也，宜温也，四逆汤、附子理中汤。肠鸣泄泻而痛者，里虚有寒也，宜小建中散。中散寒悸者，阳气虚也，烦者阴血虚也。与此汤先建其里。倍芍药者，酸以敛阴，阴收则阳归附矣。喻嘉言曰：虚劳病至于亡血失精，精血枯槁，难为力矣。急宜建其中脏，使饮食进，而阴血旺。故但用稼穑作甘之味生其精血，而酸辛咸苦绝所不用，舍是无良法也。

桂枝　生姜三两　甘草一两，炙　大枣十二枚　芍药六两

入饴糖一升，微火解服。此即桂枝加芍药汤。但桂有厚薄耳，其不名桂枝加芍药而名建中，以饴糖为君也。今人用建中者，不用饴糖，失仲景遗意矣。不去姜、桂，所以散邪。吴鹤皋曰：桂枝味薄，用以解表，桂味厚，用以建里。

笺疏：仲景此方为中阳虚馁、阴气散漫无制而设。阳脉涩则阳纲不振可知，阴脉弦则群阴用事，将有汩没阳光之虑。古人以弦为阴脉者，其旨如是。此与肝胆阳强、弦数有力之弦脉不同，惟其阴盛，故腹中急痛。方即桂枝汤而倍芍药，则阴药为主能引桂枝入阴，故一变其御外寒、和荣卫之作用，而以建立中州之阳气。且芍药能收摄散漫之阴气，则桂枝既能温中，而又得芍药以收拾阴霾，故治腹痛。况又有甘、枣、饴糖甘温以和缓之乎。其又治心悸而烦者，则烦非热烦，悸而挟有水气，是中阳虚而肾水上冲，故心悸而烦。仲景书中凡言悸者，多挟寒水之邪，皆以桂伐肾水。如发汗过多，其人叉手自冒心，心下悸欲得按者，桂枝甘草汤主之。发汗后，其人脐下悸

者，欲作奔豚，茯苓桂枝甘草大枣汤主之。以及欲作奔豚，气从少腹上冲心者，与桂枝加桂汤，皆以桂枝治悸，其义可知。则小建中之治心悸，可以类推。其虚劳而悸者，亦中气虚寒，水邪上泛也。盖古之虚痨，多属虚寒，乃阳虚之症，皆是阴虚火炎者，绝端对峙，故兼有里急腹痛，其为中阳无权又可知，则衄亦虚寒，而阴不能守所致。其淫梦失精，皆属阳虚，皆与今人相火不藏之虚劳相反。若阴虚阳越为衄、为遗，则涵敛养阴、摄纳浮火犹虞不及，何可再以桂枝辛温扰动之！此临症时所当辨别病情，而万不可效颦。西家谬谓吾能学古者也。喻嘉言论虚劳、亡血、失精，仅谓甘能生血，尚是浑沦吞枣，胡可为训。

黄芪建中汤 《金匮》治虚劳诸不足。《准绳》血不足而用芪，芪味甘，大能生血，此仲景之妙法。盖稼穑作甘，甘能补胃，胃为气血之海，气血所从生也。即补血汤芪五倍于当归之义。

即前方加黄芪两半。黄芪易当归，名当归建中汤，治产后虚羸不足，腹中痛引腰背，小腹拘急。若崩伤不止，加地黄、阿胶。

笺疏：此治虚劳皆虚寒也。若今人虚火而妄用之，即是抱薪救火。当归建中之产后虚羸者亦然。而今之产后，又多阴虚阳亢，得此无殊鸩毒。

理中汤 仲景治伤寒太阴病，自利不渴，寒多而呕，腹痛粪溏，脉沉无力，或厥冷拘急，或结胸吐寒蛔及感寒霍乱。

白术 陈壁土炒，二两 人参 干姜炮 甘草一两，炙

每服四钱。本方等分蜜丸，名理中丸。

附子理中汤 治中寒腹痛，身痛，四肢拘急，即前方三两加附子一枚。

补中汤 治泄泻。泻不已者，加附子。

理中汤加陈皮、茯苓。改加青皮、陈皮，名治中汤。治太阴伤寒，腹满痞闷，兼食积者。

笺疏：此三方皆中气虚寒之正鹄，其理中治寒之吐泻轻症，而近年多直中三阴之真寒霍乱，非大剂四逆汤不能挽回什一，则必非古法所能疗，亦读古书者之不可知。王孟英、陆九芝两家在同治初元治霍乱时疫，皆言是热霍乱，九芝且谓属热者十之九，属寒者十之一。然颐三十来所见是症，几无一不属于真寒者。此可知时运迁移，仅三十余年而症情实已大异。颐不敢谓九芝所见之偏，若在近今之霍乱，岂孟英论中之蚕矢汤、驾轻汤等数方可能胜任耶？东垣别有补中汤，乃升麻、柴胡、当归、苍术、麦芽、泽泻、黄芪、甘草、五味子、神曲、红花，与此大异。

四逆汤 仲景治三阴伤寒，身痛，腹痛，下痢清谷，恶寒，不汗，四肢厥冷，或反不恶寒，面赤烦躁，里寒外热，或

干呕，或咽痛，脉沉微细欲绝。

附子一枚，生用　干姜一两　甘草二两，炙

冷服。面赤者，格阳于上也，加葱九茎以通阳。腹痛者，真阴不足也，加芍药二两以敛阴。咽痛，阴气上结也，加桔梗一两以利咽、止痛。脉不出，加人参二两以助阳、补气血。呕吐，加生姜二两，以散逆气。上皆通脉四逆汤加减之法。

笺疏：此三阴之真寒，腹痛、下痢、四肢逆冷之主方。附子生用，欲其力大而专，故不炮制，以缚贲育之手足。其用甘草者，本以调和其燥烈之气焰，但阴霾大盛汩没微阳者，即宜独任姜、附而除甘缓，庶可犁庭扫穴，直捣中坚。而呕吐者，甘药尤为大禁。方中注以冷服二字，本非仲景所固有，盖以为上有假热者立法。如下利足冷而反有咽痛、齿痛、面热、颧红诸症者是，若无假热，即当温服。其面赤者，是为戴阳，乃阴阳之气格拒不入，故亦称格阳。加葱茎之辛散者，以通达气机，则姜、附之善守者，亦藉其气而周流不滞。腹痛是阴气散漫，故加芍药以涵敛之。此脏阴之耗散，故以阴药同类相求，恢复真气，非以芍药治中下之寒。若谓腹痛，是阴寒之邪，则何得反投阴药可以止痛？此药理精微之最易误会者，不可不察。咽痛亦是格阳于上，阴阳二气不相融洽，桔梗苦泄宣通，藉以调和阴阳扞格，乃开泄腑脏之格拒以沟通阴阳于里者，正与葱茎疏达脉络之格拒，以沟通阴阳之表者，各尽其妙。故面赤咽痛，同是格阳，而一表一里，病情不同，则引导之药，亦复大异。古人选药如是，其至精至当，实非后人所能探索而说者。仅以桔梗利咽止痛，尚觉浑仑吞枣，未知真味。若如洁古张氏竟谓仲景甘、桔治咽，而谓桔梗是升浮之药，且曰譬如舟楫载药上浮，诸药中有此一物，则药力即专治其上，不能下沉云云。试以通脉四逆加桔梗之理思之，咽痛已是格阳在上，若果桔梗能载姜、附上浮，岂不助桀为虐？《本经》具在，奚有此说？洁古之言，宁非大误！颐所以谓金元诸大家议论多有未可恃者，无如俗人寡陋，喜其卑而易行，简而易记，反以此等无稽之言作为鸿宝，甚且无一人不深印脑经，永为法守，宜乎此学之日以颓败矣。利止而脉仍不出，是大泄之后，阴液耗竭，腑脏干枯。故脉络空虚，不能自起，此非人参之大力能补五脏真阴者，不能充血液而复脉，非以其阳犹未回，而以人参作回阳用。且方中本以姜、附为主，已是回阳上将，古方精义其旨可寻。而此条方后竟曰加参补阳，是踵明人之陋。陈修园谓仲景诸方凡用人参，皆在既汗既下之后，惟其阴液已伤，故用参以滋津液，参是阴药并非阳药，云云。是深得古人真旨者，细绎邃古，用药之理确乎不易，奈何自明以来，群谓参能回阳气于无何有之乡，果尔则古人四逆正方何以反无人参耶？呕吐是寒气上逆，四逆汤之姜、附能守不能走，温中有余，降逆不足。生姜散寒而降逆上之气，自与姜、附不同，仲景治呕无不加此一味。然惟寒邪为患及挟寒饮者宜之。若今之呕吐，则多胃热气涌之症，不可不审。如谓仲师圣法可以通用，则赵括之亚矣。

真武汤 仲景治少阴伤寒腹痛，小便不利，四肢重，疼痛，自下利者，此为有水气。或咳或呕，小便利及太阳病发汗，汗出不解，仍发热，心悸头眩，筋惕肉瞤，振振欲擗地，气寒恶寒，此亦肾中阳虚见症，仍属少阴。方名真武，盖取固肾之义。

附子一枚，炮　白术二两，炒　茯苓三两　芍药三两，炒　生姜三两

水寒相搏，咳者加五味子、细辛、干姜；小便利，去茯苓；下利，去芍药，加干姜；呕，去附子，加生姜一倍。

笺疏：真武乃水神之名，少阴病而腹痛下利，小便不利，四肢沉重，疼痛，是寒水不安其位，泛溢上凌，几有匝地滔天、坏山襄陵之势，此非得水家神将坐镇北方，何以砥柱中流、奠安巨浪。附子辛温刚烈，断推镇摄阴霾之上将，直入肾脏固护元阳。即以白术实脾堤水，而又重任芍药作阴分之向导，以收摄其散漫之阴气。乃佐以茯苓渗泄下趋，导之去路，则水归其壑而肾阳复辟，锡玄圭以告厥成功，是亦神禹锁縶巫支祁之绝大作用也。

太阳病，发汗过多，伤其心液，引动肾中寒水，泛滥上

潜，水气凌心，故为心悸。阴居阳位，故为头眩。群阴用事，心阳无依，故为筋惕肉瞤，振动不息。此其病状与上条各各不同，而其为寒水之邪则一，故亦主以是方。于此可知治病之法，但当于病理中求其真诠，则批大郤导大窾，无不迎刃而解。彼徒于见证上支支节节而为之者，又何足以知此。

附子汤 仲景治少阴病，身躯痛，手足寒，骨节痛，脉沉者及少阴病得之二三日，口中和，背恶寒者，前方去生姜加人参二两。

笺疏：此证又皆少阴寒水之邪，故治法仍与真武汤方无甚出入。

乌梅丸 仲景治伤寒厥阴证，寒厥吐蛔。伤寒脏厥者死。脏厥，脉微而厥至七八日，肤冷发躁，无暂安时也。蛔厥者，蛔上入膈则烦，须臾入复止，得食则呕而又烦，蛔闻食臭复出也，此为脏寒，当与此丸温脏安蛔。亦治胃腑发咳，咳而呕，呕甚则长虫出，亦主久利。

乌梅三百个 细辛 桂枝 人参 附子炮 黄柏六两 黄连一斤 干姜十两 川椒去汗 当归四两 苦酒醋也

浸乌梅一宿，去核蒸熟，和药蜜丸。

笺疏：厥阴为三阴之尽本是阴分，自多寒证。而阴之尽即是阳之初，阴阳递嬗之交，即生生不息之机寓焉。且风木之脏，涵有相火。故厥阴之动，又多阳病。乌梅丸专治厥阴寒厥，自必以姜、辛、桂、附、川椒之辛温刚燥为主，而即佐之以连、柏苦寒互用，温凉最是别开生面。此中机括如可寻思，又以将军之官，性情刚暴辛燥之药，恐助横决，则更以乌梅、苦酒之酸收者，柔驯之一剂之中，而刚柔寒热参错其间，治厥阴病者，均可以此化而裁之，量为增损，无余蕴矣。蛔亦感风木之气化而生，故为厥阴之病。大辛大苦均是杀虫利器，而古人必谓之安蛔，不肯说出一个杀字者，皆误认蛔虫是吾身必有之物，似乎不当聚而歼之者。究竟此非应有之物，所谓虱生于吾，而吾非虱父母，虱非吾之子孙者，何有不可歼灭之理。此方治蛔本以杀虫，安于何有？其亦治呕甚及久利者，呕固厥阴之气上逆，久利亦厥阴之疏泄无度。辛温摄纳而苦以坚之，中枢有权，庶不上泛下泄，惟病家体质虚实寒热各有不司，则亦不必呆守成方，是在临证时消息而量度之，古人固未尝不许，吾斟酌而损益之也。

祛 风

小续命汤 《千金》治中风不省人事，神气溃乱，半身不遂，筋急拘挛，口眼㖞斜，语言謇涩，风湿腰痛。痰火并多，六经中风及刚柔二痉，亦治产后中风，论见前。

麻黄去节 杏仁去皮尖，炒研 桂枝 白芍酒炒 甘草炙 人参 川芎 黄芩 防己各一两 防风两半 附子半两，炮去皮脐每服三钱或四五钱，加姜、枣煎，温服，取微汗。

筋急、语迟、脉弦者，倍人参去芩、芎，以避中寒。服后稍轻，再加当归。烦躁不大便，去桂、附倍芍药，加竹沥。热，去附子，入白附子亦可。如不大便日久，胸中不快，加大黄、枳壳。如脏寒下利，去黄芩、防己，倍附子，加术。呕逆加半夏。语言謇涩，手足战掉，加菖蒲、竹沥。身痛发搐加羌活。口渴加麦冬、花粉。烦渴多惊，加犀角、羚羊角。汗多去麻、杏加白术。舌燥去桂、附加石膏。参《丹溪心法》。

笺疏：中风一症，自《金匮》以后无不以外风立论。且无不以为肃杀之寒风，故《千金》《外台》两书续命汤方多以百计，无一不麻、桂、羌、防、姜、辛、乌、附者。然既用大辛大温为主，而又多合以清凉之药，甚至犀、羚、石膏恒与桂、附、乌、雄杂然并列，已是莫明其妙。而金元以来，说到西北有真寒，东南多湿热痰一层，乃有真中、类中之分，始稍稍判一界限。然所言治法，仍惟以续命等方推为前列，药不对症，将谁适从。所以二千余年凡论是症，莫不扑朔迷离，无可究结，终未见一明白了解可以起而能行，行而有效者。直至近今，西学家有血冲脑经之说，始知《素问》所谓血菀于上，使人薄厥。又谓血之与气并走于上，则为大厥诸条早已露其端倪。而张伯龙《雪雅堂医案》惟以潜降镇摄为治者，始有捷效。则病本内因，且是风火，而自古迄今恒以外风、外寒论者，宁非大谬！古人治案尚称投以续命而获效者，更是何说？颐未尝久居西北，领略彼方风土，虽不敢谓伊凉燕赵之域必无此大寒大风为患，而以二十余年所见之症参之，则固无一非内因病也。已专辑《中风斠诠》一编，备论源委，而如是方之下所述诸症，溃乱不省、半身不遂、筋急拘挛、㖞斜、謇叉涩，无一非气血冲脑，扰犯神经，失其知觉、运动之病。而谓疏表温中可以得效，其何敢信？且药则麻、防、附、桂，而曰可治痰火并多，更不知为此说者持何理由？岂以方中自有芩、芍，遂可不问桂、附，所以景岳已谓水火冰炭，道本不同，纵有神功，必不心服，尚觉稍分泾渭。至古今各家，皆谓此方通治六经中风云云。则自《金匮》有在经、在络、入腑、入脏之区别，而后之说者，莫不以中经络、中腑、中脏分为三纲。见续命方中有麻、桂、芍、芩，有似于伤寒之太阳阳明条理，遂谓是方可治在经之风，而洁古老人且有六经加减，一似圣经贤传，确不可易，究之昏乱不省、不遂、不仁、口眼㖞斜、言语謇涩诸症，何者有合于六经之一，而续命汤中诸药又何者可治不省、不遂、謇涩、㖞斜之病，一为说破，当必瞠目而莫明，所以抑且三因百病，固不能跳出六经范围，而惟此则病在脑经，却不可拘于六经恒例。易老逐经加减，冀求弋获，实是无此病情，添足画蛇，未免辜负他一番苦心孤诣。而彼此梦梦，依样葫芦，譬犹群盲谈天，手舞足蹈，那不令人笑倒。至若刚柔二痉，亦皆脑经震动为病，必不能强以太阳之经妄为比附。古人麻、桂、葛根之法，万万不能适用，而在产后得之，则阴虚阳越，又即《素问》之所谓上实下虚为厥巅疾者，亦岂麻、附、防风之所堪妄试者耶？

独活汤 丹溪治风虚瘛疭，昏愦不觉，或为寒热。

独活 羌活 防风 细辛 桂心 白薇 当归 川芎 半夏 人参 茯神 远志 菖蒲各五钱 甘草二钱半，炙

每服一两，加姜、枣煎。

笺疏：此亦古人误会之成方。苟非真有寒风，此法皆不可妄试。然方下却谓风虚云云。则又似因虚而风动者，是即阴虚于下而阳越生风，似此温燥辛升，何一非虚家鸩毒。

愈风散 华佗治产后中风口噤，角弓反张。亦治血晕不省人事，四肢强直。见产后角弓类，名如圣散。

笺疏：荆芥治风，固亦为外风言之，然既炒成炭，复有何用？古人虽皆曰神奇，而按之药理病情，断不能符，则又何敢轻信？

化 痰

二陈汤 《局方》治一切痰饮为病，咳嗽，胀满，呕吐，恶阻，头眩心悸。

半夏姜制，二钱 陈皮去白 茯苓一钱 甘草五分

加姜煎，半夏、陈皮贵其陈久，则无燥散之患，故名二陈。

笺疏：此为治痰通用之成方，二陈化痰，人尽知之。茯苓本为疏涤痰饮之主药，唯市肆中物，皆是培植而生，故鲜实效。加生姜者，亦涤饮也，惟甘草甜腻，正是相反，此当去之。

半夏茯苓汤 《千金》治妊娠恶阻，烦闷，吐逆，恶食，头眩，体重，恶寒，汗出等症。

半夏 生姜各三十铢 干地黄 赤茯苓各十八铢 橘皮 旋覆花 细辛 人参 芍药 芎䓖 桔梗 甘草各十二铢

车氏只用八味去细辛、川芎、桔梗之升提，芍药之酸敛，尤为尽善。

上十二味㕮咀，以水一斗，煎取三升，分三服。若病阻，积月日不得治及服药冷热失候，病变客热烦渴、口生疮者，去橘皮、细辛，加前胡、知母各十二铢。若变冷下利者，去地黄，入桂心十二铢。若食少，胃中虚，生热，大便闭塞，小便赤少者，宜加大黄十八铢，去地黄加黄芩六铢。余依方服一剂，得下后消息，看气力、冷热增损方，更服一剂汤，便急使茯苓丸，令能食便强健也。忌生冷、醋滑、油腻。方论见恶阻门。

笺疏：恶阻皆气逆挟痰，甘、地腻滞，必不可投细辛升阳，惟胃寒者宜之，痰热不用。

茯苓圆　《千金》。

茯苓　人参　桂心熬　干姜　半夏　橘皮各一两　白术　葛根　甘草　枳实各二两

上十味，蜜丸梧子大，饮服二十丸，渐加三十丸，日三次。《肘后》不用干姜、半夏、橘皮各一两、白术、葛根，止用五物。又云：妊娠忌桂，故熬。

笺疏：古人多寒症，故方中有姜桂，非今人所宜。葛根升举胃气，亦与呕家相反。善学古者，必不可浑仑吞枣。

又方　此在《景岳全书》名竹茹汤。治孕妇呕吐不止，恶心少食，服此止呕清痰。

青竹茹　橘皮各十八铢　茯苓　生姜各一两　半夏三十铢

上五味，水六升，煮取二升半，分三服。

笺疏：此乃热痰互阻，泛溢嗽呕之专剂。

橘皮汤　《千金》治妊娠呕吐，不下食。

竹茹　橘皮　人参　白术各十八铢　生姜一两　厚朴十二铢，制

上六味，水七升，煮取二升半，分三服。附参。

《金匮》单用橘皮汤，又橘皮三升，竹茹二升，人参一两，甘草五两，炙，生姜半斤，大枣三十枚，名橘皮竹茹汤，均治哕逆。后人又因《金匮》加半夏、赤苓、枇杷叶，亦名

橘皮竹茹汤，治虚人呕逆。

笺疏：此即上方之所自出，胃虚有热而上逆者宜之。

六神汤 治产后痰迷，神昏谵语，恶露不断者，甚或半身不遂，口眼歪斜。方论见前产后案中。

杜刮橘红 石菖蒲 半夏曲（半夏亦可） 胆星 茯神 旋覆花各一钱

水煎清服。

笺疏：此方专于化痰降逆，而能治产后神昏谵语，甚至不遂、㖞斜者，竟能捷于影响。岂非降其逆上之气火而神经自安。观此前之录小续命者，益可知是古人旧法，必不适用。

理 气

紫苏饮 严氏治胎气不和，凑上心胸，腹满痛闷，名为子悬。怀胎至四五月，君相二火养胎，热气逆上之故。

紫苏一两 腹皮 人参 川芎 橘皮 白芍 当归三分 甘草一分，锉

分三服，水一盏，生姜四片，葱白煎，去渣服。一方无川芎，名七宝散。汪讱庵《医方集解》载此苏叶止一钱，当归七分，甘草二分，余皆五分。

笺疏：此古今治子悬之主方，论已见前。

天仙藤散 陈景初制，本名香附散。治子气肿胀。

天仙藤即青木香藤，洗，略焙　香附炒　陈皮　甘草　乌药　木香

等分锉末，每服五钱，加生姜三片，紫苏五叶，水煎，日三服，肿消止药。汪本无木香，有木瓜三片。

笺疏：此治气胀而无水者。然肿胀必挟积水，以络中无水，亦不大胀，则必以开肺气、通小水为主，专用气药，究竟鲜效。

木香散　王师复治妊娠四五月后，胸腹间气刺满痛，或肠鸣呕逆减食，此由忿怒忧思，饮食失节所致。

莪术　木香　丁香　甘草

盐汤下。

笺疏：此治中气虚寒之法，故有丁香，非胀痛者，必以此为主药。

抑气散　丹溪治妇人经将行而痛，气之滞也。

四物加胡索、牡丹皮、条芩。

笺疏：痛在经前，必不可腻补，此方非良法。

又抑气散　严氏治妇人气盛于血，变生诸证，头晕脘满。

香附四两　陈皮一两　茯神　甘草

研为末，每服二钱。

笺疏：所谓气盛，气之滞也。故用药如是。

抑青丸　大泻肝火，治左胁作痛，妇人怒气伤肝，胎气上

逆，致呕逆水饮不能入。

黄连一味，吴萸汤浸一宿为丸。

笺疏：此惟肝胆火炽者宜之。方名抑青，所主在是，然非有宣导气分者佐之，亦嫌遏郁，不能灵通。

代赭旋覆汤 仲景治伤寒发汗，若吐，若下，解后心下痞硬，噫气不除，感邪虽解，胃弱不和，虚气上逆故也。

又周扬俊曰：余每借以治反胃、噎食，气逆不降者，神效。《活人》云：有代赭旋覆证，气虚者先服四逆汤，胃寒者先服理中汤。后服此方为良。

旋覆花三两 代赭石一两 人参二两 甘草三两 半夏半升 生姜五两 大枣十二枚

笺疏：此斡旋中州气滞而镇摄其上壅之逆，最能桴应。仲景本治汗吐下后之噫气，故有参、甘、大枣。若在虚人杂病中参固宜也，惟有痰窒，则须去甘、枣耳。

旋覆花汤 《金匮》。

旋覆花 葱 新绛

笺疏：此疏达肝家结滞，通络和血之方。尤在泾谓：旋覆花治结气，去五脏间寒热，通血脉。葱主寒热，除肝邪，绛帛入肝，理血者也。

逍遥散 《局方》治血虚肝燥，骨蒸潮热，口干便涩，月经不调。

柴胡　当归酒拌　白芍酒炒　白术土炒　茯苓各一钱　甘草炙，五分

加煨姜、薄荷煎。本方加丹皮、栀子，名加味逍遥散。

笺疏：此为肝络郁结，窒塞不宣，变生诸症。故以柴胡疏泄郁气，经所谓木郁达之者，故名逍遥。肝木既滞，窒而不通，则必郁而化火，故加味丹皮、栀子。若肝胆气火横逆，势已猖狂，而复用此则教猱升木，为害尤烈。

小柴胡汤　仲景治伤寒中风少阳证，往来寒热，胸胁痞满，默默不欲食，心烦喜呕，或腹中痛，或胁下痛，或渴、或咳、或利、或悸，小便不利，口苦，耳聋，脉弦，或汗后余热不解及春时嗽，发疟寒热，妇人伤寒，热入血室。小柴胡在经主气，在脏主血，故更能入血室。

柴胡八两　半夏半升　人参　甘草　黄芩　生姜三两　大枣十二枚

笺疏：仲景以此为伤寒少阳经之主方。本为寒邪外束，少阳之气郁遏不宣，故为寒热往来。其寒之不已者，正其表邪未解之明征，则虽已传少阳，而仍当升散解表。柴胡禀少阳春升之气，宣达木郁，见其专职，其症则口苦，耳聋，目眩，胸胁痞满，默默不欲食，心烦，喜呕，或胁下硬满而痛，或腹痛，无一非肝胆之气为寒邪所郁，故以此升而达之。斯少阳之气得宣，而诸证可解。若至温病热病则本非寒邪而为。此诸症又皆

少阳相火有余，横决肆虐，此则清泄宣通犹虞不及，而谓可以柴胡升散，助其发扬，吾知仲景处此必不若是。此古今病情之绝不相同者，虽见症亦复无异，而病理适得其反。奈何宋金以逮元明，恒以柴葛等方通治温热之少阳经病，则功不补，患为祸，且有不可胜言者，读近人治案，为利为弊，凿凿可据，是亦读古书之必不可不变通者。况乎今之胸胁满痛，默默欲呕者，更无一非痰热交肆其虐，而复以柴胡升之，参、甘、大枣腻之，其害更捷于眉睫。而笃信好古者不悟也，不亦怪哉！又按：疟之为病，挟痰挟积者，十而八九，惟开泄化痰最为捷效。然嗜古者，亦必曰小柴胡乃治疟圣法，弊又不可胜言，惟虚人发疟，其发日晏而汗多，无痰，舌苔清楚者，则为阳陷入阴，非柴胡升举之不可。此则东垣补中益气成方重加首乌，投之即应。而舌腻胸满者，又是相反，此岂可一例论者。而近今作家，或如徐灵胎辈则曰非柴胡不可治疟，而宗叶天士者，又谓必不当用柴胡，是两失之矣。妇人伤寒，热入血室，其可用小柴胡者，尤其百不得一。然徐洄溪犹未知此理，更何论乎。自楢以下，尧封是书，前录数案，皆以小柴胡而变剧者，岂非殷鉴，而于此尚复糊糊涂涂，直抄仲景原文，是匀可食而不知其味者，后有好古之士，尚其慎思而明辨之。

理　血

小蓟饮子　治男妇下焦热结，尿血淋漓。溺痛者为血淋，不痛者为溺血。论见妊娠经来类。

小蓟　蒲黄炒黑　藕节　滑石　木通　生地　栀子炒　淡竹叶　当归　甘草各五分

笺疏：此血淋、溺血通治之方。清血热、通水道虽无甚深意，以治湿热蕴结，颇有捷效。

导赤散　钱氏治小肠有火，便赤淋痛。论见带下类。

生地黄　木通　甘草　淡竹叶

等分煎。

笺疏：小水热赤，本是膀胱蕴热，与小肠无异。此方木通、竹叶只以清导膀胱之热，而方名导赤者，制方者意中非以导去小便之黄赤。盖谓小肠属火，而清导之。古人无不误认小便从小肠而来。故方下径曰治小肠有火，实是大误，不可不正。

血极膏　罗谦甫治妇人污血凝滞胞门，致成经闭。论见经闭类。

大黄一味为末，醋熬成膏，服之，利一二行，经血自下。

笺疏：大黄本是逐瘀破血之猛将，一味独用，其力尤足，将军固专阃材也。

荡胞汤　《千金》治二三十年不产育，胞中必有积血。论见求子门。

朴硝　丹皮　当归　大黄　桃仁生用，各三铢　厚朴　桔梗

人参　赤芍　茯苓　桂心　甘草　牛膝　橘皮各二铢　附子六铢　虻虫　水蛭各十枚

上十七味㕮咀，以清酒五升，水五升，合煮，取三升，分四服，日三夜一，每服相去三时。覆被取微汗，天寒汗不出，着火笼之，必下脓血，务须斟酌下尽，二三服即止。如大闷不堪，可食酢饭冷浆，一口即止。然恐去恶不尽，忍之犹妙。

笺疏：《千金》求嗣门，调经诸方治妇人多年不育，每用攻血破瘀之品。以为不孕之故，必有积瘀停滞胞门，若有非去其垢不可者，然在丰年壮实之体，固有停痰积瘀一症，对病用药本无不可。若在柔脆瘦弱之人，本以坤道不厚，不能载物，亦胡可一概而论？是在临证时，消息求之，虽不能孟浪从事，要亦不必因噎废食也。

夺命散　治产后恶露不行，眩晕昏冒。论见产后眩晕门及恶露不来。

没药去油，二钱　血竭一钱

共研末，分两服，糖调酒下。

笺疏：产后恶瘀窒而不行，以致地道不通，气火上冒，而为眩晕昏愦，自宜攻破下行，庶可奠定其上升之逆方。用没药、血竭二味，尚是和平中正之药。惟引用砂糖，虽能活血导瘀，尚嫌腻滞，所当审慎。如在炎天更为禁品。王孟英尝再三言之，亦产母房中不可不知之诀。而酒能上升，更非所宜。制方之人仅欲其通经迅速，而不悟眩晕气升者，得之为害，将不可设想。按：产后瘀血名为恶露，由来旧矣。初不知何以而得此命名，盖露乃取发见于外之义，此是瘀垢，可去而不可留，则不宜藏而宜于露。故新户用药，必参用攻破导瘀之品，其所去无多，而本无蓄滞者，终是少数。此等方即非昏眩，亦尚可投，惟亦有去血已多而阴虚阳越之昏冒，则必以潜阳镇摄为治。大虚者，且非补不可，亦非此二味之可以无往不宜者也。

夺命丹 《良方》治瘀血入胞，胀满难下，急服此即消，胞衣自下。

徐蔼辉曰：似与前论恶闭致喘证未对，姑列此以俟再考。

附子炮，半两　干漆碎之，炒烟尽　牡丹皮各一两

上为细末，另用大黄末一两，以好醋一斗同熬成膏，和前药丸桐子大，温酒吞五七丸。一方有当归一两。

笺疏：是方惟以逐瘀为主。然干漆终嫌有毒，以治胞衣不下，非稳妥之法。徐谓与前论瘀阻作喘一证不对，确是两不相符，但破瘀之意亦尚不通。

花蕊石散 治血入胞衣，胀大不能下，或恶露上攻，或寒凝恶露不行。

花蕊石四两　硫黄一两

研细，泥封煅赤，服一钱，童便下。

又葛可久花蕊石散 治略同上。

花蕊石

煅存性，研如粉，以童便一盏，男人入酒少许，女人入醋少许，煎温，食后调服三钱，甚者五钱。能使瘀血化为黄水，后用独参汤补之，非寒凝者不宜此。

笺疏：花蕊石专于破瘀，《和剂局方》已有成例，乃温通之峻剂也。

无极丸 治恶露不行，发狂谵语，血瘀之重者。

锦纹大黄一斤，分作四份。一份用童便两碗，食盐二钱，浸一日，切，晒，一份用醇酒一碗，浸一日，切，晒，再以巴豆仁三十五粒同炒，豆黄，去豆不用，一份以杜红花四两，泡水一碗，浸一日，切，晒。一份用当归四两，入淡醋一碗，同浸一日，去归，切，晒

为末，炼蜜丸梧子大，每服五十丸，空心温酒下，取下恶物为验，未下再服。

笺疏：是方出李濒湖《本草纲目》引《医林集要》云：此武当高士孙碧云方也。治妇人经血不通，赤白带下，崩漏不止，肠风下血，五淋，产后积血，癥瘕腹痛，男子五劳七伤，小儿骨蒸潮热等症云云。本是专为通经逐瘀而设，其带下、崩漏、肠风下血等症，亦必有恶瘀积滞者，始可用之。非以概治虚不能摄之带下、崩漏、便血。可知若五劳七伤、骨蒸潮热，则虽是虚劳，而经络之血已为热势灼烁，尽成瘀滞，古人多用

宣通破瘀之法，正以瘀不去则新不生，除旧乃所以布新，固非畏虚养痈者所可同日而语。然亦必其人正气未汩，足以胜任，方可背城一战。若不量体质而贸然投之，则适以速其绝矣。尧封以治产后瘀滞发狂，正以瘀结甚炽，气火极盛。非此猛将，急投不能去病，或有阴虚阳越并血因瘀阻者，亦当审之。

失笑散 《局方》治恶露不行，心包络痛，或死血腹痛，不省人事。

蒲黄　五灵脂净者

等分，炒为末，煎膏，醋调服，或用二三钱，酒煎热服。

笺疏：此方治瘀血心腹痛甚有捷效，而产后作痛，尤为合宜。

如神汤　治瘀血腰痛下注，两股如锥刺。

延胡　当归　肉桂

等分，水煎服。

笺疏：此温通行瘀之法，与无极丸、血极膏之苦寒治证各别，惟在善用者临证择之。

二味参苏饮

人参　苏木

此亦新产行瘀之一法，正气已衰而瘀滞未去者宜之。

清魂散　严氏治产后恶露已尽，忽昏晕不知人，产后气虚血弱又感风邪也。

泽兰叶　人参各二钱半　荆芥一两　川芎五钱　甘草二钱

上为末，用温酒热汤各半盏，调灌一二钱，能下咽即眼开，更宜烧漆气淬醋炭于床前，使闻其气。

笺疏：恶露已尽，而忽昏冒，此真阴大耗而孤阳上越，冲激脑经也。故方用人参，然此是阴虚之内风陡动，非可误作外风，荆芥已非所宜。而乃妄用辛升之川芎，酒以助其浮越，最是古人误认内风为邪风之通病，于严用和何尤然？在今日脑神经病之原由昭然共晓，则古方中似此之类，不可不一律划除净尽。

伏龙肝散　治大小产，血去过多不止。

伏龙肝

笺疏：产后血去过多不止，此非大补真阴而大封大固不可救急者。此方一味虽亦可以温中固涩，然力量甚薄，安得有恃无恐？病重药轻，而令病人不起，亦何尝非医者杀之。能肩大任之人，当不以此言为河汉。

黑龙丹　亦名琥珀黑龙丹。治产难及胞衣不下，血迷、血晕、不省人事，一切危急恶候垂死者。但灌药得下，无不全活。亦治产后疑难杂证。案见奇证中。

当归　五灵脂净者　川芎　良姜　熟地各二两，锉碎，入砂锅内，纸箸盐泥固济，火煅过　百草霜一两　硫黄　乳香生，二钱　琥珀　花蕊石各一钱为细末，醋糊丸如弹子大，每用一二丸，炭火煅红，投入生姜自然汁中浸淬，以童便合酒调灌下。

笺疏：此又温通逐瘀之一法。瘀积而不宜苦寒者用之。

外　科

托里散　治一切恶疮发背、疔疽，便毒始发，脉弦洪实数，肿甚欲作脓者。亦治产后瘀血将成脓。论见前。

金银花　当归二两　大黄　朴硝　花粉　连翘　牡蛎　皂角刺　三棱　黄芩　赤芍二钱

每五钱，半酒半水煎。

笺疏：此方在疡科书中，每以为消毒退肿适用之方。其实疡患之属寒、属热，万有不齐，安有预定一方可以通治百病之理！且人体虚实，又复各别。是方清热为主，可以治实热之重症，然用酒煎，又为热疡之大害，惟方下所谓治疔毒，而脉弦洪实数，欲作脓者数言，庶可近似。乃又杂之以发背一症，则须知始发一粒如黍粒，而渐以坚肿，肩背板滞者，方是背疽，万无可用凉药之理！方中诸味直同鸩毒，而又杂之以亦治产后瘀血将成脓一句，则产血败瘀入络，诚有坚肿为疡之一候。治之之法，只有通经行瘀，而参之以温和燠煦则可消散，误授清凉适以助其凝结，况乎硝、黄、翘、芩一派大苦大寒，而可以妄试乎？且产后瘀血成痈，亦不应有弦洪实数之脉，如有之则为坏症。尧封于疡科初无经验，故有此枘凿不入之门外语。然岂不知产后之脉，静者为吉，躁者为凶耶！是何可以不正。

蜡矾丸 治一切疮痈恶毒。先服此丸护模托里，使毒不攻心。或为毒虫蛇犬所伤，并宜服之。

黄蜡二两　白矾一两

先将蜡熔化，候少冷入矾，和匀为丸，酒下，每服十丸、二十丸，渐加至百丸则有力，疮愈后服之亦佳。

笺疏：此丸亦向来疡科所谓护膜解毒之良方。谓毒邪甚盛，恐其内陷攻心及脓成皮里膜外，恐其溃深穿膜者，此丸皆可以保之。矾取其涩，蜡取其滞，看似未尝无理，实则蜡最碍化，矾燥且涩，大伤胃气，而毒果甚者，反以助其坚凝，又安有清解之可说？且脓成膜外，药走胃肠，又何缘而能护膜？乃谓可服至百丸之多，其谬已极。而疡科书中，皆盛称之，一似必不可无之要药，则多是理想之谬。要之蜡矾黏涩，非能如缝者之补缀，圬者之画像，可以直黏心膜而保护之，斯真耳食之见矣。

太乙膏 丹溪治疬子疮神效。

脑子一钱，研　轻粉　乳香各二钱，研　麝香三钱，研　没药四钱，研　黄丹五两

上用清油一斤，先下黄丹熬，用柳枝搅，又用憨儿葱七枝，先下一枝熬焦，再下一枝，葱尽为度，下火不住手搅，觑

冷熟得所，入脑子等药搅匀，磁器盛之，用时旋摊。

笺疏：此即今治疡家通用之薄贴。溃也未者，可另加退消药物为消毒用；已溃则另加药物为提毒去腐用。至毒尽新生，脓水已净时，则即不另加药，亦可生肌收口。盖丹粉、乳、没俱有黏纽之力，本能生新，惟脑、麝太多，亦甚无谓，而不能贫富共之，即减去十之七八，亦无不可。但此是治外之法，而古书中竟有用作丸服，以治肠胃生痈者，能泄导脓瘀，极有奇效。则黏腻之质，适与攻瘀相反，且非肠胃本性之相习，必不可信。疡医家言常常有此怪不可识之议论，多与病理自相矛盾者，此颐所以恒谓通行之疡科各书无一善本也。

润　下

麻仁丸　仲景治便难脾约。

大黄四两，蒸　厚朴　枳实即大承气无芒硝也　麻仁一两一钱　杏二两二钱，去皮麸炒　芍药

蜜丸梧子大，每服三五十丸，温水下。丹溪书名曰脾约丸。

麻仁丸　丹溪治同上，兼治风秘。

郁李仁　麻子仁各六两，另研　大黄一两半，以一半，炒　山药　防风　枳壳七钱半，炒　槟榔　羌活　木香各五钱半

蜜丸，梧子大，服七十丸，白汤下。

笺疏：两方润燥滑肠，功力相近，至迩时则多用前。明吴兴陆氏之所谓润字丸，其药味效用，亦约略相似。方见陆氏三世医验。近绍兴新出之《广温热论》亦有之，但医验所载之治案，文字浅陋，于病理亦时时矛盾，且最多剿袭雷同之弊，本非佳作，则其方亦不甚可信。故《广笔记》已言传之不真，或陆氏当时自制此方，而秘不肯传，亦可见当时医界所见之小矣。

平胃散 《局方》治脾有停湿痰饮，痞膈，宿食不消，满闷，溏泻，加朴硝善腐死胎。论见产类。

苍术泔浸，五斤　厚朴姜制，炒　陈皮去白，各三斤　甘草三十两，炒

上为末，每服五钱，加姜三片，枣一个，煎入盐一捻，沸汤点服亦得。见丹溪书。

笺疏：此本燥湿之佳方，以胃有湿痰则运化疲而不思纳。苍术、厚朴善于除湿而醒胃气，名曰平胃。所以振动其消化之作用也。乃女科家每谓以是方加朴硝，能使死胎腐化而下，则服药以荡涤肠胃，岂能腐到肠胃以外之胎？其说已不近情用，胎之所以死者，具有种种原因，岂一味朴硝所可概治。前卷引《圣济论》子死腹中一条，已明言其故矣。

胎 产

安胎方

黄芪蜜炙　杜仲姜汁炒　茯苓各一钱　黄芩一钱五分　白术生用，五分　阿胶珠一钱　甘草三分　续断八分

胸中胀满加紫苏、陈皮各八分。下红加艾叶、地榆各二钱。并加多阿胶，引用糯米百粒，酒二杯煎服，腹痛用急火煎。

笺疏：胎动不安，多由于内热扰之。而土德不健，失其坤厚载物之职，亦其一因。故丹溪有言，黄芩、白术安胎圣药，是方即本此意。而以黄芪、阿胶养血而举其气；杜仲、续断黏韧以固其基。制方之义简而能赅，确是安胎之善法。但临用时，亦当相其人体质之寒、热、虚、实而增损之。尚非可以一概而施。方后谓胸中胀满加紫苏、陈皮，即治子悬之法，则方中之芪必非所宜，下红加艾叶、地榆甚是，惟引用糯米，嫌其腻滞，且失之柔。又用酒煎，则更非稳妥之道矣。

保胎神佑丸　此方屡验，一有孕即合起，每日服之。凡易滑胎者自无事，且易产。

白茯苓二两　於术一两，米泔浸一日，黄土炒香　条芩一两，酒拌炒　香附一两　童便浸炒　延胡一两，米醋炒　红花一两，隔纸烘干　益母草净叶去梗，一两　真没药三钱，瓦上焙干去油

上为末，蜜丸，桐子大，每服七丸，白滚水下。若胎动，一日可服三五次，切不可多服一丸，至嘱。

徐蔼辉曰：胎滑自是血热动胎之故，方中红花行血，延胡走而不守，恐非保胎所宜。况已有香附行气，气行血自不滞，何取动血之品，宜去之为稳。王孟英曰：每服七丸，故有奇效而无小损也，毋庸裁减。

又曰：神佑丸兼能调经种子，大有殊功。

笺疏：方用芩、术，仍是丹溪成法，内热者宜之，而肥白气虚者，亦不必泥。延胡虽曰能走，然运动血中之气亦与香附相近，世皆以为破血行血猛药，殊觉言过其实，尚可无虑，惟红花未免无谓。盖富贵之家，一觉成孕，即万分谨慎，毫不动作，而怀胎十月，妊娠惟有安坐高卧，一身气血迟滞何如，故其中香附不已，又是延胡、红花，盖即为若辈不运动者设法。而寒素之家，井臼亲操者，固亦无须于此。服法亦奇，仅仅七丸，其力不失之峻，固无妨于常服。若孟英所谓奇效，恐未必然，又谓能调经种子，则即其通调气血之功用耳。

保胎磐石丸

怀山药四两，微炒　杜仲去粗皮净，三两，盐水炒断丝　川断续二两，酒炒

共为末，糯米糊为丸，如绿豆大，每服三钱，米汤送下。方虽平常，屡用屡验，乃异人所授也。凡胎欲堕者，一服即保

住，惯小产者，宜常服之，或每月服数次，至惯半产之月，即服之，无不保全。

笺疏：杜仲、续断皆有补伤绝续之功，是保胎之无上妙品。而君之以薯蓣培土为主，又是坤厚载物之微旨，立方纯正，最稳而验，尚在前二方之上。但糯米糊丸，似嫌太腻，不如水法丸之灵动，此可多服，必无流弊。

银苎酒　治妊娠胎动欲堕，腹痛不可忍及胎漏下血。

苎酒二两　纹银五两

酒一碗，如无苎之处，用茅草根五两加水煎之。

笺疏：本草言苎麻性滑，而根又下行，且银能重坠，按之物理，颇与胎元有碍。然世多用之，而未言其害，此药理之不可知者。且用酒煎，尤嫌其动而不守，岂以酒能上行耶？升举之义耶？惟茅根代苎，则清凉滑润又是下行，妊家皆以为禁品，而此方用之，则不敢信耳。

紫酒　治妊娠腰痛如折。

黑料豆二合，炒熟焦

白酒一大碗，煎至七分，空心服。

笺疏：腰痛本是肾虚，黑豆补肾，酒能引之，是可法也。

回急保生丹　仙传此方得之神感，效验异常。

大红凤仙子九十粒　白凤仙子四十九粒　自死龟板一两，麻油涂，炙通梢　怀牛膝三钱　桃仁一钱五分　川芎五钱　白归身五钱凤仙子研末包好，临产时将余药称明分两，为末配入，临盆时米饮，调服二钱，迟则再服一钱。交骨不开者，即开。难产者不过三服。临盆一月内，本方去凤子，入益母膏二两，每日早米饮，调服二钱，则临盆迅速（胎元不足者勿服）。产后瘀血不净，变生病者，或儿枕痛，于本方内加炒红曲三钱，酒炒马料豆二合，共为末，用童便半杯，陈酒半杯，调服二三钱即愈。惟凤仙子临盆时用。

笺疏：此为催生之法。凤仙子本名急性，下行极速，惟见抵产门而离产时间或可用，治交骨不开者亦佳。若谓弥月之时，已可预服，则龟板、牛膝、桃仁皆嫌太早，欲速不达，胡可妄试！所谓天下本无难事，而庸人自扰之，为害必有不可言言者。若在产后，则芎、归殊难通用，吴鞠通已备言之矣。近传催生方，以保生无忧散为佳。貌视之，方极杂乱，而程氏《医学心悟》解之极妙，用之者亦恒应验，但非临盆时，必不可早投，而《达生编》中竟以为安胎之用，适得其反，误用之无不堕者。颐见之屡矣。然《达生》一编，无家不有，害人真是不小。无忧散在《达生编》中名保胎神效方，真是大谬。

通津救命玉灵丹　仙传治裂胞生及难产数日，血水已干，产户枯涩，命在垂危者。

龙眼肉去核，六两　生牛膝梢一两

黄酒浸捣烂，将龙眼肉煎浓汁，冲入牛膝酒内服之，停半日即产。亲救数人，无不奇验。

孟英曰：龙眼甘温，极能补血，大益胎产，力胜参、芪。宜先期剥去净肉，贮磁碗内，每肉一两加入白砂糖一钱。素体多火者，并加西洋参片，如糖之数幂，以丝绵一层，日日放饭锅内蒸之，蒸至百次者良。谓之代参膏。较生煎者功百倍矣。娩时开水瀹之，其汁尽出。如遇难产，即并牛膝酒共瀹，更觉简便。凡气血不足，别无痰滞便滑之病者，不论男妇，皆可蒸服，殊胜他剂也。

笺疏：裂胞生者，吾乡相传作沥胞。谓胞光破而连日不生，胞水沥枯，产门干涩，致于难产。此非峻补真阴，养其津液，情殊可虑。龙眼肉甘温多液，洵为补血上品，名为通津救液，尤无愧色。合以牛膝长稍直达下焦，制方之意大有作用，且是万无流弊之良法。然何以托名仙传，反蹈小家伎俩。孟英以糖霜、洋参蒸制，可备急用，亦是妙谛。今吾乡常用此法，预先蒸透，以待临时应用。即非难产亦可服之，以助津液。但乡间俗传，谓不可早服，反致补住气血，不易达生，必俟见到产门，方可饮之。又谓产后亦不宜服，颐愚则谓新产真液大伤，正宜倍养，苟有外感及痰食实邪，亦何不可补之，有此等俗说，必不可信。为洋参则价重而无甚功力，今多用别直参同蒸，颐谓可用辽参须，取其下行为顺，催生乃产后亦是无往不宜。

《沈氏女科辑要笺疏》卷下终